麻酔科医・集中治療医のための

脳波解析と電気生理学的モニタリング

[編集] 松本 美志也 山口大学教授

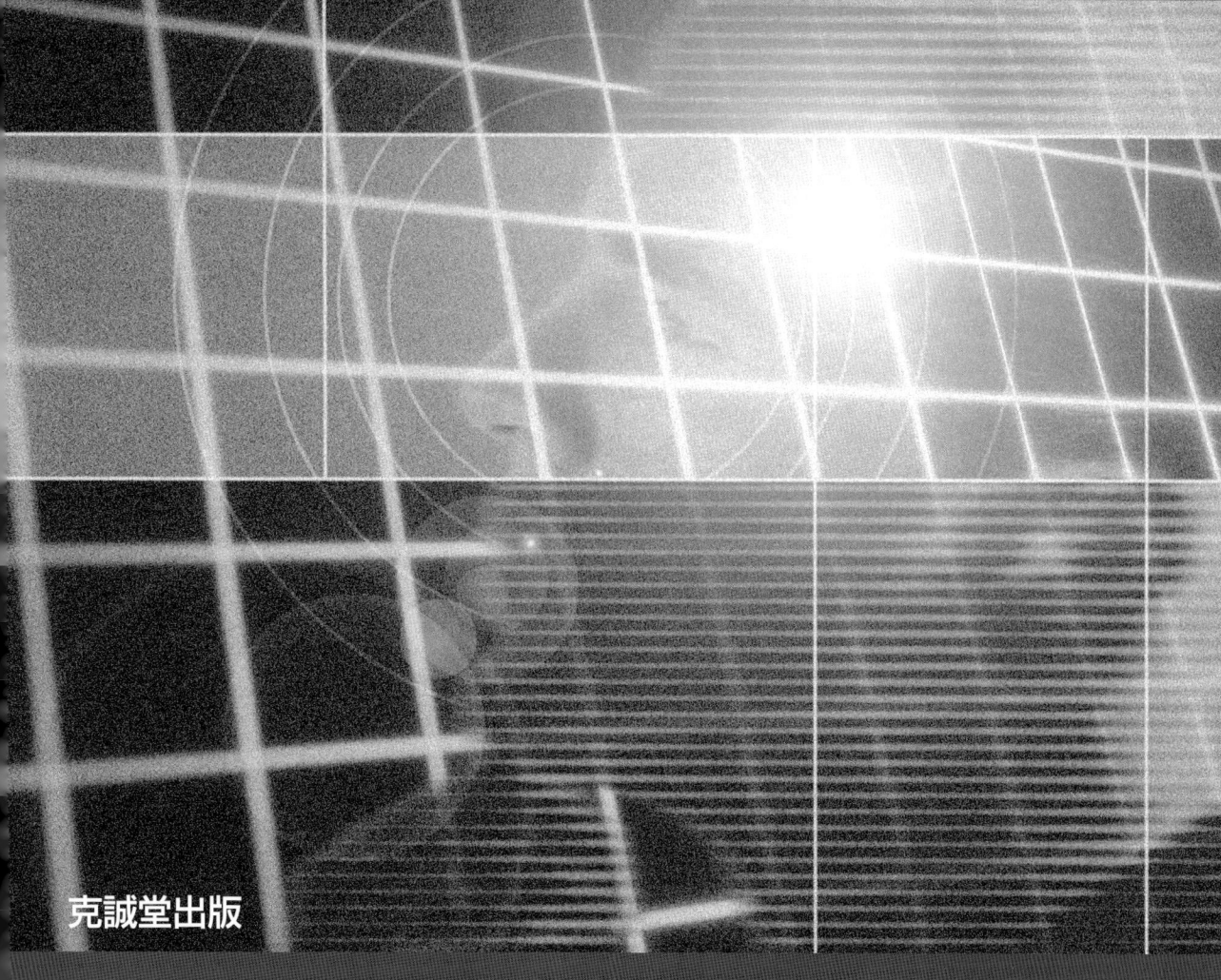

克誠堂出版

執筆者一覧 (執筆順)

坪川　恒久	東京慈恵会医科大学麻酔科学講座
山﨑まどか	大東文化大学スポーツ・健康科学部健康科学科
松浦　雅人	医療法人社団輔仁会田崎病院
所司　睦文	九州保健福祉大学生命医科学部生命医科学科
萩平　哲	大阪府立急性期・総合医療センター麻酔科
木山　秀哉	東京慈恵会医科大学麻酔科学講座
小板橋俊哉	東京歯科大学市川総合病院麻酔科
土井　松幸	浜松医科大学医学部附属病院集中治療部
髙松　功	新久喜総合病院麻酔科
中山　英人	埼玉医科大学病院麻酔科
阿部　龍一	奈良県立医科大学麻酔科学教室
川口　昌彦	奈良県立医科大学麻酔科学教室
石田　和慶	山口大学大学院医学系研究科麻酔・蘇生学講座
山下　敦生	山口大学医学部附属病院集中治療部
若松　弘也	山口大学医学部附属病院手術部
今城　靖明	山口大学大学院医学系研究科整形外科学講座
寒竹　司	山口大学大学院医学系研究科整形外科学講座
田口　敏彦	山口大学大学院医学系研究科整形外科学講座
黒田　泰弘	香川大学医学部救急災害医学

序文

　麻酔科医あるいは集中治療医が臨床現場でモニターしている生体内の自発的電気活動の代表が脳波と心電図であろう．ともに1800年代後半に動物やヒトで初めて電気活動が記録されているが，その後の普及の程度には大きな差がある．事実，心電図解析には興味を示しても，脳波解析にはなかなか興味を示さず，むしろ苦手意識を持っている医療従事者が多いと思う．その主な理由としては，脳波が心電図に比較し定量的評価が難しいことと，波形変化と病態を1対1で対応させることが難しいことなどが考えられる．さらに，心電図がmVオーダーの電位であるのに対し，脳波はμVオーダーの微弱電位であり，電気機器の多い手術室や集中治療室ではアーチファクトの影響を受けやすい．したがって，以前は信頼性の高い脳波測定が容易でなかったことも理由の一つに挙げられるであろう．

　そのような中，1990年代後半に登場したbispectral index(BIS)モニターのおかげで，脳波モニターは麻酔科医や集中治療医の身近なものとなりつつある．BIS電極にはマイクロニードルが装備されており，前額部のみではあるが，誰でも手軽に安定した脳波波形をモニターすることが可能となった．そして，脳波波形を解析して，麻酔深度を数値で示すことで脳波の定量的評価に一歩近づいた．現在ではBIS以外の解析方法も考案されている．

　しかし，例えば，BISモニターでBIS値のみを利用するのではもったいない．画面に表示されている脳波波形を観察しよう．本書は脳波モニターが身近になりつつある状況で若手の麻酔科医・集中治療医に脳波モニターの全体像を把握してもらうことを目的に企画した．麻酔・集中治療領域では脳波モニターに関して多くの総説がすでに執筆されているが，麻酔科医と集中治療医を対象に基礎から臨床まで1冊にまとまった本はなかった．本書は各テーマで定評のある著者に分かりやすい解説をお願いした．分かりやすい解説ではあるが，本書は決してハウツー本ではなく，脳波の本質に迫る内容に仕上がっている．脳波は全体像を大雑把に理解すると，ますます興味が湧いてくる．少し時間はかかるが，全体像をつかむために是非通読をお勧めする．また，利便性を考えて，本書には脳波だけではなく各種誘発電位も加えた．脊髄誘発電位や視覚誘発電位は，今後一般的なモニターとなると思う．

　本書の出版に関しては，多忙きわまりない著者の方々に短期間に執筆していただいたことにまずは深く感謝したい．そして，貴重なアイディアを提供してくれた教室員の若松弘也氏と構想の段階から大変お世話になり，多忙な執筆陣を励まして本書を形にしてくださった克誠堂出版の土田明氏と関貴子氏に心より御礼を申し上げる．本書により麻酔科医・集中治療医の脳波に対する理解が深まることを願っている．

　　2016年4月吉日

　　　　　　　　　　　　　山口大学大学院医学系研究科　医学専攻　麻酔・蘇生学講座

　　　　　　　　　　　　　　　　　　　　　松本　美志也

目次

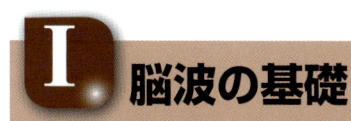

I. 脳波の基礎

脳波とは　坪川恒久……3
- 脳波とは……3
- 脳波の歴史……4
- 脳波を生じる機構……6
- 正常脳波の分類……12
- 意識の形成機構……14
- 意識レベル……19
- 脳波と意識の関係：脳波で意識を測れるか？……22

正常脳波と異常脳波　山﨑まどか，松浦雅人……26
- はじめに……26
- 年齢による変化……26
- 睡眠による脳波の変化……31
- 主な異常脳波……35
- 脳波の賦活……40
- アーチファクト……42

電気生理学的モニタリングの実際　所司睦文……48
- はじめに……48
- 主な術中モニタリングの種類……48
- 術中モニタリングの事例……64
- ポータブル検査……70
- まとめ……73
- **知っておきたいミニ知識**……73

II. 手術中の脳波モニタリング

麻酔と脳波　萩平 哲……79
- 麻酔と脳波……79
- 脳波に関する基礎知識……80
- 睡眠と脳波……81

麻酔薬の種類，濃度と脳波変化……81
　　　脳波パラメータに関して……85
　　　侵害刺激，オピオイドと脳波……86
　　　体温と脳波……87
　　　過換気や低換気と脳波……88
　　　脳虚血と脳波……88
　　　発達や加齢と脳波……88
　　　脳障害と脳波……89
　　　まとめ……89

術中覚醒と脳波解析モニタリング　木山秀哉……91

　　　術中覚醒とは？……91
　　　なぜ AAGA が生じるのか？……91
　　　術中覚醒の疫学とリスク……94
　　　術中覚醒による心的外傷後ストレス障害
　　　　（post-traumatic stress disorder：PTSD）……95
　　　術中覚醒を防ぐための脳波モニタリングの意義……95
　　　The Balanced Anaesthesia Study……98
　　　術中覚醒の防止方法……98
　　　まとめ：現状での術中覚醒防止方法……100

BIS モニター　小板橋俊哉……103

　　　BIS モニター……103
　　　BIS モニターから得られる情報……103
　　　脳波モニターの手術室外への応用と欠点……105
　　　ICU における BIS 値と筋電活動(EMG)の関係……107
　　　ICU 環境で脳波信号にノイズが混入しやすい理由……107
　　　看護師から見た BIS モニタリング……111
　　　BIS モニタリングと主観的鎮静度評価法の併用……112
　　　ICU において BIS モニタリングが有用な場面……114

聴性誘発電位モニター　土井松幸……116

　　　はじめに……116
　　　聴性誘発電位モニターの歴史……116
　　　聴性誘発電位の基礎知識……117
　　　測定原理……118
　　　正常波形……123
　　　麻酔深度指標としての評価……125

意識障害患者の予後予測……130

エントロピー脳波モニター　髙松　功……133

はじめに……133
脳波とエントロピー……133
麻酔と脳波エントロピー……134
エントロピー脳波モニターの構成……134
エントロピーの計算……137
2つのパラメータ：REとSE……137
鎮静とエントロピー……139
侵害刺激とエントロピー……140
エントロピーとBISの比較……141
エントロピーモニターの利点……142
エントロピーモニターの注意点……142
まとめ……142

III　各種手術での脳波モニタリング

てんかん外科手術での脳波モニタリング　中山英人……147

はじめに……147
麻酔薬が脳波に及ぼす影響……147
てんかん外科手術の麻酔の実際……151
おわりに……152

脳外科手術での電気生理学的モニタリング　阿部龍一，川口昌彦……155

運動誘発電位（motor evoked potentials：MEP）……155
体性感覚誘発電位（somatosensory evoked potential：SEP）……160
視覚誘発電位（visual evoked potential：VEP）……161
聴性脳幹反応（auditory brainstem response：ABR）……164
異常筋反応（abnormal muscle response：AMR）……165

大血管手術での脊髄電気生理学的モニタリング
　　　　　　　　　　　　　　　石田和慶，山下敦生，若松弘也……167

はじめに……167
脊髄循環……167
TAA・TAAA手術と脊髄障害……168
TAA・TAAA手術で使用される脊髄電気生理学的モニター……169

MEP……171
　　　脊髄電気生理学的モニターと麻酔薬……172
　　　人工心肺や手術の脊髄電気生理学的モニターへの影響……174
　　　TAA・TAAA手術での脊髄電気生理学的モニターと脊髄障害……176
　　　MEPを指標とした脊髄虚血への対策……178
　　　TAA・TAAA手術での脊髄電気生理学的モニターの今後：
　　　　検出率を上げるために……179
　　　まとめ……179

脊椎・脊髄手術での脊髄電気生理学的モニタリング
今城靖明，寒竹　司，田口敏彦……183

　　　はじめに……183
　　　モニタリングの適用……183
　　　麻酔方法……184
　　　測定方法……184
　　　対処法……189
　　　まとめ……191

IV. 心拍再開後脳障害の神経電気生理学的検査

自己心拍再開後の予後評価における神経電気生理学的検査の有用性
黒田泰弘……195

　　　はじめに……195
　　　神経学的転帰不良の評価……195
　　　神経電気生理学的検査の有用性に影響する因子……195
　　　TTMが施行された患者の予後評価における神経電気生理学的検査……196
　　　TTMを施行していない患者の予後評価における
　　　　神経電気生理学的検査……201
　　　成人ROSC後の転帰不良の判断プロセス……202

索　引 …………………………………………………………………………207

I

脳波の基礎

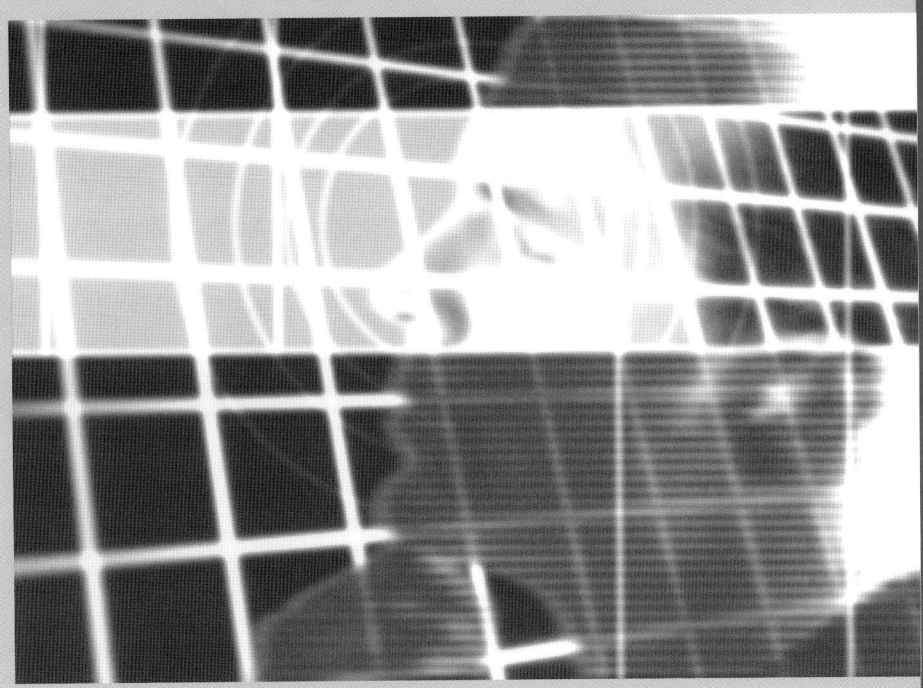

脳波とは

正常脳波と異常脳波

電気生理学的モニタリングの実際

I 脳波の基礎

脳波とは

脳波とは

　大脳皮質に存在する細胞は，大きく分類してニューロンとグリア細胞である。ニューロンは電気活動を行い，グリアはニューロンを支持または維持している。近年，グリアはさまざまな化学的神経活動機能があることが明らかとなりつつある[1]。この中でもっとも大きな細胞は第V層に存在する大型の錐体細胞である。皮質大錐体細胞に電極を挿入し，細胞内電位を測定すると神経活動に伴った電位の変動が見られる。この電位変動には，脱分極側（膜電位が上昇する。例：正常では-70 mVである膜電位が-40 mVに上昇する）に偏位する興奮性シナプス後電位（excitatory postsynaptic potentials：EPSP。例：-70 mVから-110 mVとなる）と過分極側に偏位する抑制性シナプス後電位（inhibitory postsynaptic potentials：IPSP）がある。一つ一つの錐体細胞の電位を頭蓋上から記録することは困難であるが，錐体細胞が同期するとシナプス後電位が合計されて大きな電位的変動となる。

　このような細胞活動に伴い，脳内で発生する電気活動を頭蓋上もしくは直接脳表から記録したものが脳波である。測定方法としては，外部から刺激を与えることなしに自然に発生する脳波を観察する自発脳波と，外部から刺激を与え，その刺激に対する反応である誘発脳波に分けることができる。自発脳波はさまざまな情報処理を平行して行っている脳の電気活動をそのまま観察するため，その中からある特定の神経活動を取り出して解析することは困難であり，観察された電気活動を周波数，振幅，位相などの特徴をもとに分離し比較・解析に用いる。一方，誘発脳波は刺激方法により分類され，視覚誘発電位，聴性誘発電位，体性感覚電位などさまざまなものがある。誘発脳波で観察される電位は，いずれもある特定の神経機能であり，自発脳波に較べると非常に小さいが，刺激をトリガーとして加算平均することにより記録可能となる。このようにして記録された誘発脳波の波形は各脳内部位の活動に対応していて，聴覚誘発電位では，蝸牛神経核，オリーブ神経核，下丘，聴放線といったように感覚伝導路内の部位を特定して精密に検討することが可能である。一般的に脳波というときには，先に挙げた自発脳波を指していることが多い。

COLUMN
脳機能の研究方法

　脳機能の研究手法としては，血流の変化を調べるものと，神経の電気的活動を調べる方法の2つがある。血流変化を調べるものとしては核医学的検査（PET，SPECT），近赤外線測定（NIRS），核磁気検査（fMRI）などがあり，電気的活動を調べるものとしては脳波と脳磁図がある。現在の脳機能研究の中心はfMRIを用いた方法であり，画像の空間的解像度に優れている。

脳波の歴史

Berger 以前

　電気という現象については古くから知られていたが，その性質に関しては不明な点が多かった。1780 年に Galvani はカエルの足の筋肉を静電気装置で刺激すると筋肉が痙攣することを発見した。これが生体の出す電気の最初の報告である。この頃の実験は静電気を電源としての研究であったが，1800 年に Volta が電池を発明し，電気を用いたさまざまな実験が可能となった。1820 年頃には磁石とコイルの組み合わせによる電流測定装置 galvanometer が発明されて，微弱な電流も測定可能となる[2]。1875 年にリバプールの Richard Caton はイヌやサルの脳から galvanometer を用いて電気活動を記録したことを British Medical Association in Edinburgh に発表した[3]。彼の観察した脳活動は，眠ったり死に向かっていくと振幅が増大し，死亡すると観察できなくなるものであった。1889 年には Einthoven が感度のよい弦電流計を発明し，心電図の測定に用いた。Pravicz-Neminsky は，この弦電流計を脳の電気活動測定に応用した[4]。

Hans Berger の登場

　プロイセン陸軍に従軍していた Hans Berger（Jena 大学精神科所属）は，ある日，姉から手紙を受け取る。"あなたが馬から落ちてけがをする夢を見た"という内容であった。実はこの手紙が書かれた頃，実際に Hans Berger は落馬して怪我をしていたのだった。すでに脳循環の研究者であった彼は，テレパシーのような，離れた脳の間でコミュニケーションする機能があるのかもしれないと考えた。1919 年に大学の研究室に戻ったあと，1924 年頃に既述した Richard Caton の論文を参照して，ヒトから脳活動を記録することに成功した[5]。

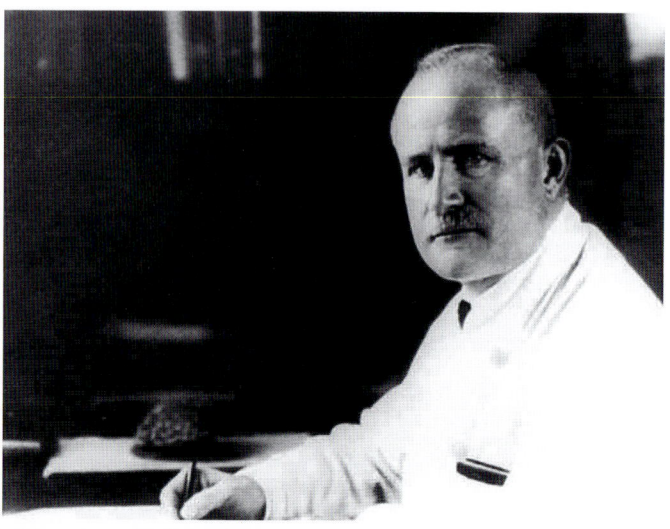

図 1　Hans Berger（Jena 大学 精神科教授）

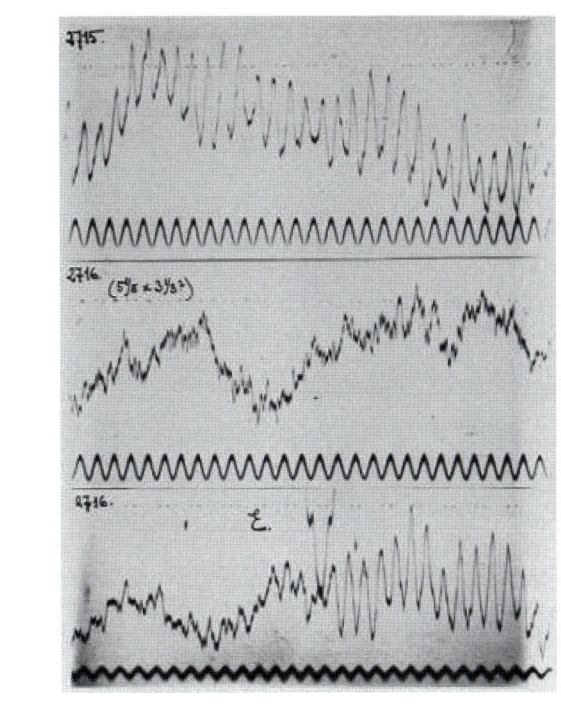

図2　Hans Berger が記録した脳波
　　上段：α波，中断：β波，下段：閉眼によるα波の誘発。

　初期の研究はBerger自身または息子のKlaus，もしくは頭蓋骨の欠損した患者から記録したものだった。この頃Klausは15〜17歳で，電極を貼りやすいように髪を短くカットしていた。1929年にBergerが発表した論文の中には現在のα波，β波に相当するものがあり，α波が閉眼により出現し，開眼で消失することが記載されている（図1，図2）。初期には前頭と後頭の皮下に銀製の電極を挿入するものであったが，後には銀箔をゴムバンドで圧着するという方法に転じた。記録装置についてもgalvanometerからoscillographに変更したり，シールドを工夫したりさまざまな技術的改良を加えている。1933年にはイギリスの生理学者Adrian（1932年に神経機能に関する研究によりノーベル賞受賞）が，Bergerの研究を追試し，Bergerがα波と呼んだものをBerger波と呼ぶことを提唱しているが，Bergerがそれを固辞しα波という呼び方が定着した[5]。

Berger以降

　1930年代半ばになると，脳波記録システムが市販されるようになり，さまざまな臨床的，応用的な研究が行われるようになる。また，第二次大戦後は頭部外傷に対する脳波の応用に関する研究が盛んになり，脳波計もポータブルなものが発売されるようになった。Roseman[6]は，頭部外傷患者の予後予測に脳波を用いている。1940年代半ばには脳波を用いたてんかんの診断，治療方法決定などの研究が進み，現在まで必須の検査となっている[7][8]。1965年にCooleyとTukeyが高速フーリエ変換法を開発し，電気生理学的測定への応用が進んだ。日本でも1941年には

COLUMN
脳波の問題点

　脳波は錐体細胞内の電位変動によって生じるが実際に測定するものは細胞外電流による電位変化である。脳脊髄液，脳組織は伝導体であるため，これらの細胞外電流は合成されて大きな電流となり初めて測定可能となる。したがって，特に深部で発生する脳波に関して，その発生源を特定すること（いわゆる空間解像度）は困難である。一方で時間解像度には優れていて，ミリセカンド単位での測定が可能である。血流を測定するfMRIは逆に空間解像度に優れているものの，血流は秒単位での変化になるため時間解像度は脳波よりも劣っている。これらを両立させるものとして脳磁図がある。

I 脳波の基礎

Motokawaらが脳波を記録し用手的に分析したことを報告している。1950年には東北大学の林らが頭部外傷患者の脳波をまとめて発表した[9]。その後は東北大学を中心に国内でも脳波の研究が進んだ。

麻酔と脳波

　1940年代，アメリカのメイヨークリニックではA. Faulconerがさまざまな麻酔方法の下の脳波を観察している。エーテル，チオペンタール，サイクロプロペインなどの麻酔薬の投与量と脳波の変化の関係を調べている[10]〜[12]。この頃の脳波モニターには3つの目的——脳波による薬物作用の評価，中枢神経系の代謝のモニター，脳虚血の診断——があった。しかし，薬物による脳波の波形が大きく異なること，環境からの電気的ノイズ，データ蓄積の不足により手術中の脳波モニタリングはなかなか発展しなかった。1980年代には聴性誘発電位を用いた麻酔深度モニターが開発され，さらにコンピュータの性能向上に伴い1990年代半ばには，自発脳波の単純なパワー表示から発展したbispectral index（BIS, Aspect Medical Systems, USA）やEntropy（GE Healthcare, Finland）などが発売され，その後バージョンアップを繰り返して現在に至っている。

　Solteroら[13]は脳波変化のフィードバック投与制御（closed-loop anesthesia system）の可能性について言及し，servo-anesthesiaという名称を提案している。これは脳波を参考にして麻酔薬の投与速度が自動的に制御されるシステムのことである。制御の基準となる明確な指標（筋弛緩薬制御なら筋弛緩モニターに相当する。鎮静薬投与に関しては明確な指標となる麻酔深度モニターとなる）が必要である。closed-loop systemに関しては，2016年現在，臨床的に用いられているものはない。

脳波を生じる機構（図3）

　脳波として観測される電位は，大脳皮質Ⅴ層にある大型の錐体細胞の電位であると考えられている。錐体細胞の膜電位もrestの状態では−75〜60mV程度である。膜電位が上昇すると活動電位（action potentials）が出現しやすい状態となり（脱分極），膜電位が低下（過分極）すると出現しなくなる。活動電位は1ms程度の持続時間しかなく，ほかの錐体細胞と同期して発火するわけではないので，頭蓋上から観察することは困難である。通常観察される脳波とは，錐体細胞の細胞体膜電位（さまざまなほかの細胞からのシナプスによる入力の総和）の変化であり，それも数万個の錐体細胞が同期して変化して初めて観察可能となる。

　視床には嗅覚以外のすべての感覚系情報が入力し，各感覚野に対応した神経核で視床皮質投射ニューロンに中継される。視床皮質投射ニューロンの軸索は一次感覚野では対応する大脳皮質のⅣ層にある錐体細胞に興奮性伝導を行う。その際，側枝が視床網様核ニューロンに連絡する。視床皮質投射ニューロンの入力した皮質カラムのⅤ層またはⅥ層の錐体細胞の軸索は視床皮質投射ニューロンに入力している（皮質視床投射）。この際にも側鎖が網様核ニューロンに入力している。網様核ニューロンはGABA（γ-aminobutyric acid）作動性であり，視床皮質投射ニューロ

> **COLUMN**
> **脳磁図とは**
> 　錐体細胞内の電流は右ねじの法則に従い，磁場を形成する。この磁場を測定する方法が脳磁図である。逆問題を解くことにより，脳内のどの部位からどの方向に電流が流れたかを明らかにすることができる。脳脊髄液などの伝導体の影響を受けないため，時間解像度は脳波と同等であり，空間解像度も優れている。その点では脳波の進化形といえるかもしれない。ただし，微小な生体磁場を測定するための大がかりなシールドが必要であり，測定上の制約も多い。

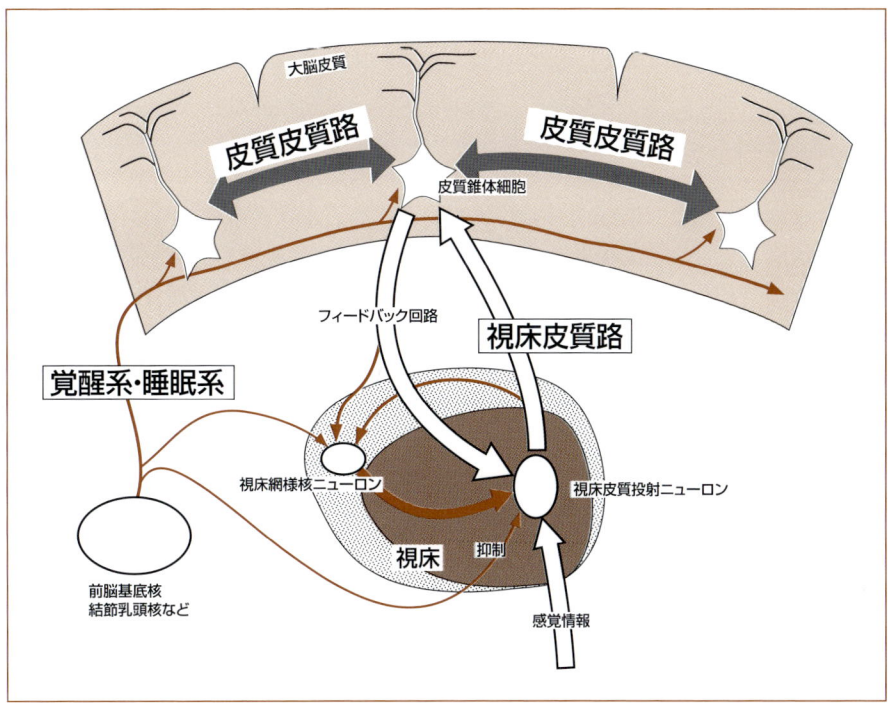

図3　脳波を生じる機構

　脳波は大脳皮質にある錐体細胞の膜電位の変動の反映である。皮質錐体細胞へは視床皮質投射ニューロンからの入力があり，同細胞から軸索が視床皮質投射ニューロンにフィードバックを行っている。どちらも視床網様核内で側枝を出して視床網様核ニューロンに入力する。視床網様核ニューロンからは視床皮質投射ニューロンへGABA作動性の抑制性入力がある。前脳基底核(アセチルコリン作動性)，結節乳頭核(ヒスタミン作動性)，腹側被蓋野(ドーパミン作動性)，青斑核(ノルアドレナリン作動性)からは，それぞれ皮質錐体細胞とその周りの介在ニューロン，視床皮質投射ニューロン，視床網様核ニューロンに入力があり全体のコンディションを形成している。

ンの膜電位を過分極させて抑制する。また，視床内には介在ニューロンが存在し，この介在ニューロンには大脳基底核などからのアセチルコリン，セロトニン，ドーパミン，ノルアドレナリン作動性神経系が入力し介在ニューロンの活性化をコントロールしている。介在ニューロンそのものもGABA作動性であり，広範囲の視床皮質ニューロンの膜電位を過分極側に移行する。このことにより脳全体のコンディショニング(睡眠など)を行っていると考えられる。

大脳皮質のマクロ構造(図4)

　脊椎動物の大脳皮質は6層構造を有する新皮質とそれ以外の古皮質，原皮質(海馬など)に分けられる。新皮質の6層構造とは，Ⅰ層には非錐体細胞が分布しているが，そのほかに錐体細胞の房状分枝が密に分布している。Ⅱ・Ⅲ層には小型の錐体細胞が分布している。Ⅳ層は感覚野で発達している。Ⅴ・Ⅵ層には大型の錐体細胞が存在している。運動野では特に大きい錐体細胞(Betz細胞)が存在し，その軸索がまとまり錐体路となり脊髄前角につながっている。

　横方向には上述のような層構造が見られるが，大脳皮質では縦方向に神経細胞が柱状に並んでいて機能的単位を構成している。これをマイクロカラムと呼ぶ。この

マイクロカラムが50～数百集まって皮質カラムを作っている（直径が300～500μm）。この皮質カラムの大きさは動物種が変わって脳のサイズが変わっても変化しないため，機能的な最小単位であると考えられている。1つのマイクロカラムには100個程度の神経細胞が含まれていて，80%が興奮性伝導，20%が抑制性伝導細胞である。興奮性伝導は主として錐体細胞が担っていて，抑制性伝導は主にGABA作動性のものが多い。視床特殊核からの情報（視床皮質投射線維）は主としてIV層の星状細胞（spiny stellate細胞）や小型錐体細胞に入力し，マイクロカラムからの出力はV・VI層の大型錐体細胞から行われる。一部は視床への出力となる（皮質視床投射線維）。さらに全体の機能を調節するものとして縫線核由来のセロトニン線維，大脳基底核（マイネルト神経核）由来のアセチルコリン線維，腹側被蓋野由来のドーパミン線維，青斑核由来のノルアドレナリン線維が分布している。

大脳皮質の構成細胞

■興奮性伝導（グルタミン作動性）錐体細胞（pyramidal neuron）：図4

錐体細胞は中枢神経系に存在する興奮性神経細胞である。大脳皮質でもさまざまな層に分布するが，大型のものが大脳皮質のV層に存在し，脳波は主としてこの大型錐体細胞の電位変化を示していると考えられている。細胞体が錐体型をしていて，その錐体の先端から尖端樹状突起（apical dendrite）が出て大脳皮質表層に向かう。II・III層ではほとんど分岐せず，I層において房状分岐（tuft）となり終わっている。これら尖端樹状突起には多数の細胞体から基底樹状突起（basal dendrite）が出ている。さらに1本の軸索が遠隔部位に伸びている。軸索には神経鞘が存在するが，樹状突起には存在しない。

COLUMN
脳波を構成する細胞

大脳皮質の興奮性伝導細胞としては錐体細胞と有棘星状細胞がある。錐体細胞は大脳皮質に垂直方向に並んでいて，浅部と深部の間で明確な電位差を生むため大脳皮質垂直方向に並ぶ双極子と見なすことができる。このような双極子が複数並列で形成されて初めて脳波として観察される。脳波として観察可能となるには5万個以上の錐体細胞の同期が必要である。一方，有棘星状細胞は，あらゆる方向に樹状突起を伸ばしていて明確な双極子とはならない。

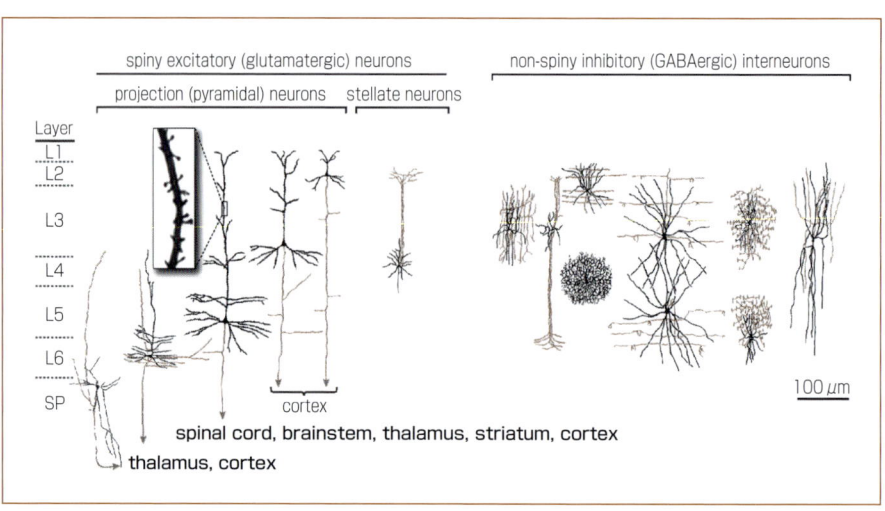

図4 神経細胞の分類

グルタミン作動性ニューロンは興奮性伝導を行い，その樹状突起には棘突起が形成されている。棘突起はほかの細胞からのシナプスが形成されている部位である。錐体細胞（pyramidal neuron）はIV・V・VI層などに存在し，いずれも下層に向かって軸索を伸ばしていて，視床，他部位の皮質，脊髄などと連絡をもつ。第IV層にある有棘星状ニューロン（spiny stellate neuron）は，軸索をもたない。GABA作動性ニューロンは棘突起をもたず，抑制性伝導を行う。

- **有棘星状ニューロン（spiny stellate neuron）**

　有棘星状ニューロンは一次感覚野の第Ⅳ層に見られる細胞であり，細胞体周囲に多数の樹状突起を伸ばして主に所属する層のほかの細胞からの入力を受け取る．

■ 抑制性伝導（GABA 作動性）

　多くのサブタイプが存在する．バスケット細胞はもっとも多く見られる抑制性細胞（fast-spiking：FS 型）であり，Ⅰ〜Ⅵ層まで分布する．錐体細胞の細胞体や樹状突起の棘突起に抑制性シナプスを形成している．錐体細胞を囲むように樹状突起を伸ばすのでこの名前がある．マルチノッチ細胞は2番目に多く，軸索起始部に抑制性シナプスを形成する．3番目に多いのはダブルブーケ細胞であり，そのほかにもいくつかの種類があるが，発火のタイプとしては FS 型が多く，ほかには late spiking を示すニューグリアフォーム細胞などがよく見られる．

■ 大脳皮質ニューロンの電気生理学的特性（図5）

　大脳皮質の神経細胞は電気生理学的特性から4種類に分けられる[14]．rapid-spiking（RS）細胞は，脱分極パルスに対して等間隔の規則的単発発火をする神経細胞であり，その間膜電位を高く維持する．皮質の神経細胞の多くがこのタイプである．fast rhythmic bursting（FRB）細胞は 300〜600 Hz のバーストを 30〜50 Hz 周期で発火する細胞である．FS 細胞は，FRB のようにバーストを繰り返すが，そのバースト内の周波数が FRB よりも速い．

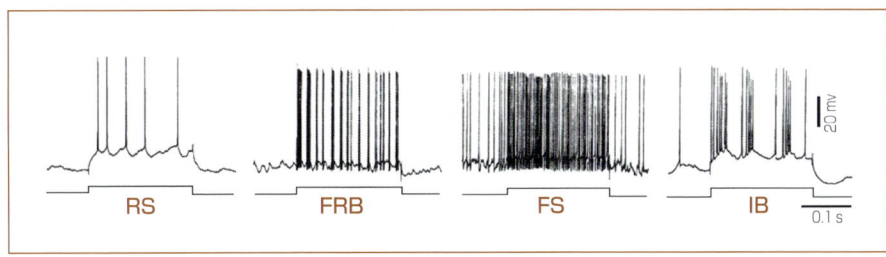

図 5-1　大脳皮質ニューロンの電気生理学的特性

　左：rapid-spiking（RS）細胞．脱分極時に等間隔に発火する．左から2番目：fast rhythmic bursting（FRB）細胞．300〜600 Hz のバーストを 30〜50 Hz 周期で発火する．左から3番目：fast-spiking（FS）細胞．FRB のようにバーストを繰り返すが，そのバースト内の周波数が FRB よりも速い．
　右：intrinsically bursting（IB）細胞．単発の活動電位を発し，その過分極による活動電位の見られない時間が続く．

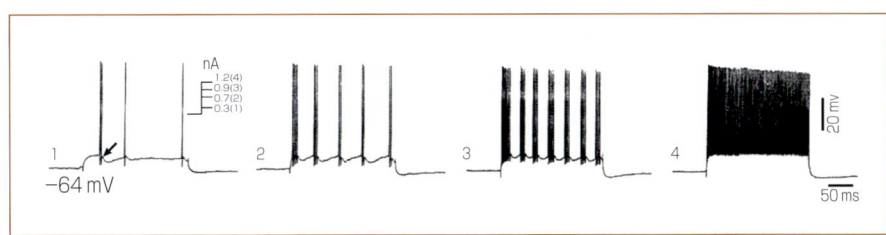

図 5-2　脱分極電位に応じた RS 細胞の発火レートの変化

　RS 細胞では，膜電位が上がるにつれて発火レートが増加し，ある程度以上では連続的バースト状態となる．

intrinsically bursting (IB) 細胞は単発の活動電位を発し，その過分極による活動電位の見られない時間が続くのが特徴である。RS 細胞は膜電位の脱分極の程度に応じて発火回数が変化し，閾値以上の膜電位となると連続的バースト状態となる。このような発火パターンによる分類はさまざまなものが提唱されている。

視床の構成要素

■視床皮質投射ニューロン

視床には新皮質に対応して感覚系の入力を一次感覚野の第Ⅳ層へ中継する中継核が存在する。その中で特定の感覚に対応する中継を行う細胞を視床皮質投射ニューロンと呼ぶ。逆に視床皮質ニューロンが入力した同じ皮質カラムの軸索は視床の同一の神経核に入力していて双方向性の連絡を保っている（特異系）。視床にはこれら感覚特異的な投射ニューロン以外に小脳，辺縁系，帯状皮質などに中継する神経核も存在する。これらは非特異系と呼ばれている。

● 視床皮質投射ニューロンの電気生理学的特性

皮質投射ニューロンは2種類の発火モードをもつ。1つは単発火モード（single-spiking mode）であり，興奮性の入力が続いて膜電位が高いときに入力に対して線型に発火出力する状態である。もう1つはバーストモード（burst mode）であり，睡眠時などのように興奮性の入力がないときに興奮性入力があると活動電位がバースト状に発生する。

■視床網様核ニューロン

網様核は視床を包み込むように存在する核であり，投射ニューロンの軸索も皮質錐体細胞からの軸索もこの網様核を通り，その中で側枝を出している。これらの側枝は，視床網様核ニューロンに入力していて，投射ニューロンに対するフィードバック抑制をかけている（錐体細胞からするとフィードフォワード型抑制）。

■視床介在ニューロン

GABA 作動性の抑制性ニューロンであり，樹状突起－樹状突起シナプスを形成し，2シナプス性のフィードフォワード抑制をかけることにより，EPSP－IPSP シーケンスを形成し，次の入力に備えている。

錐体細胞と脳波の関係（図6）

錐体細胞は細胞体が深層にあり，尖端樹状突起が皮質表面に向かって伸びている。この錐体細胞の樹状突起に興奮性伝導が入力すると細胞内がプラスになり，逆に細胞外はマイナスになる。脳波として観察される電流は，この細胞外電流の総和である。そこで樹状突起が脱分極しているときは，観察される細胞外電流はマイナス側に振れることになる。脳波では慣習的に上方をマイナス，下方をプラスとして記録するため，この細胞外電流は上方に振れる脳波として記録されることになる。

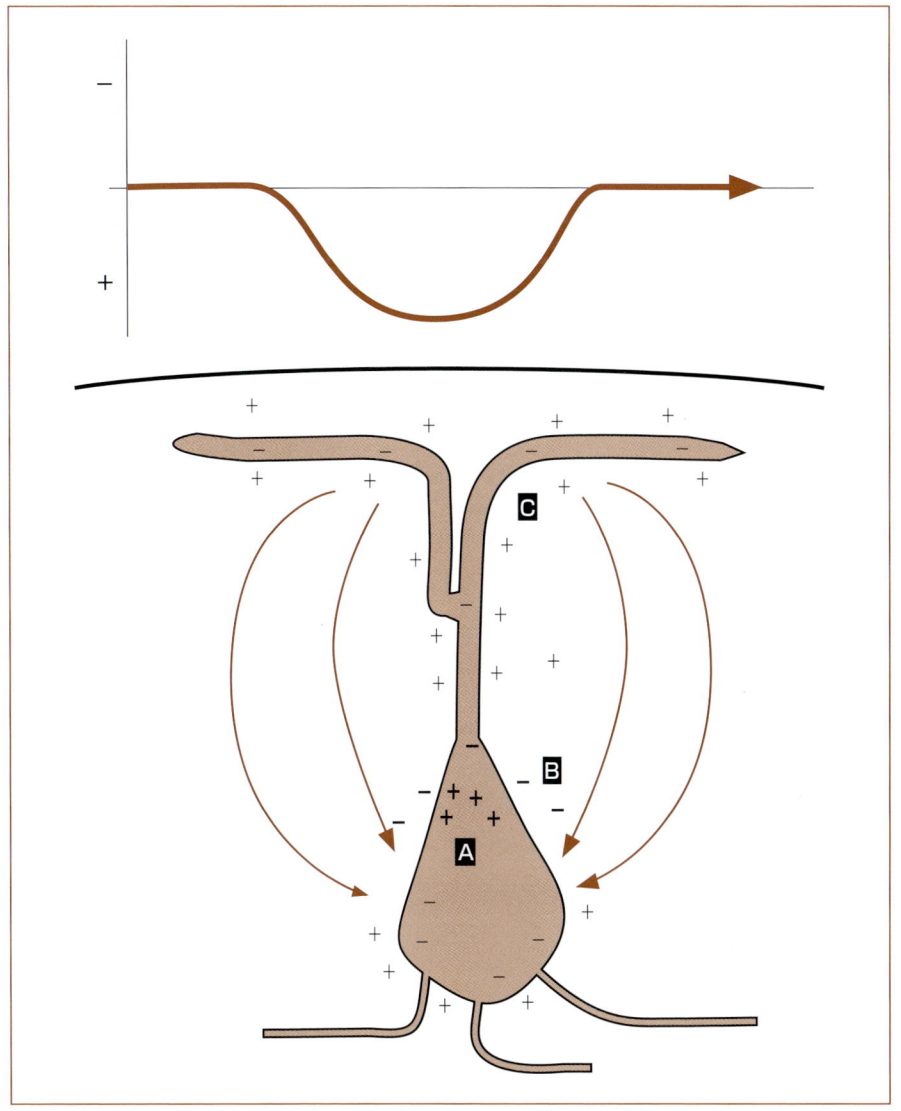

図6 錐体細胞と脳波の関係
　錐体細胞の細胞体内で膜電位が上昇すると(A)，樹状突起部の細胞内は相対的に陰性となる。そのとき細胞外では電位が逆転している。すなわち細胞体部の細胞外電位は陰性(B)，樹状突起部は陽性(C)となる。頭蓋上の脳波電極はこのときプラスの電位を記録する。脳波では－極を上方にして記録することになっているので，波形としては下向きに記録される。

脳波の役割

　脳内での情報のやりとりに使われるのは電気信号としての活動電位であり，この点ではコンピュータと同様である。しかし，活動電位の発生のタイミングは膜電位により左右されるものの，あくまでも確率論であり，正確に同期させることができない。また，1本の軸索だけで情報を送ったのでは，断線したときに機能停止してしまうので，複数の軸索を使う必要がある。そこで，シナプスを行うたびに情報をサマライズして発火のタイミングが大きくずれないようにする必要がある。
　この方式では，1つの伝導路に複数の軸索が必要となり限られた頭蓋内のスペー

I 脳波の基礎

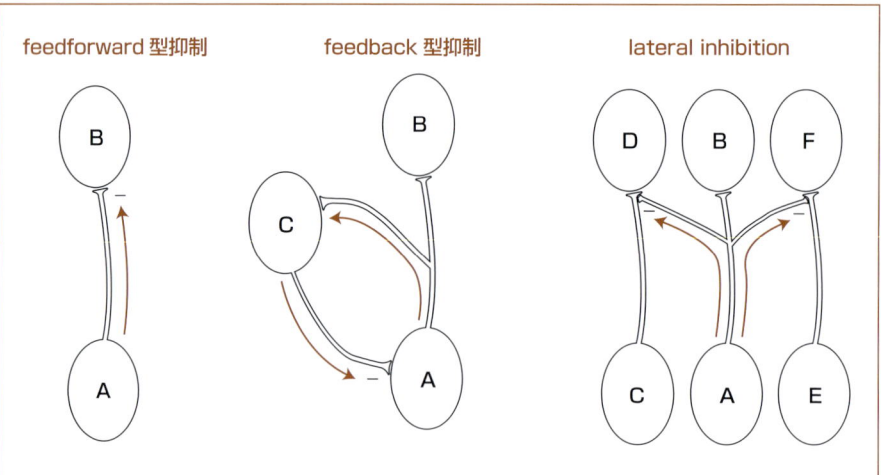

図7　抑制の形式
　feedforward型：A細胞がB細胞を直接抑制している．feedback型：A細胞からB細胞への伝達の側枝が抑制性C細胞を活性化して，活性化したC細胞がA細胞を回帰的に抑制する．lateral inhibition型：感覚情報の伝達では近隣の多くの細胞でも伝達が起こっているが，最終的にA細胞が近隣のCおよびE細胞を抑制することで，A細胞からB細胞への伝達のみが起こっている．

スには不向きである．大脳皮質では，共通の機能では軸索を共通化してアウトプット側の抑制により細かい作業分化を行っている．そこで，皮質カラムを限定するために抑制性伝導が併存している．抑制性伝導には2つの役割があり，1つは空間的に抑制することであり，隣接するカラムに興奮が伝導しないように抑制している．もう1つは時間的抑制であり，興奮したカラムを速やかにニュートラルな状態に戻し，次の入力に備える働きをしている．このような抑制には，feedfoward型，feedback型，lateral inhibition型などがある（図7）．

正常脳波の分類

波形による分類

　正常脳波はサインカーブ状の波形を示していることが多いが，スパイク（spike，幅が40〜70 msec）や速波（周期が70〜200 ms）が観察されると異常波形であると見なされる．異常波形とは主としててんかんが起こす異常発火である．さらにスパイクと異常脳波の組み合わせが観察されることも多い．

周波数による分類

　自発脳波に関しては，まず周波数分析を行い，周波数ごとに名前がつけられている．すなわちδ波はもっとも遅い波であり，もっとも早い波はγ波である．近年さらに早い周波数領域も存在することが知られていて，high frequency oscillations（HFO）と呼ばれている．逆に遅い領域の脳波も存在して電位は変動しない．これは細胞の膜電位が形成する電位の総和でありDC脳波（直流脳波）と呼ばれて，通常

COLUMN
脳波の臨床的使用

現在の臨床における脳波測定は，てんかんの診断を目的とすることが多い。てんかん波は棘波もしくは速波が単独，もしくは連続して観察される。明確な発生源（フォーカス）をもつことが多い。てんかんフォーカスの外科的切除が行われる場合には，一度，開頭して脳表電極シートを設置し，フォーカスを明確にしたうえで手術が行われる。誘発脳波は特定の機能を取り出して観察することができるため，感覚あるいは運動機能の傷害部位の特定に用いられる。

の方法では測定が困難である。厳密には0 Hzの波がDC脳波であるが，＜0.5 Hzの波をDC脳波と呼んでいる。

■α波

Bergerが発見したα波は，後頭葉に出現し，安静閉眼時に増強し開眼時に減弱する。しかし，決して消失するわけではなく，閉眼開眼にかかわらず存在している。フーリエ解析を用いるとα波領域にピークが生じているのが分かる。α波は脳活動が活発ではない状態で出現することから基礎律動と呼ばれる。α波のピークの周波数は幼児期には遅く，8 Hz以下であり，成長とともに速くなりα波領域に入る。加齢し高齢者ではふたたび遅くなる。

■紡錘波（spindle waves）

睡眠のステージⅡ〜Ⅲ期にα帯域での律動が観察される（14 Hz前後の周波数で通常のα波よりやや速い）。この律動は低振幅から始まり，大きくなり極大点を超えると再び振幅が小さくなり，全体として紡錘形となる。この発生機序は次のようなメカニズムが考えられている。睡眠などにより覚醒のレベルが低下するときには，マイネルト基底核からのアセチルコリン作動性神経系が不活化する。この神経により活性化されていた視床皮質投射ニューロンは抑制され過分極するのに対して，逆に抑制されていた視床網様核ニューロンは活性化し網様核内では脱分極が生じる。この脱分極に引き続いて強力な過分極が生じる。この過程が繰り返されて紡錘波を形成する。α律動も同様のメカニズムをもつと考えられている。α波と睡眠紡錘波が出現時期（覚醒時と睡眠時），周波数（10 Hzと14 Hz），出現時間（α波は単発，紡錘波は1秒以下の持続時間），発生部位（α波は後頭葉中心，紡錘波は前頭葉中心）とさまざまな相違点が存在しているが，ともに視床内でリズムが作られる点では一致している。

紡錘波リズムが同期するためには皮質からのフィードバックが必要である。正常な状態では紡錘波のリズムが視床内の多くの部位で同期しているが，除皮質を行うと，紡錘波は形成されるものの，視床内の部位間での同期が認められなくなる[15]。

■μ波またはμリズム

中心溝付近（体性感覚野，運動野）で観察される7〜11 Hzの周波数の波で，振幅はα波よりも小さく，α波と同期しない。運動したり，運動することを想像すると消失する。

■β波

脳が活発に活動しているときにα波が減弱すると代わって観察されるのが速い周波数帯域のβ波やγ波である。このような速波はα波やさらに遅い波と比べると振幅が小さく，このことはβ波形成に関わる錐体細胞の数が小さいことを示している。つまり，"脳が分業している"。α波があまり分業していないニュートラルな状態を表す脳波だとすると，速波は脳が活発に活動していることを示す脳波である。

脳が活発に活動している状態では，マイネルト基底核からのアセチルコリン作動性神経が活性化していて網様核ニューロンは抑制されて紡錘波，α律動は消失す

る。代わって皮質視床ニューロンは脱分極してβ波のリズムを作る。このリズムに従って錐体細胞ではβ波が形成される。

■γ波

γ波は主として抑制性の神経活動を反映していると考えられている。β波同様に，速波が活性化している状態では脳の分業が進んでいることから，γ波の活性は認知機能と相関があると考えられていた[16]。しかし，その後，深睡眠時にδ波に重畳する形でγ波の活動が観察されることが明らかとなった[17][18]。このようなγ波は徐波睡眠中に行われる記憶の処理過程との関連が示唆されている。

■high frequency oscillations

特に速い成分（> 250～300 Hz）は high frequency oscillations（HFO）と呼ばれている。このような波は皮質内の GABA 作動性抑制性介在ニューロンによって生み出されていて，興奮近隣カラムへの伝播を抑制する作用をもっている。非常に小さいため観察が困難であるが，誘発電位では加算とフィルタリングにより観察することができる。Jones ら[19]の研究では介在ニューロンの細胞内電位と一致することが確認されている。この HFO の役割は，皮質に伝えられた信号が近傍のカラムに伝わるのを抑制することにあり，信号による興奮を特定のカラムに限定する働きがある。

■θ波，δ波

θ波やδ波などの徐波も視床でリズム形成される。深麻酔時あるいは除皮質時には視床皮質投射ニューロンは極度の過分極状態を呈していて，このとき細胞内電位では 1～3 Hz の脱分極・過分極を繰り返す遅い律動波が観察される。過分極状態が続くと，時折，活動電位が群発して膜電位が上昇し，その後再び過分極状態に戻っていく。このような視床皮質投射ニューロンの過分極状態は脳幹網様体，大脳基底核の著しい活動性低下（深麻酔，意識障害），大脳皮質の著しい活動性低下（薬物による大脳皮質の高度障害）などによると考えられる。

■burst suppression

脳波上フラットに見える（振幅が 10 μV 以下）低振幅高度徐波と，全脳的に見られる群発的な高振幅速波が交互に現れる状態であり，脳障害により生じた場合は予後が悪い。麻酔薬の過量投与によっても起こる。

COLUMN
脳波と意識レベル

完全に脳波のない状態や，burst suppression の状態では意識は成立していないと考えられる。しかし，α波やβ波が出ている状態でも，臨床的には昏睡状態の場合があり，それぞれα昏睡やβ昏睡と呼ばれている。脳幹部の障害による。意識障害の程度が強いほど，低振幅，徐波化し，予後は悪いと考えられている。

意識の形成機構

意識がどのように形成されるかについては古くから多くの説があった。Click らは前障がほぼ全脳への連絡線維をもつことからこの部位に意識が宿っていると主張した。現在では，特に意識を担当する領域が存在するわけではなく，機能ごとに処理する領域があり，これらの領域の相互作用（ネットワーク）が意識を形成すると考えられている。このネットワークの基盤となる領域間の接続を担当するのは，次の 3 つの神経路になる。

視床皮質路

　視床皮質路は感覚情報を対応する大脳皮質部位に届けるための経路であり，大脳皮質のカラムと対応する視床の神経核の間には双方向性の連絡がある。また，視床の皮質投射ニューロンは，網様核ニューロンから抑制を受けている。

覚醒系

　大脳皮質には視床以外からの入力もある。意識に関連して重要なものに覚醒系と呼ばれる神経系があり，ヒスタミン，アセチルコリン，セロトニン，オレキシン，ノルアドレナリンなど，さまざまな物質が伝達物質となっている。これらの神経系がすべて正常に活動することにより，われわれは覚醒を保っている。たとえば結節乳頭核(tuberomamillary nucleus：TMN)からはヒスタミン作動性神経系が広く皮質に分布しているが，抗ヒスタミン薬(H1作動性)を服用すると，この神経系の機能が低下して眠くなる(このヒスタミン系はプロポフォールのターゲットでもある)。一方で，睡眠系と呼ばれる系統も存在する。覚醒系ほど多くはないが，アデノシンなどは睡眠誘導物質であり，コーヒーが眠気覚ましに効くのは，カフェインがアデノシンの拮抗薬として作用するからである。覚醒系が不活化し，かつ睡眠系が活性化した状態が睡眠である。一般的なGABA作動性(アセチルコリン抑制性)薬剤による麻酔では覚醒系は抑制されるものの睡眠系の活性化は認められない。つまり麻酔は"覚醒していない"状態ではあるが，"睡眠している"状態ではない。麻酔と睡眠は共通項も多いが，異なっている点も数多く存在する。

　アセチルコリン作動性神経は視床内のニューロンにもシナプスを作っている。すなわち覚醒時には皮質投射ニューロンを脱抑制により脱分極させ，網様核ニューロンを抑制により過分極させているが，睡眠時は逆の作用を起こす。このように覚醒系は間接的に脳波リズムを調節していることになる。

皮質皮質路

　離れた大脳皮質(つまり異なった機能をもつ)の間を連絡する経路のことであり，白質の大部分は双方向性のこの神経線維である。この経路を解剖学的に評価する方法としては，最近ではfMRIを用いたtractography(水分子の移動性を用いて脳内のニューロンの接続を可視化する画像作成方法)が用いられる。また，機能的な連携の評価方法としては，fMRIで記録されるMRI信号のゆらぎ(血流のゆらぎ)の解析から，離れた部位間の活動の同期性(connectivity)を評価する方法が開発され，近年の研究の主流となっている。Granger causality modelなど統計学的手法を用いて，情報の方向性を評価することも行われている[20)21)]。さらに，近年注目されている方法では，経頭蓋的磁気刺激(transcranial magnetic stimulation：TMS)と高密度脳波の組み合わせがある。TMSにより大脳皮質の特定の領域に刺激を与え，それがどのように伝播していくかを調べる方法であり，今後の発展が期待されている[22)]。

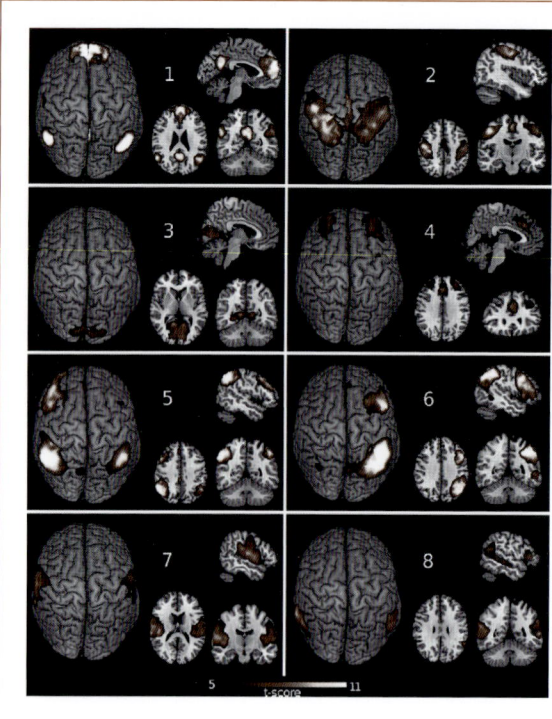

図8　resting state network

意識を作るネットワーク：resting state network（図8）[23]

　大脳皮質の領域は独立して機能しているわけではなく，いくつかの領域が相互に作用しながら協同して活動している。このような領域間の結びつきの強さを示すのがconnectivityである。このような領域間の連携はランダムなものではなく，特定の作業に対して参加する領域はおおむね決まっていて，そのようなグループ化した領域をresting state network（RSN）と呼んでいる。このRSNには次のようなものがある（研究者によって分類・命名方法は異なる）[24) 25)]。

■ default mode network（DMN）

　DMNは，RSNの中でもっとも注目されているネットワークである。DMNの際立った特徴は，ほかのネットワークが特定の活動をしている時に活性化するのに対して，DMNは特定の目的をもたない，ニュートラルな状態で活性が高まる領域群である。DMNには，内側前頭葉，後部帯状回，楔前部，外側頭頂葉などの部位が含まれる。DMNに属する領域は意識レベルの低下に伴い，その活性が低下する（図9）[26]ことから，意識の形成に重要な役割を果たしていると考えられる。特に後部帯状回，楔前部は脳内のさまざまな部位との結合があり，ハブとして機能している。そのほか，アルツハイマー病，統合失調症など数多くの疾患でDMNの機能低下が報告されている[27]。

■ sensorimotor network

　このネットワークには，中心前回（運動野），中心後回（一次体性感覚野），補足運

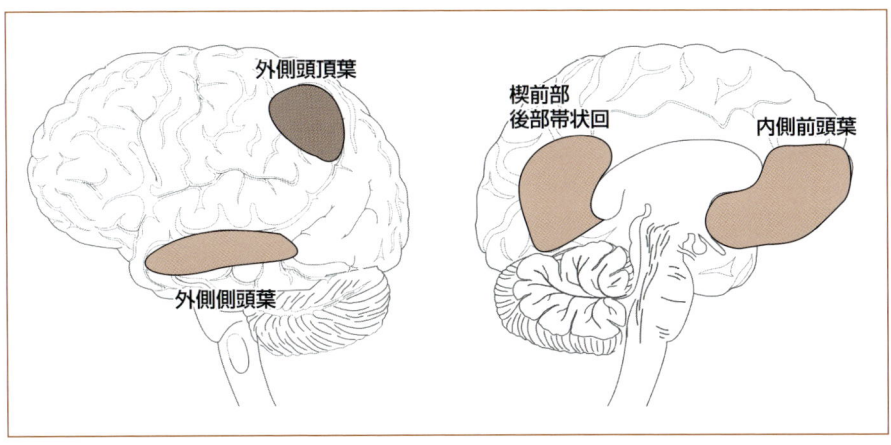

図9 default mode network（DMN）
内側前頭葉，後部帯状回，楔前部，外側頭頂葉が含まれる。

動野が含まれていて，運動および体性感覚の情報処理を行っている。

■ medial visual network
視覚は人間の感覚入力の中で最大の情報量をもち，視覚情報の処理にも多くの領域が使われている。内側系は見ているものの認知に関わる領域であり，外側系は見ているものの性質を識別する領域である（lateral visual network：図にはない）。

■ executive control network（ECN）
内側前頭回，上前頭回，前部帯状回などが含まれる。外側頭頂葉を含めることもある。実行機能全体の調節を行う（意思の決定などを含む）。また，working memory（情報の一時保管場所）もこの network に含まれている。

■ left or right lateralized front-parietal network
下前頭回，内側前頭回，楔前部，下頭頂葉，角回が含まれていて，左右の半球に別々に存在する。特に前頭部と頭頂部はさまざまな機能（記憶，言語，注意，視覚処理）などで連動して活動する。Broca（運動性言語野）と角回は独自で強く連携する。

■ auditory network
上側頭回，聴覚野，島皮質，中心後回が含まれていて，聴覚情報処理を行っている。

■ tempro-parietal network
下前頭回，内側側頭葉，上側頭回，角回が含まれ言語処理を行っている。

■ salience network（図には含まれていない）
背側前部帯状回と前部島皮質が含まれる。意識のある状態では DMN と ECN は交互に活性化する。salience network はその切り替えを行っている[28]。この部位に障害が起こると脱抑制症候群（抑制がきかなくなり欲望のままに行動する）となる。

I 脳波の基礎

このように，機能を分担したRSNが複数存在する。

高次脳機能は，このようなネットワークにより実行されている。このネットワーク内での情報のやりとりにも同期が必要であり，離れた部位間の同期が行われる。白質の大部分は遠隔部位と接続する錐体細胞の軸索により構成されている。脳梁は左右の大脳半球を連結させる線維群である。このような遠隔部位間の同期にはθ波領域（そのほかの周波数帯域でも見られる）での同期が観察される。

海馬θ波

海馬で形成されるリズムであり，ラットを用いた実験では，記憶の形成，想起，そして夢による記憶の強化のベースとなっている。θ律動があると，記憶の素子であると考えられている長期増強（long-term potentiation：LTP）の形成が進む[29)〜31)]。海馬はエピソード記憶の担当部位であり，将来的にはθ波を利用した記憶のモニター開発なども考えられる。

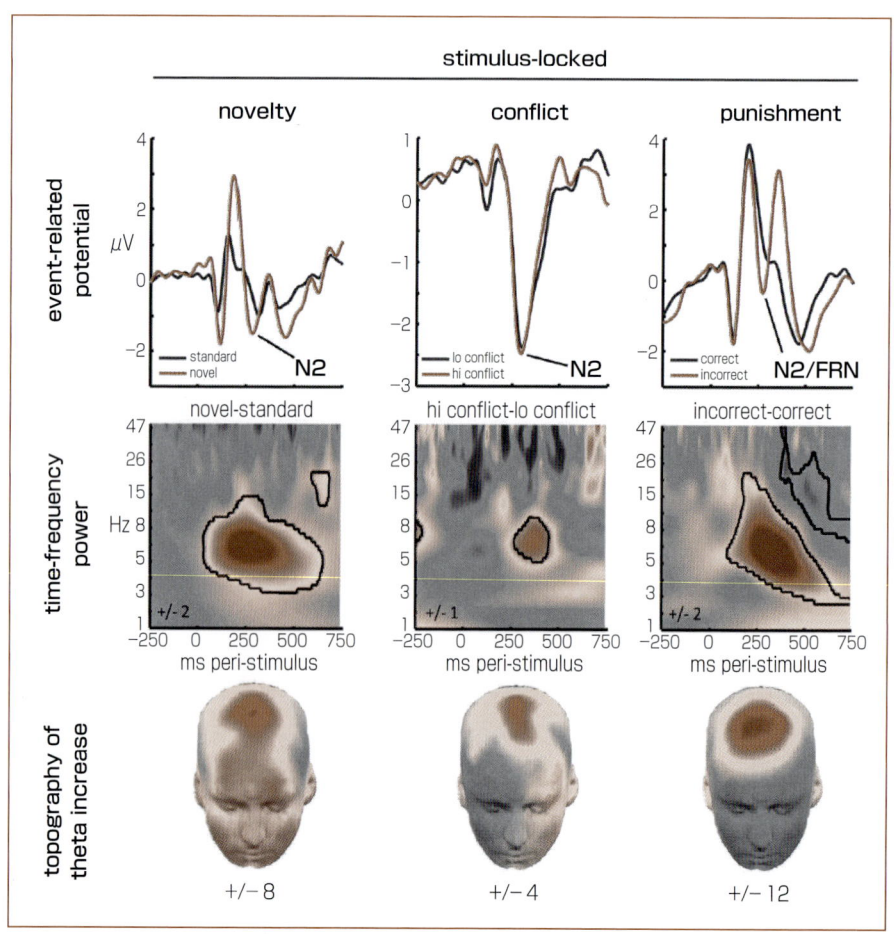

図 10-1　frontal midline theta（Fm θ）
　課題の提示から250 msに頭頂葉を中心に4〜8 Hzのθ波領域の活動を認める。課題の内容は好奇心，矛盾，懲罰など高度な認知機能を必要とするもの。

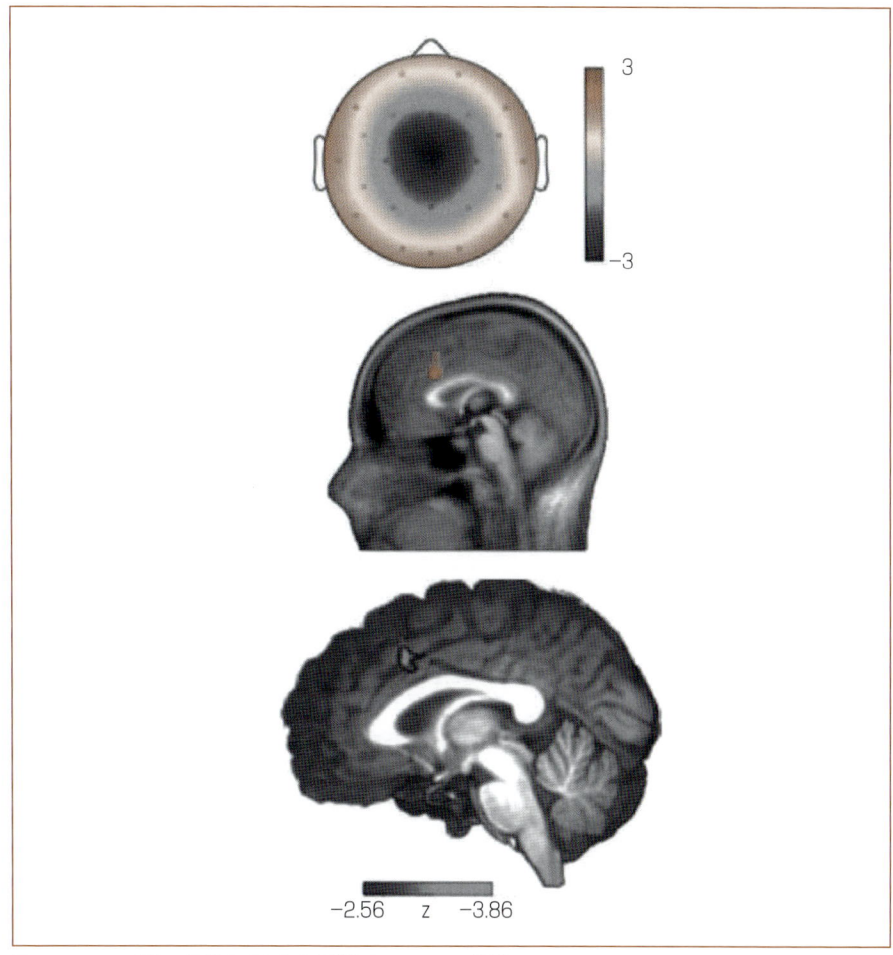

図 10-2　θ波の発生源は中部帯状回であると推定された

Fm θ (frontal midline theta)

　前頭葉内側で作られるθ波であり，ヒトの精神的活動との関連が示唆されている。頭頂連合野と前頭葉内側部の連携を示していると考えられる。好奇心，矛盾，懲罰などの課題を実施しているときにいずれも頭頂葉を中心に観察され，発生部位は中部帯状回であることが示唆されている（図 10）[32]。Fm θは集中力の指標でもあり，何事かに集中しているときにも観察される。

　このようなθ波は遠隔部位の連携時に発生していて，ヒトの高次機能を支える基盤の一つである。睡眠や深麻酔時に観察される全脳的に観察されるθ波とは異なり発生部位が限定されている。

意識レベル[33]

　図 11 にさまざまな意識障害の関係を示す[33]。この図で縦軸の wakefulness とは脳幹の機能を意味している。つまり，見た目に意識があるかどうかを示す部分で

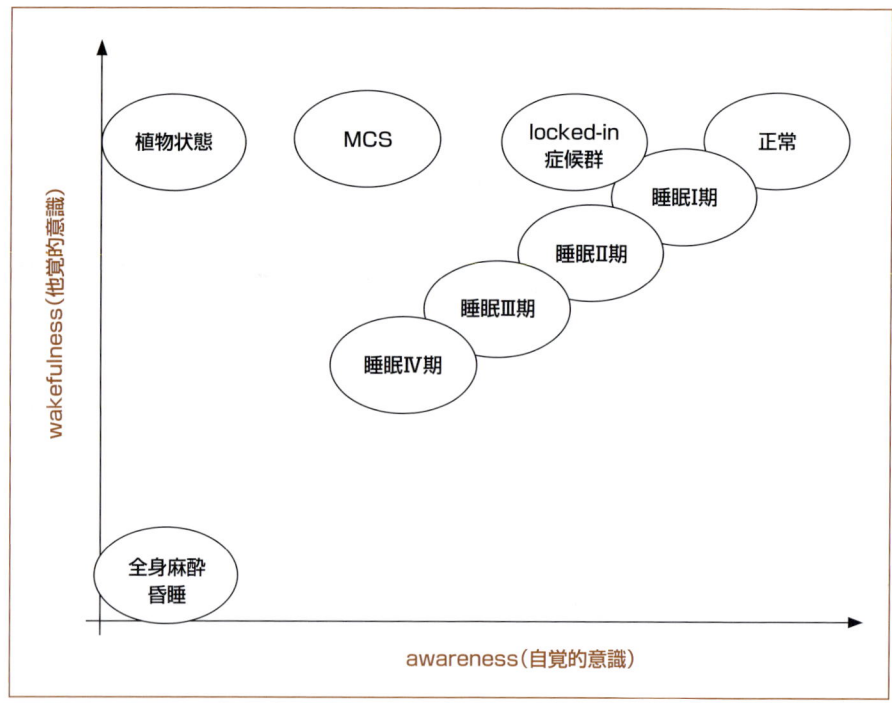

図 11　意識障害
　横軸に awareness（自覚的な意識レベル），縦軸に wakefulness（他覚的な意識状態，具体的には開眼や自発呼吸など）で分類した意識障害。睡眠のステージが下がるにつれて，しだいに awareness も wakefulness も低下する。それに対して病的な意識障害では wakefulness が保たれたまま，awareness が低下するケースが多い。

あり，具体的には開眼しているか否かを基準としている。一方，横軸の awareness は刺激に対する反応を見ていて，皮質 − 視床関係を反映していると考えられる。何らかの刺激に対する反射ではない運動で判断する。具体的には指示に従うか否かなどである。睡眠のステージの推移が示すように，生理的な状態ではこの wakefulness と awareness は比例している。この比例関係から外れた部分にある状態は異常な所見を示していることになる。

意識レベルと脳活動の関係

■ DMN と意識レベル
　DMN に属する各部位の血流量と意識障害の程度を示す（図 12）。このように意識レベルの低下とともに DMN 内，特に楔前部の血流量が低下していくことが分かる[26)34)]。

■ DMN に対する麻酔薬の作用
　麻酔で意識を消失する場合（セボフルラン麻酔[35)]でもプロポフォール麻酔[36)]でも）やはり DMN に属する部分，特に楔前部の血流量は低下している。血流の低下は活動の低下を意味している。

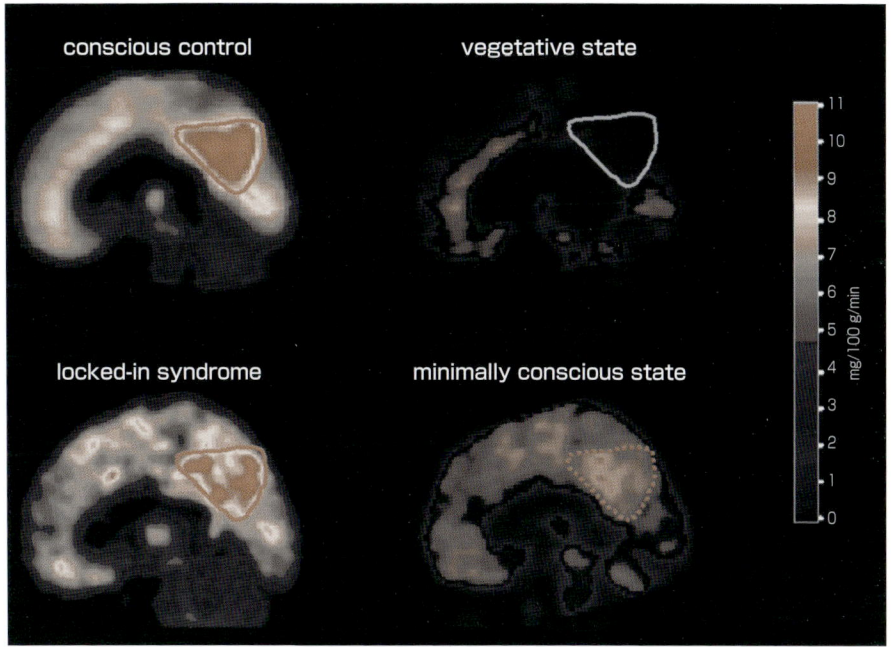

図 12　意識障害の程度と DMN の各部位の血流量
　楔前部，後部帯状回の血流量は意識レベルとよく相関する。正常から locked-in syndrome, minimally conscious state, vegetative state と意識レベルが低下すると後頭部内側の血流が低下していく。

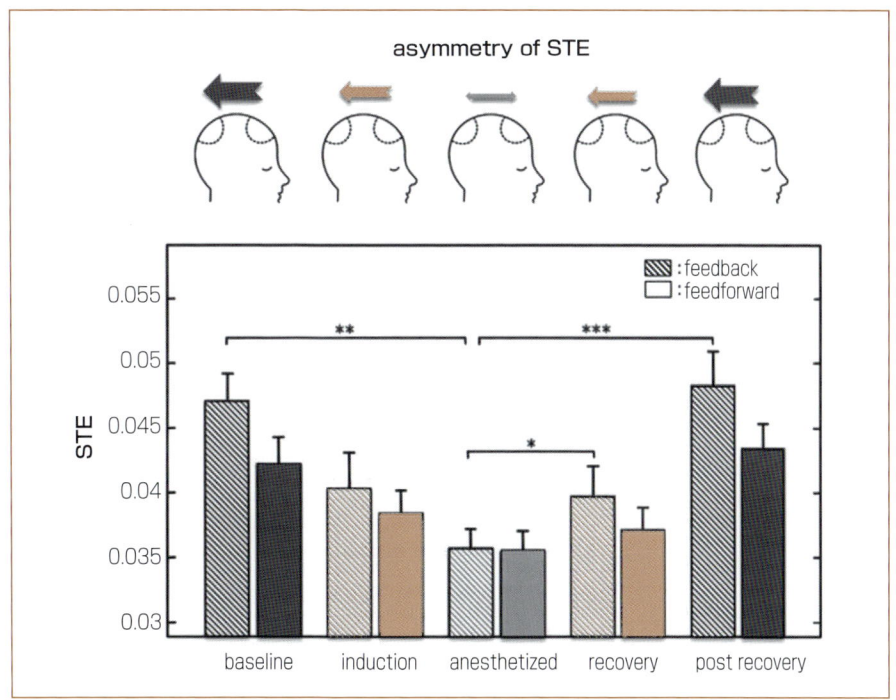

図 13　意識レベルと connectivity
　麻酔時の情報の移動量の変化。正常覚醒時には情報は頭頂部から前頭葉に送られ，そこで情報処理されたあと，前頭葉から頭頂葉に送り返される。このとき覚醒時には最初の情報量（頭頂葉から前頭葉）よりも feedback される情報量（前頭葉から頭頂葉）のほうが多い。麻酔されるとこの情報量は同等のレベルとなり，また量としては減少する。麻酔からの覚醒時には量は増加してもとに戻るが，feedback の情報量は減少したままである。

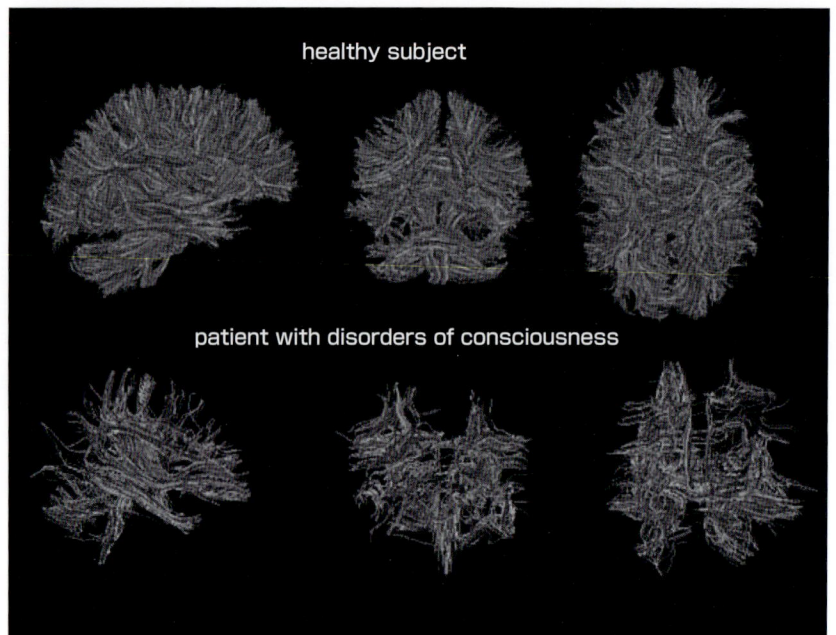

図14　tractogyaphy と意識レベル
慢性の意識障害では，脳内を連絡する神経線維（白質を構成している）が減少する。

■意識レベルと connectivity（図13）

　ここでは，離れた部位間の活動変化の関連性を connectivity という指標で計算している[37]。意識のある状態では，感覚情報は一次感覚野から頭頂葉に集められ，実行機能のある前頭葉に送られる。前頭葉では情報の処理が行われその結果がフィードバックとして再び感覚野に送られる。このときの情報量は最初の頭頂葉から前頭葉に送られる場合よりも，前頭葉から頭頂葉に送り返される場合のほうが多い。しかし，麻酔などで意識が失われると，この情報量は双方向ともに減少し，情報の量も同量となる。興味深い所見としては，麻酔からの覚醒後も情報量はやや増えるものの，どちらの方向も同等となる。このことは麻酔から覚醒後の意識レベルは必ずしも麻酔前に戻っているわけではないことを意味しているし，情報量の差がなくなっても意識を回復できることを意味している。

■ tractography と意識レベル（図14）

　慢性の意識障害で神経活動が低下した状態が続くと，やがて白質を通過する神経線維が減少してくる。tractogyaphy を用いると白質の量の定量化も可能である[38]。このような手法も慢性の意識障害患者が回復するか否かを判断するのに有用である。

脳波と意識の関係：脳波で意識を測れるか？

　脳波を観察することは大脳皮質の錐体細胞の活動を通して，脳機能の状態を推定することである。脳波は間接的に覚醒系の影響を受け（錐体細胞も視床もともに），

また観察部位によっては先に挙げた海馬 θ 波や Fm θ のような高次脳機能に関連して形成されている波形もあるが，原則的に視床皮質投射ニューロンと皮質錐体細胞の相互作用により形成されている。

意識障害の程度と脳波の関係

　原則としては，高振幅速波は脳がさまざまな機能を分業していて脳活動が活発であることを意味している。逆に高振幅徐波では多くの錐体細胞が同調していて機能分業が起こっておらず，脳の活動が低下していることを意味している。

　紡錘波は，視床内で視床皮質投射ニューロンと網様核ニューロンの間でループ形成が行われていて，下位からの信号が大脳皮質（一次感覚野）に届いていないことを意味している。

　意識障害の原因部位により脳波は異なる。延髄障害では脳波は正常なことが多く，橋，中脳以上の障害では不規則な高振幅徐波が出現する。基礎律動の周波数が低いほど意識障害の程度は高度になる。昏睡状態となると全脳的に徐波が見られるようになり，さらに進行すると徐波振幅が小さくなり，もっとも高度となると burst suppression から電気的無活動となる（脳死の可能性が高い）。

意識レベルの評価

　意識の定義をどこに置くかで意識を測れるか否かの意味は異なってくる。意識はある，なしといった二値的なものではなく，昏睡から正常まで連続的に変化するものだからである。高度な認知機能としての意識の形成には活発な脳活動が必要であり，低振幅速波が主体の脳波が観察されるであろう。また，正常な認知機能を維持するためには，皮質皮質間の連携が必要であり，特に DMN 機能が正常である必要がある。前頭葉と頭頂葉の間の connectivity などが指標となる。

　しかし，応答の有無のような minimally conscious state を脳波で診断しようとすると工夫が必要となる。紡錘波は感覚が遮断されていることを意味している[39]が，だからといって必ずしも意識がないことを意味してはいない。薬物中毒患者では高振幅徐波の状態でも応答が可能である。

　麻酔科医はどのように考えるべきであろうか？　意識をあり，なしの二値で考え，反応がなくなるまで麻酔薬を投与するべきであろうか？　麻酔薬の過量投与は，循環抑制や覚醒遅延を起こすだけではない。小児（発達障害を起こす）や高齢者（認知機能障害を起こす）にとっては，麻酔薬そのものが毒性をもつ可能性について議論が続いている。また，麻酔薬による免疫抑制は悪性腫瘍手術では癌の再発率を上げ，術後感染症を起こしやすくする可能性が示唆されている。

　もう一つ考慮すべき点としては，記憶がある。意識が抑制されるよりも低用量で記憶は抑制されてしまう。Russell は isorated forearm technique を用いて麻酔中の応答を調べている。臨床的に推奨されている量の麻酔薬を投与されているにもかかわらず，50％以上の患者が指示に応じて反応を示す。しかし，覚醒後に自分が指示に従ったことや手術中の感覚を覚えている患者はいない[40]。

　このことは必ずしも，意識があっても記憶さえ抑制されていればよいということ

を意味してはいない．また，顕在記憶は低用量でも抑制することが可能であるが，潜在記憶の抑制には高用量が必要となる．患者が能動的に思い出すことのできない潜在記憶が手術後にどのような影響を表すかは明らかとなっていない[41]．

　現状としては，意識を抑制するのに十分な投与量を用いて麻酔を実施し，個体差に対応する意味でも積極的に麻酔深度モニターを使用するべきであろう．現在の麻酔深度モニターは，術中覚醒を検出するモニターとしては偽陽性が多すぎる．今後，機器，解析方法ともに改良していく必要がある．

●参考文献

1) Bazargani N, Attwell D. Astrocyte calcium signaling: the third wave. Nat Neurosci 2016; 19: 182-9.
2) Collura TF. History and evolution of electroencephalographic instruments and techniques. J Clin Neurophysiol 1993; 10: 476-504.
3) Schoenberg BS. Richard Caton and the electrical activity of the brain. Mayo Clin Proc 1974; 49: 474-81.
4) Ahmed OJ, Cash SS. Finding synchrony in the desynchronized EEG: the history and interpretation of gamma rhythms. Front Integr Neurosci 2013; 7: 58.
5) Buzaki G. Rhythms of the Brain. NewYork: Oxford University Press; 2006. p.3-28.
6) Roseman E. Electroencephalography as a prognostic aid in severe head injury. J Nerv Ment Dis 1947; 105: 319-21.
7) Perlstein MA. Electroencephalogram in epilepsy. Am J Dis Child 1948; 75: 726-33.
8) Jasper HH. Electro-encephalography in epilepsy. Proc Annu Meet Am Psychopathol Assoc 1947; 36: 181-203.
9) Hayashi M. Electroencephalographic study in clinical cases of head injuries. Tohoku J Exp Med 1950; 52: 311-24.
10) Faulconer A Jr. Correlation of concentrations of ether in arterial blood with electro-encephalographic patterns occurring during ether-oxygen and during nitrous oxide, oxygen and ether anesthesia of human surgical patients. Anesthesiology 1952; 13: 361-9.
11) Kiersey DK, Bickford RG, Faulconer A Jr. Electro-encephalographic patterns produced by thiopental sodium during surgical operations: description and classification. Br J Anaesth 1951; 23: 141-52.
12) Possati S, Faulconer A Jr. Bickford RG, et al. Electroencephalographic patterns during anesthesia with cyclopropane: correlation with concentration of cyclopropane in arterial blood. Curr Res Anesth Analg 1953; 32: 130-5.
13) Soltero DE, Faulconer A Jr. Bickford RG. The clinical application of automatic anesthesia. Anesthesiology 1951; 12: 574-82.
14) Steriade M. Neocortical cell classes are flexible entities. Nat Rev Neurosci 2004; 5: 121-34.
15) Contreras D, Destexhe A, Sejnowski TJ, et al. Spatiotemporal patterns of spindle oscillations in cortex and thalamus. J Neurosci 1997; 17: 1179-96.
16) Singer W. Neuronal synchrony: a versatile code for the definition of relations? Neuron 1999; 24: 49-65, 111-25.
17) Molle M, Marshall L, Gais S, et al. Grouping of spindle activity during slow oscillations in human non-rapid eye movement sleep. J Neurosci 2002; 22: 10941-7.
18) Ayoub A, Molle M, Preissl H, et al. Grouping of MEG gamma oscillations by EEG sleep spindles. Neuroimage 2012; 59: 1491-500.
19) Jones MS, Barth DS. Effects of bicuculline methiodide on fast (>200 Hz) electrical oscillations in rat somatosensory cortex. J Neurophysiol 2002; 88: 1016-25.
20) Nicolaou N, Hourris S, Alexandrou P, et al. EEG-based automatic classification of 'awake' versus 'anesthetized' state in general anesthesia using Granger causality. PLoS One 2012; 7: e33869.

21) Wang J, Zuo X, He Y. Graph-based network analysis of resting-state functional MRI. Front Syst Neurosci 2010; 4: 16.
22) Rosanova M, Gosseries O, Casarotto S, et al. Recovery of cortical effective connectivity and recovery of consciousness in vegetative patients. Brain 2012; 135: 1308-20.
23) Rosazza C, Minati L. Resting-state brain networks: literature review and clinical applications. Neurol Sci 2011; 32: 773-85.
24) Heine L, Soddu A, Gomez F, et al. Resting state networks and consciousness: alterations of multiple resting state network connectivity in physiological, pharmacological, and pathological consciousness States. Front Psychol 2012; 3: 295.
25) Laird AR, Eickhoff SB, Rottschy C, et al. Networks of task co-activations. Neuroimage 2013; 80: 505-14.
26) Vanhaudenhuyse A, Noirhomme Q, Tshibanda LJ, et al. Default network connectivity reflects the level of consciousness in non-communicative brain-damaged patients. Brain 2010; 133: 161-71.
27) Broyd SJ, Demanuele C, Debener S, et al. Default-mode brain dysfunction in mental disorders: a systematic review. Neurosci Biobehav Rev 2009; 33: 279-96.
28) Menon V, Uddin LQ. Saliency, switching, attention and control: a network model of insula function. Brain Struct Funct 2010; 214: 655-67.
29) Huang YY, Kandel ER. Theta frequency stimulation induces a local form of late phase LTP in the CA1 region of the hippocampus. Learn Mem 2005; 12: 587-93.
30) Lee GT, Lee C, Kim KH, et al. Regional and inter-regional theta oscillation during episodic novelty processing. Brain Cogn 2014; 90: 70-5.
31) Vertes RP. Hippocampal theta rhythm: a tag for short-term memory. Hippocampus 2005; 15: 923-35.
32) Cavanagh JF, Shackman AJ. Frontal midline theta reflects anxiety and cognitive control: meta-analytic evidence. J Physiol Paris 2015; 109: 3-15.
33) Di Perri C, Thibaut A, Heine L, et al. Measuring consciousness in coma and related states. World J Radiol 2014; 6: 589-97.
34) Laureys S, Owen AM, Schiff ND. Brain function in coma, vegetative state, and related disorders. Lancet Neurol 2004; 3: 537-46.
35) Schlunzen L, Vafaee MS, Cold GE, et al. Effects of subanaesthetic and anaesthetic doses of sevoflurane on regional cerebral blood flow in healthy volunteers. A positron emission tomographic study. Acta Anaesthesiol Scand 2004; 48: 1268-76.
36) Fiset P, Paus T, Daloze T, et al. Brain mechanisms of propofol-induced loss of consciousness in humans: a positron emission tomographic study. J Neurosci 1999; 19: 5506-13.
37) Ku SW, Lee U, Noh GJ, et al. Preferential inhibition of frontal-to-parietal feedback connectivity is a neurophysiologic correlate of general anesthesia in surgical patients. PLoS One 2011; 6: e25155.
38) Bodart O, Laureys S, Gosseries O. Coma and disorders of consciousness: scientific advances and practical considerations for clinicians. Semin Neurol 2013; 33: 83-90.
39) Supp GG, Siegel M, Hipp JF, et al. Cortical hypersynchrony predicts breakdown of sensory processing during loss of consciousness. Curr Biol 2011; 21: 1988-93.
40) Russell IF. The ability of bispectral index to detect intra-operative wakefulness during total intravenous anaesthesia compared with the isolated forearm technique. Anaesthesia 2013; 68: 502-11.
41) Iselin-Chaves IA, Willems SJ, Jermann FC, et al. Investigation of implicit memory during isoflurane anesthesia for elective surgery using the process dissociation procedure. Anesthesiology 2005; 103: 925-33.

（坪川　恒久）

I. 脳波の基礎

正常脳波と異常脳波

はじめに

　脳波は時々刻々と変化する脳の状態・機能を反映し，客観的に評価できる検査である。しかも，新生児や重篤な状態においても何らの侵襲を加えることなく安全に繰り返し検査を施行できる。臨床脳波診断では健常小児または成人脳波を基本にして，健常人で見られる波形を正常，逸脱する波形を異常としている。脳波は年齢や意識状態，そのほかの要因の影響を受けるので，安静覚醒状態から睡眠に至る脳波パターンを念頭に入れて判読する必要がある。

年齢による変化

　脳波は生後から成人に至るまでに発達現象が認められる。すなわち各脳部位において，決まった年齢で，段階的に変化する。特に覚醒時における後頭部の α 波の周波数は出生後から思春期までは年齢と密接に関連している。安静・覚醒・閉眼時の脳波は基礎波，背景活動脳波とも表現され，脳機能の状態をもっともよく反映しており，脳機能障害の判定や発達の評価にも用いられる。本項では小児，成人，高齢者に分けて，各年代の基礎波の特徴を概説する。

小児

　脳の髄鞘化や重量の増加など形態学的発達に伴い，脳波も日齢，月齢，年齢に応じた発達現象が認められる。Lindsley[1]は脳の重量と基礎波の周波数の変化について，出生後から思春期までは年齢が増すごとに周波数も増加していき，これは脳重量の増加ときわめて一致しており，基礎波の周波数にも発達が見られることを指摘した（図1）。また，Garche[2]は生後から脳波は δ，θ，α 波が周波数の遅いものから出現し，これらが前頭部から中心・頭頂部，そして後頭部へと徐々に出現部位が変化していくことを報告している。したがって，脳波はそれぞれの脳部位において決まった年齢で，段階的に発達的変化を示す。これを利用し，脳の発達を評価することもでき，脳波判読の基準になる"正常脳波"の範囲が月齢・年齢によって異なる。新生児期には週単位，乳児期には月単位，幼時期以後は年単位に"正常の範囲"が変

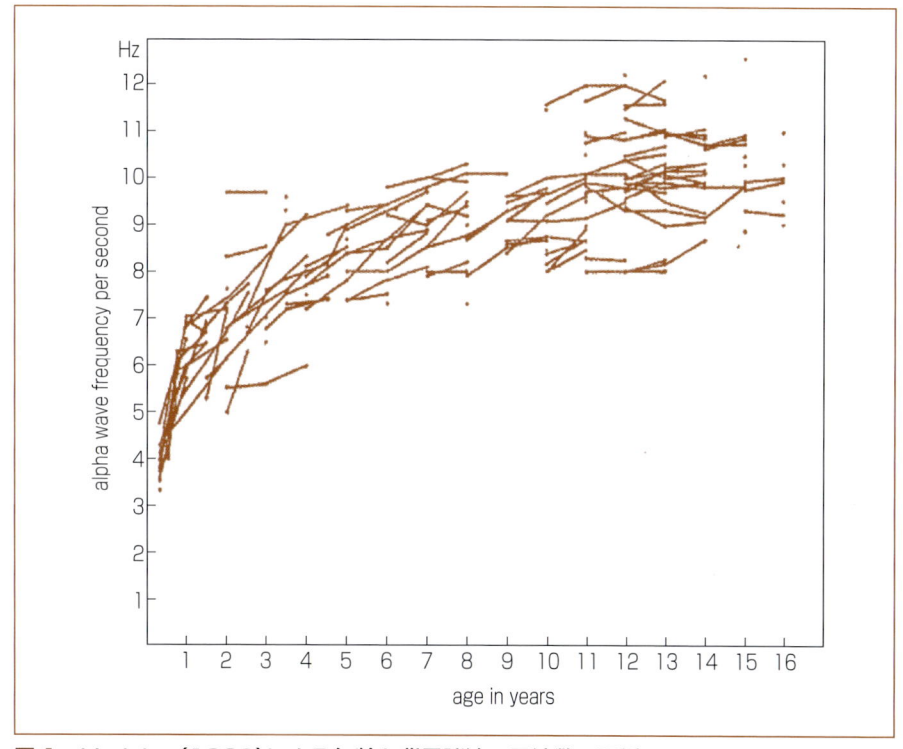

図1 Lindsley(1939)による年齢と背景脳波の周波数の関係

生後1年で背景脳波の周波数が急激に増加し、以後、学童期まで年齢とともに周波数が増加する。ほぼ10歳で成人の背景脳波の周波数に達する。

(Lindsley DB. A longitudinal study of the occipital alpha rhythm in normal children: Frequency and amplitude standards. J Genet Psychol 1939; 55:197-213 より引用)

動する。特に新生児や乳児では在胎週数(gestational age : GA)と受胎後週数(在胎週数＋生後週数＝conceptional age : CA)を把握することが不可欠で、これを念頭に入れて判読する必要がある。

■新生児期

この時期の脳および脳波の成熟は子宮内・外に関係なく一定速度で成熟し、受胎後週数で決まり、週単位で変化する。不規則、非対称性で律動的な波形は見られず、部位的組織化も見られない。低振幅の20～50μV、1.5～3Hzの徐波が主体で低振幅速波が重畳している(図2)。

■乳児期(2～12カ月)

脳波は月単位で変化し、生後3カ月ではδ波成分が減少し、中心部に5～6Hzのθ律動が明らかになり、後頭部には約4Hzのθ律動が出現し始める。6～8カ月では頭頂・後頭部に5～7Hzのθ律動が断続的に出現し、10～12カ月では7～8Hzのθ・α律動が後頭部に出現するようになる。

■幼児期

1歳を過ぎると7～8Hzのθ・α波律動が増え、2歳ではこの律動が後頭部優

COLUMN

aEEG〔振幅統合型脳波(amplitude-integrated EEG)〕

1～2チャンネルで記録し、ベッドサイドでできる簡易の脳波モニタリングのことで、1990年代から新生児の脳機能モニターとして注目され、背景脳波パターンの変化、てんかん発作、睡眠覚醒周期などが評価できる。そのため新生児脳症の診断や治療モニタリングなどの目的で、広くNICUで用いられるようになっている。

＊下線を引いた年齢では、特にほかと画する変化を示す。

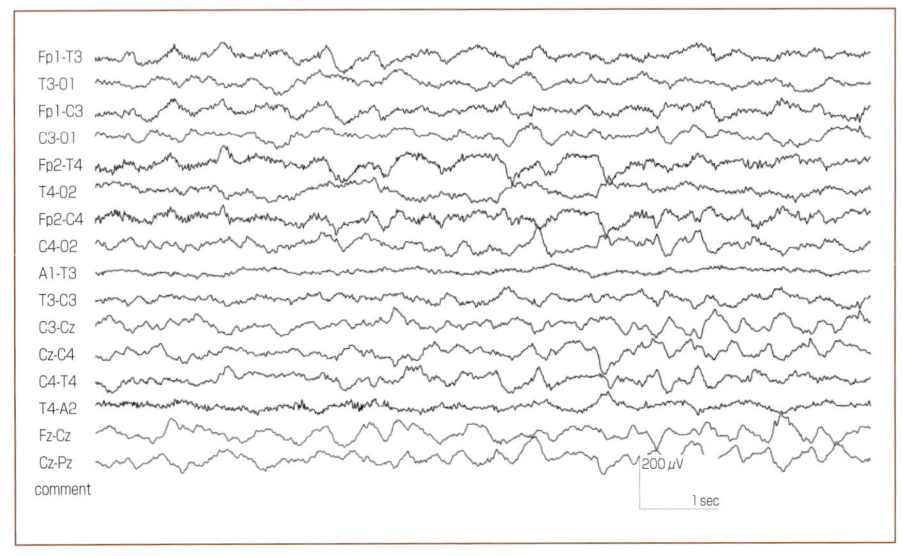

図2　新生児脳波
在胎40週，生後12日，左右非対称性で不規則性徐波に低振幅速波が重畳する。

位に目立つようになる。
　3歳で急激にδ波成分が減少し，後頭部に8〜9Hzのα波が律動性を増して出現するようになる。しかし，側頭部などそのほかの部位には4〜7Hzの不規則低振幅徐波の混入が多い。この頃から，基礎波が開閉眼に反応を示す（開眼により後頭部律動が抑制される）ようになる。

■学童期（6〜12歳）
　6歳を過ぎると4〜7Hzの徐波成分は急速に減少し，振幅も減少し，α波が増加する。後頭部には明らかにα律動が優勢となり，7歳ごろには後頭部のα律動は9Hzくらいになる。この年ごろではα波の振幅が100μVに達するものがたびたび見られる。
　8〜9歳ごろになると後頭部のα律動は10〜12Hz成分が増加し，振幅が減少し始める。成人型に近づくが，中心・側頭部領域にθ波の混在が見られる。
　10歳以降では10〜12Hz，30〜50μVのα律動が安定して出現し，成人型の基礎律動を示すようになる。時に前頭領域に4〜7Hzの低振幅θ波が少量，間欠的に混じることがある。完全に安定した脳波が完成するのは18歳ごろである。

成人

　18歳ごろで脳波の基礎波は安定し，10Hzを主体とする（多くは9〜11Hz），30〜60μVのα律動が基礎律動をなす成人のパターン（図3）になり，その後はあまり変わらないが高齢になると加齢の影響が見られるようになる。左右の振幅は50％以内，周波数差は1Hz以内である。分布は頭頂〜後頭部優位であるが，覚醒時でもわずかに眠気がある場合はα波の出現が広汎化する。α波の出現量には個人差があり，安静閉眼時にもα波の出現が乏しく，低振幅のβ波を主体とする低振幅速波パ

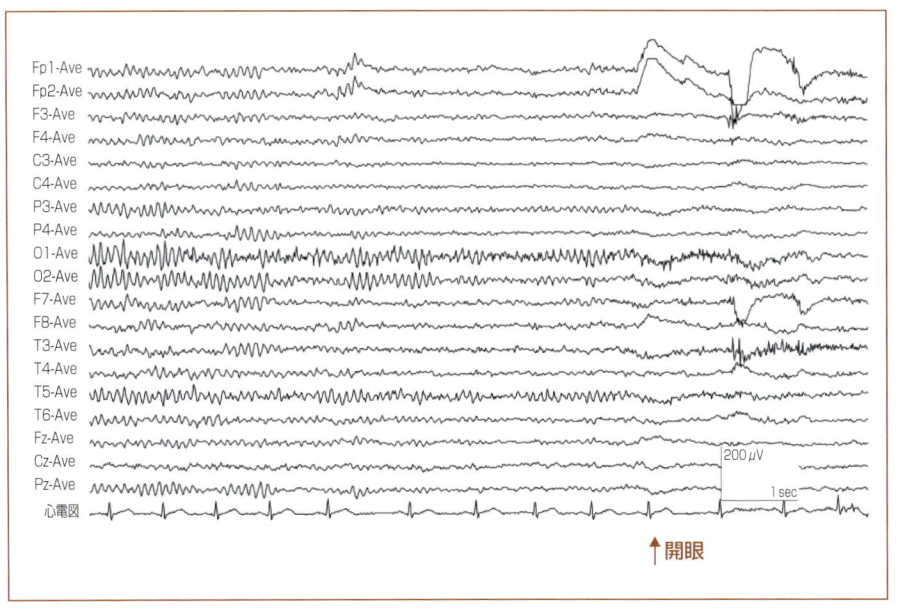

図3　健常成人脳波
　基礎律動は後頭部優位に50〜90μV，10〜11Hzのα波が主律動をなし，低振幅の速波が少量混じる。明らかな徐波は認めない。開眼により，α波は抑制されている。

ターンを示す人もおり，また緊張が強い場合はα波の出現量が少なくなる。
　通常，覚醒時には低振幅のθ波がごく少量，散在する程度で，明らかなθ波やδ波は出現しない。しかし，健常成人においても傾眠状態では徐波の混入が目立つようになるので脳波を判読する際は覚醒状態を確認する必要がある。25歳くらいまでの若年成人では，後頭部に限局して若年性後頭部徐波（posterior slow wave of youth）と呼ばれる3〜4Hzの多形性徐波が単発性で両側性ないし一側性に見られることがある（**図4**）。この波形は発達に伴う徐波であり，異常所見とは見なされない。10歳以降に出現し，26歳以上では消失するとされている。

高齢者

　健常高齢者の脳波は個体差が大きく，成人正常脳波とほとんど変わらないものも少なくないが，高齢者の基礎律動の特徴は，α波の8〜9Hzと周波数が減少し，後頭部優位性が乏しくなり，広汎性に分布するようになる（diffuse α傾向）。また，6〜7Hzの速い帯域のθ波の混在が目立つようになる。また，β波が増加する。
　高齢者では以下に示す特徴的な生理学的波形が出現するようになる。これらを異常波と誤らないようにしなければならない。

■側頭部徐波

　（前）中側頭部に3〜7Hzのδ〜θ波が混入するようになる。一般に左側に出現する[3]。GibbsとGibbs[4]は，側頭部に出現する律動性θ波をminimal temporal slow activityと呼び，健常人の50歳代では1.3%，60歳以降では3.2%に出現するとした。しかし，Kooi[5]らは，健常人の60歳以降では覚醒時に45%，入眠期には

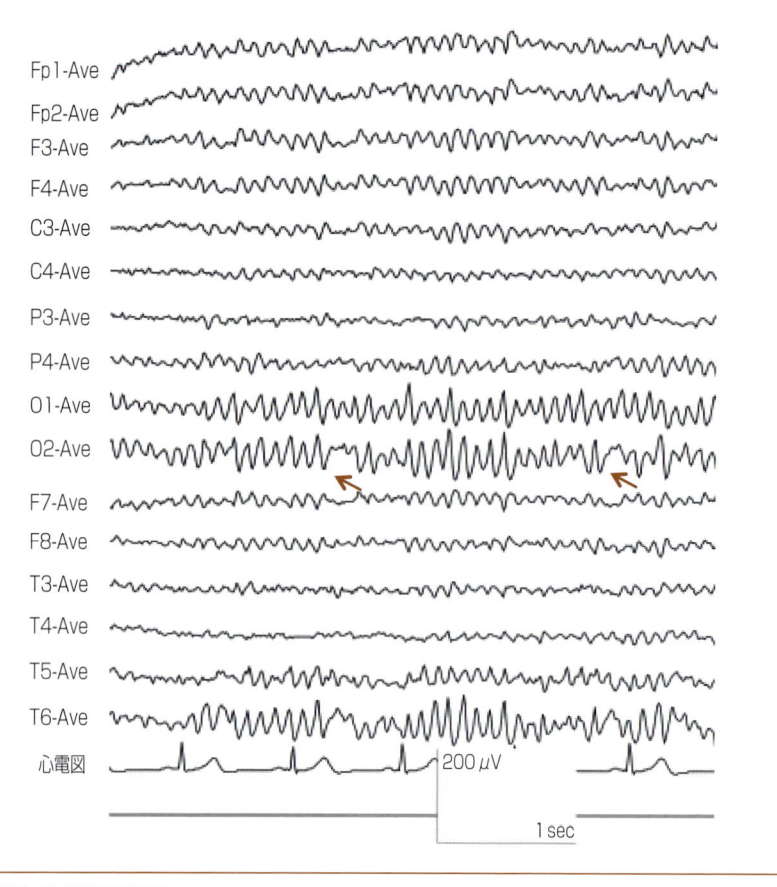

図4 若年性後頭部徐波
19歳，男性。後頭部に若年性後頭部徐波を認める(矢印)。

77%と高頻度に出現すると報告している。側頭葉の軽微な機能変化と関連を示した報告[6]もあるが，しばしば無症候の高齢者にも見られ，現在のところ病的意義のない波形とされている。

■ウィケット棘波(wicket spike)

側頭部優位に一側性または両側性に出現する6〜11 Hzの群発波で，くし状あるいはμ波様の形態を示す(**図5**)。覚醒時には基礎律動に隠れて見えにくいが，入眠期〜軽睡眠期に明らかとなる。深睡眠では出現はまれであるが，急速眼球運動(rapid eye movement，以下レム)睡眠では再出現する。単発性に出現すると棘波や鋭波などのてんかん性突発波と誤りやすいが，徐波を伴わないのが特徴で，基礎波に局在性異常がない点から鑑別できる。

■κ律動

中側頭部に出現する6〜12 Hzのα波様の律動波で，開眼で抑制されない。耳朶電極に波及するため，通常の同側耳朶を基準とした単極導出法では見逃され，また，α帯域の律動が全誘導に波及するので，あたかも広汎性α律動のような様相を呈する。左右半球で逆位相を呈するため，T3-T4の双極誘導で顕著に認められる。

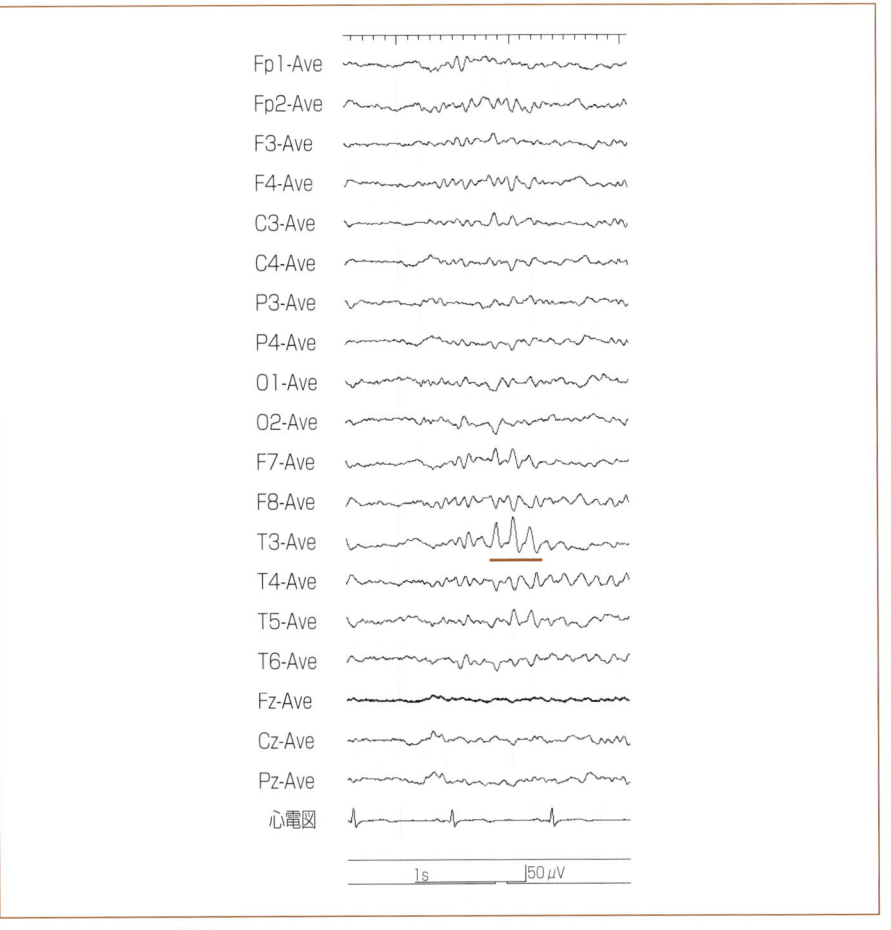

図5 ウィケット棘波
58歳，女性。左前側頭および中側頭部にウィケット棘波を認める（下線）。

出現率は加齢とともに増加し，40歳代15％，60歳代39％との報告がある[7]。κ律動は入眠期にも持続して出現するため，単極導出法では入眠期を覚醒と見誤ることもある。

睡眠による脳波の変化

意識状態によって，脳波は覚醒時とは異なる像を示し睡眠深度に応じて特徴的な生理的波形が出現するため，脳波像から睡眠深度を推察することができる。各睡眠段階に出現する生理学的波形を異常波と見誤らないようにしなければならない。また，てんかんなどの一部の疾患では，突発性異常波が出現しやすくなるため，臨床脳波診断においても睡眠時脳波は重要である。

小児睡眠脳波

基礎波だけでなく，睡眠時の脳波も年齢依存性変化が認められる。しかし，基礎

COLUMN

睡眠ポリグラフ検査（polysomnography：PSG）

脳波だけでなく，眼球運動，筋電図，心電図，呼吸などさまざまな生体情報を同時測定することで，睡眠の深さや質を評価する。この検査により睡眠時無呼吸症候群，周期性四肢運動障害などの睡眠障害や睡眠呼吸障害などの診断が可能となる検査である。

波に比して睡眠脳波に関しては成熟が早い。胎生期後半から乳児期前半に急激に発達をとげるものの，基本的な睡眠パターンは生後5～6カ月には出そろうので，これ以後は成人脳波とほぼ同じに評価できる。

■新生児期

脳機能が未分化であるため，睡眠段階の区分は成人と異なり，静睡眠（quiet sleep）と動睡眠（active sleep）に分けられる。静睡眠では体動やレムがなく，呼吸は規則正しく，おとがい筋の活動が見られ，成人のノンレム睡眠に相当する。一方，動睡眠では体動やレムが見られ，呼吸や心拍は不規則で，おとがい筋の活動は乏しく，レム睡眠に相当する。動・静両睡眠のどちらにも合致しない睡眠が不定睡眠で，眠りがけに見られる。また，静睡眠時には高振幅群発波（150～200μV，1.5～4Hz）が2～3秒出現し，次いで低振幅脳波（5～30μV）が数秒間交代性に出現する交代性脳波（tracé alternant）が見られる（図6）。発達の評価に重要で，受胎後44～46週で消失する。

■乳幼児期

生後2カ月では14Hz睡眠紡錘波（sleep spindles）が出現するが，この時期の紡錘波は左右半球で非同期的なものを見ることもある。

生後5～6カ月で頭蓋頂鋭波（vertex sharp wave）が見られ，K複合（K-complex）もしだいに明瞭になり，睡眠段階を判定する要素が出そろう。入眠時過同期性θ律動（hypnagogic hypersynchrony）が特徴的に乳幼児に見られる。

2歳で12Hz睡眠紡錘波を認める。

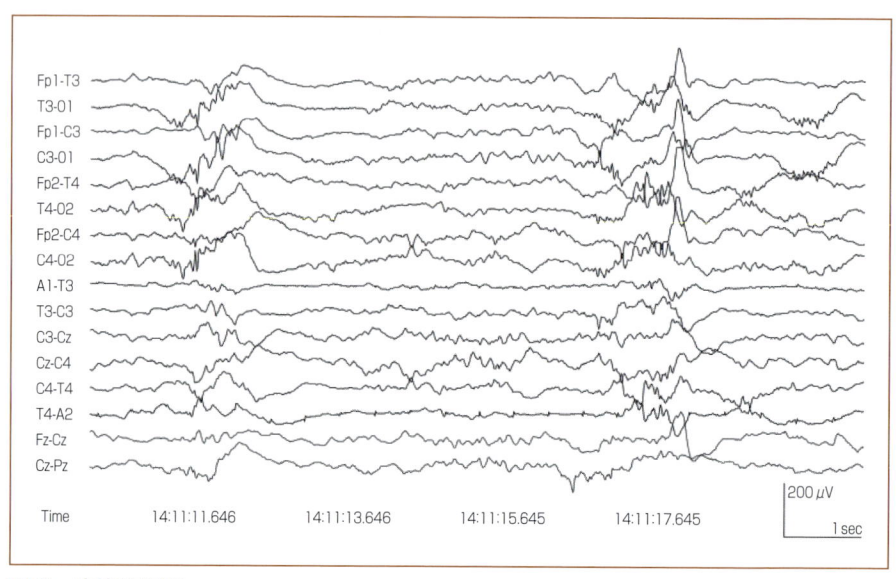

図6　交代性脳波

在胎40週，生後10日。静睡眠時，高振幅群発波（150～200μV，1.5～4Hz）が約2秒出現し，次いで低振幅脳波が交代性に出現する。

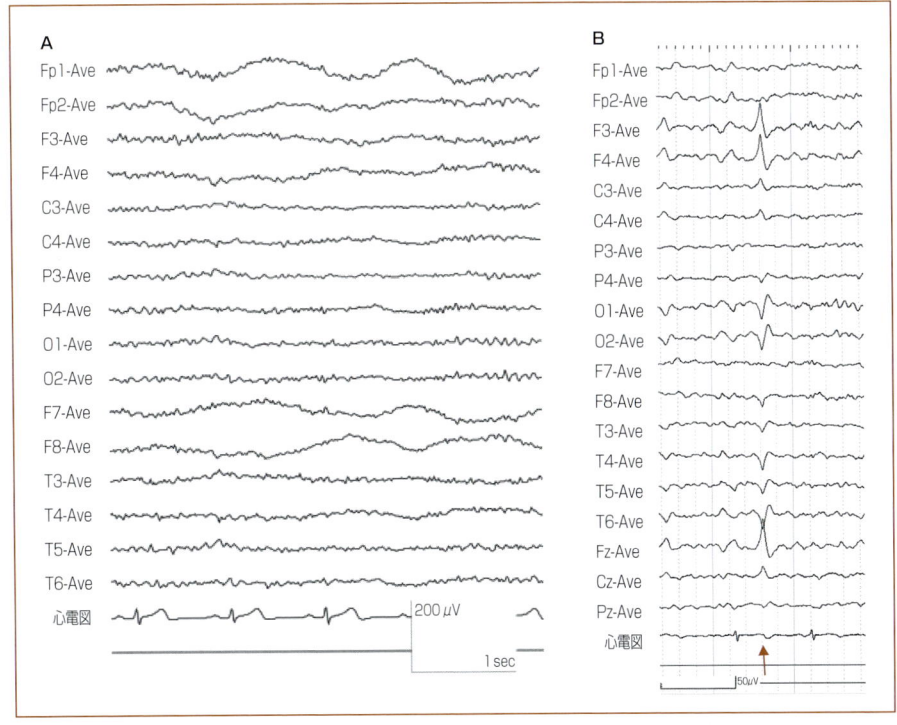

図7　漣波（A）と瘤波（B）
A：低振幅の種々の周波数の波が不規則に出現するようになる。B：頭蓋頂鋭波（矢印）。

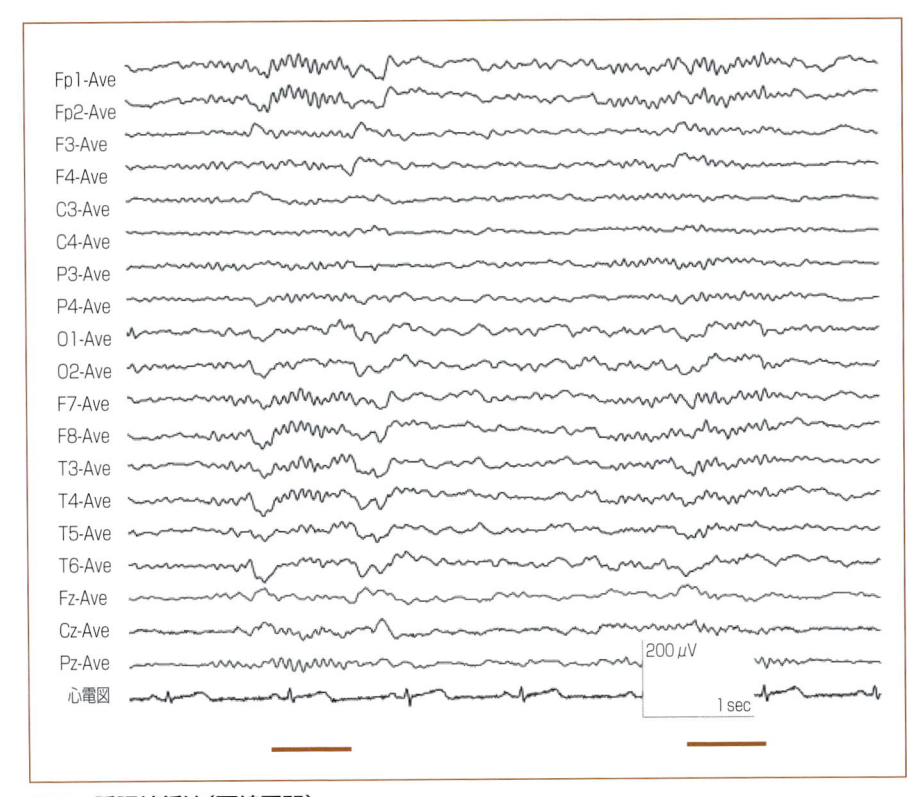

図8　睡眠紡錘波（下線区間）

成人脳波

成人の睡眠はレム睡眠とノンレム睡眠に分けられ，ノンレム睡眠は段階1から順次深い睡眠となる．下記に成人の睡眠脳波の特徴を示す．

- 覚醒期　Stage W

成人では後頭部優位の α 波が区間の50％以上を占め，少々の低振幅の β 波が混在する（図3）．

- 入眠期　Stage N1

眠気が出現してくると α 波の振幅が低下し，出現量が区間の50％以下になり，やがては消失し，さざ波のような低振幅の種々の周波数（4〜7 Hz）の波が混在するようになる（図7A）．この時期では覚醒度が上がると，一過性に α 律動が出現し，再び消失することを繰り返す．入眠期の後半では両側中心・頭頂部優位に頭蓋頂鋭波または瘤波（hump）と呼ばれる特徴的な波形が出現する（図7B）．

- 軽睡眠期　Stage N2

両側中心・頭頂部優位に12〜14 Hz，持続が0.5〜1.5秒の紡錘状の漸増漸減する特徴的な波形の睡眠紡錘波が出現し（図8），さらに睡眠が深まると，前頭部優位に12 Hzのやや遅い紡錘波が出現する．また，この時期にはK複合と呼ばれる，瘤波とそれに紡錘波が結合したような複雑な波形が，音などの外部刺激に誘発されたり，自発的に出現する．

- 深睡眠期　Stage N3

2 Hz以下，75 μV以上の高振幅徐波（丘波）が区間の20％以上に出現する（図9）．

- レム睡眠期　Stage R

脳波像は入眠期に類似した低振幅の種々の周波数の波が出現するものの，瘤波は認めない．また，抗重力筋の筋緊張の低下と急速眼球運動を認める．おとがい筋の筋電図を記録しないと抗重力筋の消失を確認することは困難であるが，急速眼球運

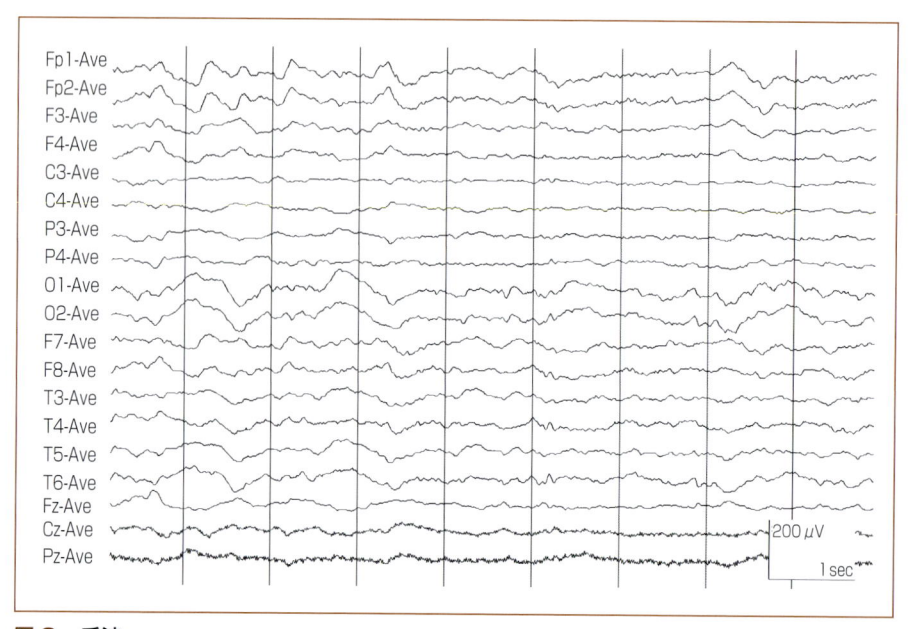

図9　丘波

COLUMN
睡眠潜時反復検査（multiple sleep latency test：MSLT）

ナルコレプシーなど過度の眠気を引き起こす疾患を対象に昼間の眠気を客観的に評価する目的で，過眠症の診断と重症度判定に用いる。日中，脳波電極を装着した状態で2時間おきに計4～5回昼寝をとってもらい，睡眠潜時と眠気の程度を評価する。各回，脳波上眠っていると判断したところから15分間の記録，もしくは脳波上眠っていない場合20分間で検査終了となる。

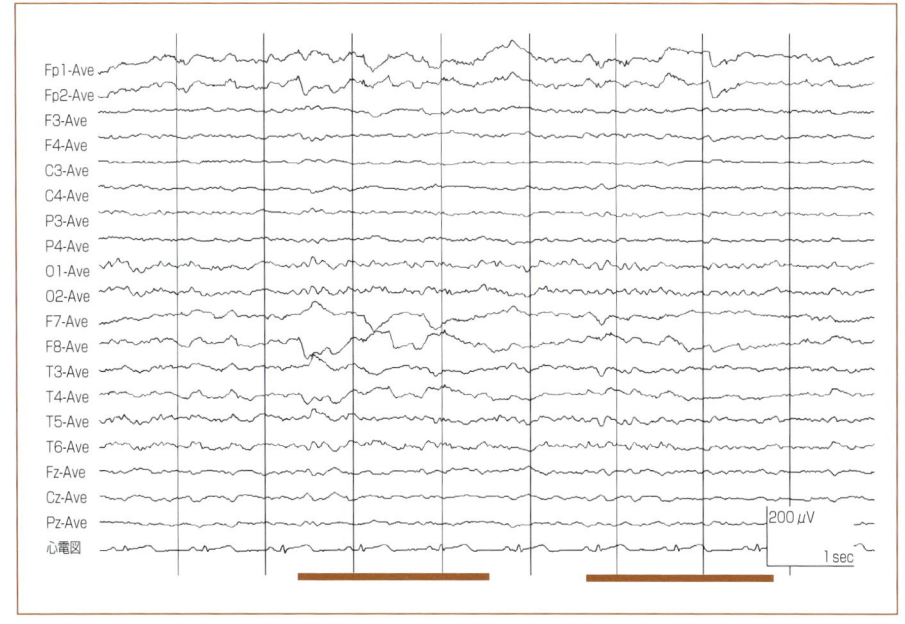

図10　レム睡眠期脳波
Fp1, Fp2, F7, F8に急速眼球運動のアーチファクトが目立つ（下線区間）。

動は前頭極や前側頭部の電極にアーチファクトとして眼球運動が混入し，検出は容易である（図10）。

ナルコレプシーでは入眠後15分以内にレム睡眠が出現する睡眠開始時レム睡眠（sleep onset REM）が出現するが，時に健常人やそのほかの疾患でも見られることがある。

高齢者の睡眠脳波の特徴

頭蓋頂鋭波の振幅が低下し，出現頻度も低下する。なかには頭蓋頂鋭波がまったく見られず，入眠してすぐに睡眠紡錘波が出現することもある。また，軽睡眠期の睡眠紡錘波とK複合の振幅，出現頻度は低下し，睡眠徐波の振幅も低下する。

高齢者は夜間睡眠が断片化するのが特徴的で，寝つくまでの時間が延長し，中途覚醒が増え，睡眠段階の移行回数が増加し，深睡眠やレム睡眠は減少する。

主な異常脳波

臨床脳波は，成人では表1[8]に示すような判定基準をもとに基礎波が判読される。正常に出るべき波の欠如や顕著な振幅の低下では異常と判定される。学童期までは前述の年齢を常に考慮したうえで判定される。

正常と判定される脳波では，徐波が群発したり，棘波や鋭波（図11）などの突発波（突発異常波）は出現しない。棘波や鋭波などは多くの場合，てんかん原生と密接な関わりがある。一方で，てんかん性放電に類似するが，てんかん原生と関連がない，

表1　成人の正常脳波の判定基準

1. 閉眼時の脳波はα波およびα波よりも周波数の多い速波によって構成され，徐波としてはごく少量のθ波が散在する程度で，明瞭なθ波やδ波は出現しない
2. α波や速波は正常の分布（局在）を示す
3. 左右対称部位の脳波の振幅に対し20〜30％以上の差がない
4. 左右対称部位の脳波の周波数に対し波の持続（周期）にして10％以上の差がない
5. α波は，開眼，知覚刺激，精神活動などに反応して減衰する
6. α波や速波が異常な高振幅を示さない
7. 棘波，鋭波などの突発波（突発異常波，発作波）が出現しない

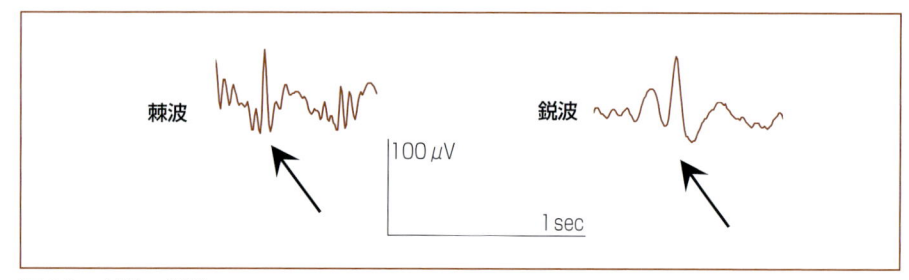

図11　棘波，鋭波

あるいは臨床的意義が確立されていない波形が出現することもあり，臨床脳波の診断においてはこれらを正常亜型，あるいは正常と異常の境界と判定せざるをえない。

脳波異常はてんかん性放電などの突発性脳波異常と，基礎律動の異常などの非突発性脳波異常の2つに大別され，さらに突発性脳波異常はてんかん性脳波異常と，非てんかん性脳波異常の2つに大別されうる。また，その広がりから局在性と全般性の2分類が可能である。

突発性異常波

■てんかん性放電

臨床脳波検査は多くが脳神経疾患を対象にするが，なかでも大脳の神経細胞の過剰興奮によって引き起こされる，反復する発作を呈するてんかんの診断と治療においては，大脳の活動をとらえる電気生理学検査とともに欠くことのできない検査である。てんかん患者の多くは大脳の過剰興奮を反映したてんかん性放電が非発作時においても検出され，脳波検査をすることで，発作型の分類や治療薬の効果判定に役立てられる。てんかん患者では初回脳波では29〜55％でてんかん放電が認められ，繰り返し複数回の脳波記録で80〜90％の患者でてんかん放電が認められるようになる[9)〜12)]。

てんかん発作は大きく以下の2つに分類される。一つは脳の一部分から発作が起こる部分発作（図12 A），もう一方は脳の全体が発作を起こす全般性発作（図12 B）である。ふつう，部分発作ではてんかん焦点（発作を起こさせる部位）で最大振幅を示すので，てんかん焦点の検索に脳波所見が参考になる。全般性発作ではてんかん発作波は基本的には両側性で，左右差は認めない。てんかんの治療には抗てんかん薬が用いられるが，この発作型によって有効な治療薬が異なるため，正しく発作型を決定することは治療方針の決定にもつながる。

COLUMN

長時間脳波ビデオモニタリング

入院などで脳波に加えビデオを半日〜10日程度同時記録する。記録期間は患者の発作頻度を考慮して決める。主にてんかん患者を対象に発作症状や発作時・非発作時の脳波を確認するために行われる。特に外科的治療を考慮する必要のある難治性てんかん患者では検査意義は高い。てんかん発作の，また発作自体がてんかん発作であるか否かの鑑別のためにも行われる。

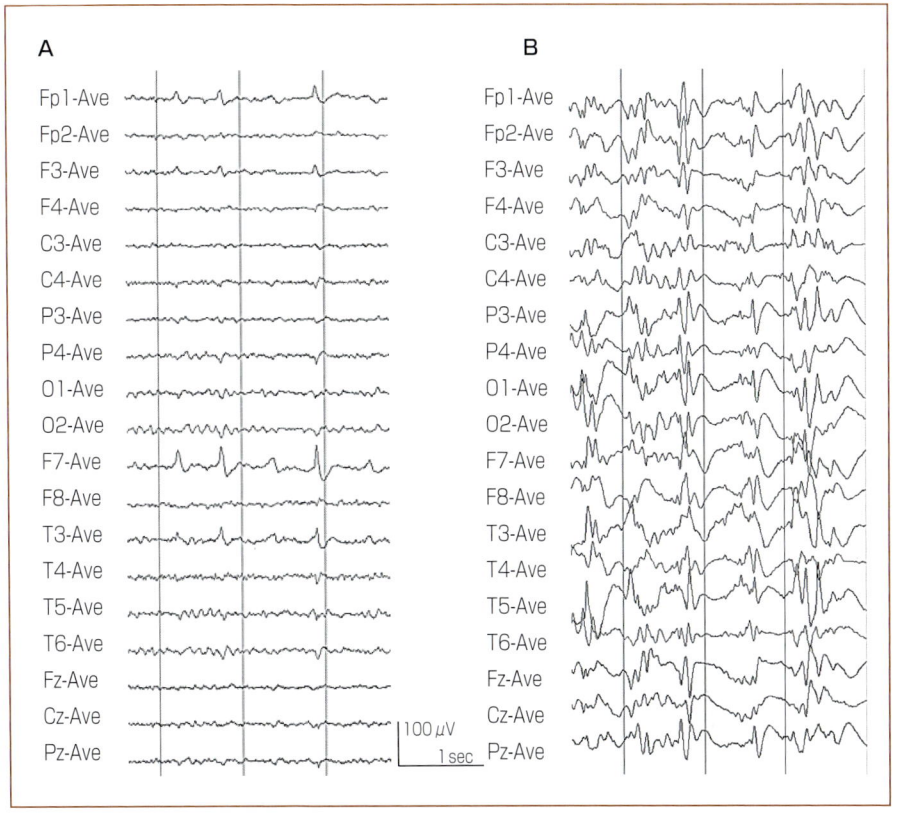

図12 部分てんかん：発作間欠期脳波(A)，全般てんかん：発作間欠期脳波(B)

A：F7に最大振幅を示すてんかん性放電を認める。
B：頭部全体にてんかん性放電を認める。ただし，全般てんかんの発作間欠期には必ずしもてんかん性放電が頭部全体(全般性)に見られるとはかぎらない。

表2 Pedleyによる発作間欠期棘波と鋭波の基準

1. 背景活動から明瞭に突出していること
2. 鋭い波形であること(ピークでは数msで極性が反転し、鋭い波形を形成する)
3. 波の持続は200 ms以下であること(20～70 msの波を棘波、70～200 msの波を鋭波と呼ぶ)
4. 生理的な広がりをもつこと(隣接する記録電極の少なくとも1個に波及する)
5. 鋭い波形は陰性である
6. 多くの棘波は後に徐波成分が認められる

■非てんかん性突発波

　周波数，振幅，形態などから基礎波と区別される一過性の波形のことで，多くは臨床的意義が不明な波形である。ここでは臨床的意義の不明な鑑別に注意すべき突発波について記載する。これらの突発波の出現によって，"てんかん"と診断しないよう，正常亜型波形の正しい理解が必要となる。Pedley[13]による発作間欠期棘波と鋭波の基準も参考にされたい(**表2**)。

● 14 & 6 Hz 陽性棘波(14～ and 6 Hz positive spike discharge)

　14 Hz(13～17 Hz)と6 Hz(5～7 Hz)のアーチ状(尖った波形成分は陽性)の波形をした波の群発で(**図13 A**)，軽睡眠中に一側または両側の後側頭部に出現する。

　小児・思春期ごろに多く見られ，成人になると出現頻度は減る。

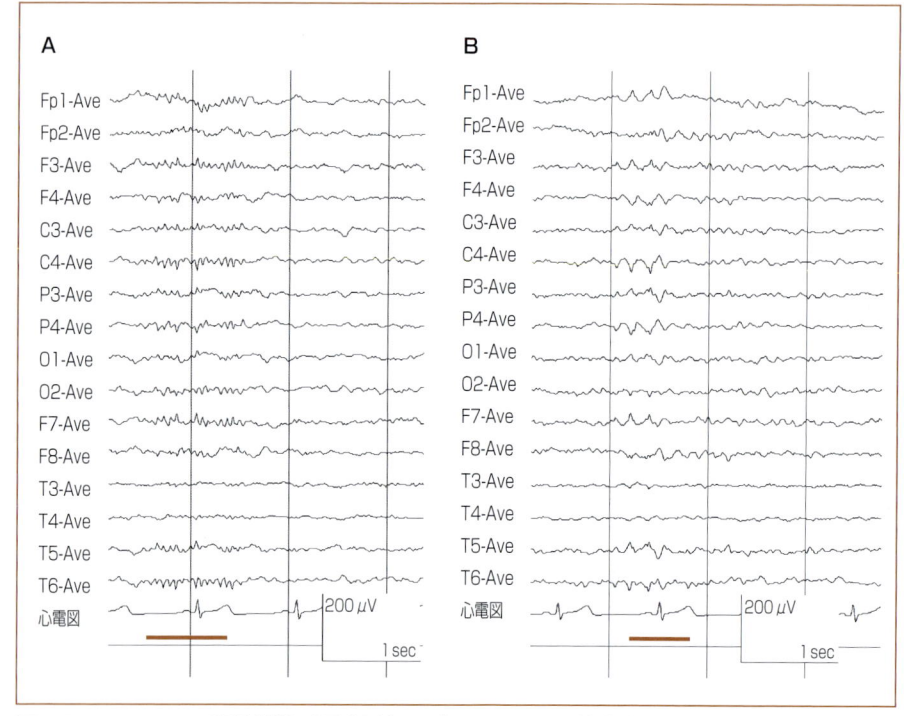

図13　A：14 Hz 陽性棘波群発（下線区間），B：6 Hz 棘徐波（下線区間）

- **6 Hz 棘徐波（6 Hz spike and wave）**

　6 Hz（4～7 Hz）の棘徐波の短い群発で，左右対称性あるいは非対称性に前頭部あるいは後頭部優位に出現する（図13 B）。てんかん性棘徐波と比べ，棘波成分は低振幅で鋭い波形を示し，しばしば陽性成分が顕著となる。欠神発作に特異的な3 Hz の棘徐波複合を小型にしたもの，あるいは臨床発作を伴わない"見せかけ"の波形，あるいは棘波成分が目立たないがゆえにファントム（phantom spike and wave）とも呼ばれることもあるが，国際臨床神経生理学会ではこの呼称は推奨されていない。

- **小棘波（small sharp spikes）**

　睡眠時良性てんかん性突発波（benign epileptiform transients of sleep：BETS）とも呼ばれ，入眠期と軽睡眠期に側頭部に出現する，低振幅（50 μV 以下）で，50 msec 以下の短持続の波形である。健常成人の約24％に見られたという報告がある[14]。

- **睡眠時後頭部陽性一過性鋭波（posterior occipital sharp transients of sleep）**

　入眠期に後頭部領域優勢に単発あるいは反復して出現する一過性の鋭い波形の陽性波（図14）。てんかん性後頭部鋭波と見誤らないようにしなければならない。

非突発性異常波

■基礎波の異常

　前項で示した基礎波の周波数から外れる場合や左右差が振幅差にして50％以上，周波数で1 Hz 以上ある場合は異常所見と考えられる。振幅が低い，または周波数が遅い側が患側で，脳の機能異常や組織障害（腫瘍，出血，外傷，脳炎）が示唆され

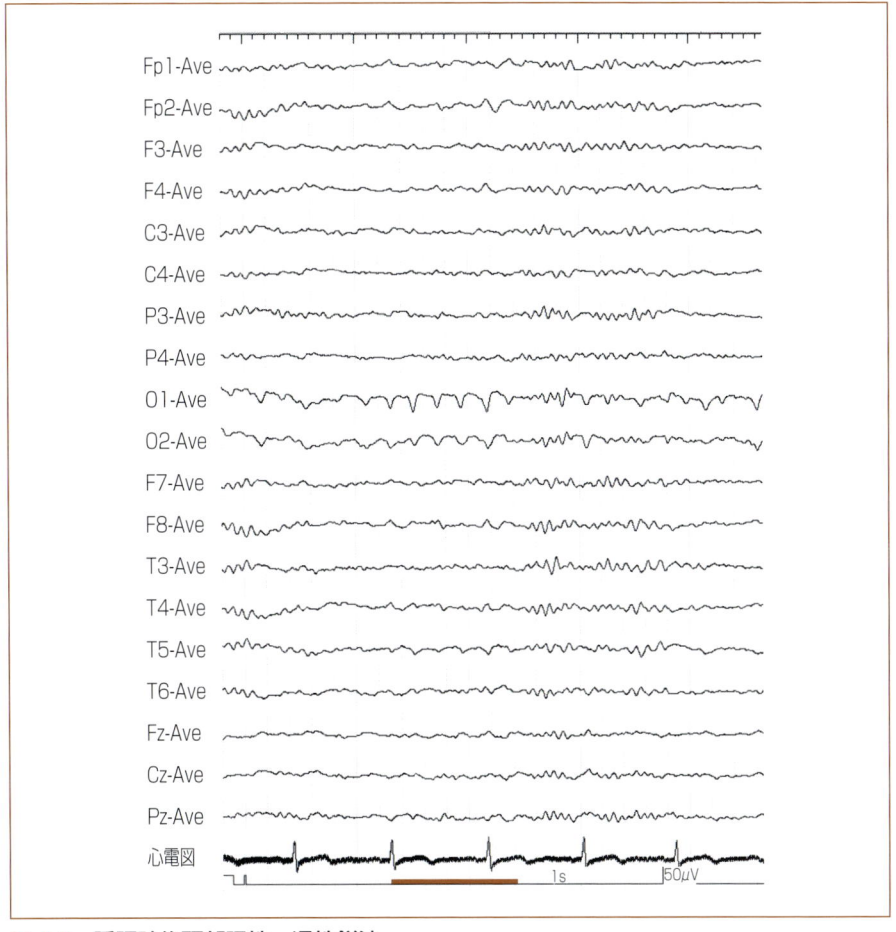

図14　睡眠時後頭部陽性一過性鋭波
63歳，女性．後頭部に陽性の鋭い波形が一過性に見られる（下線区間）．

る．脳腫瘍では，α波の振幅低下や消失が見られ，基礎律動の非対称性が目立ち，δ～θ波の徐波が主体となる．腫瘍によって脳組織が直接破壊されることによって，あるいは脳深部の脳幹に圧排性の影響を来したために生じる．

　高振幅の速波（β波）が優勢に見られ主律動をなす場合は，ベンゾジアゼピン系薬剤，バルビツール系薬剤による影響が考えられる[15)16)]．

　脳外科手術などによる頭蓋骨欠損があると，その欠損部や周囲から6～11 Hzのやや鋭いブリーチリズム（breach rhythm）と呼ばれるμ波形様の波が記録されることがある[17)]．これは脳機能異常によるものではなく，頭蓋骨欠損による生理学的な波形と判断される．

脳電気的無活動

　日本の脳死判定基準では脳電気的無活動（electrocerebral inactivity：ECI）の確認を必須としている．ECIとは電極間距離7 cm以上（乳児5 cm以上）取り，記録感度は2 μV/mm（通常の5倍）で脳波計の内部雑音を超える脳由来の波がないことである．脳波計の内部雑音は2～3 μVであるから，3 μVを超える脳波活動記録が

見られないことである．記録時，電極接触インピーダンスを2kΩ以下にすることも必須である．方法の詳細は法的脳死判定マニュアルを参考にされたい．

集中治療室などでは周囲にさまざまな医療機器があり，それらが原因となるアーチファクトが脳波に混入してしまう．ECI判定に耐えうる脳波を記録するには，これらのアーチファクトの鑑別やその対策[18〜20]など十分な知識と技術が要求される．

脳波の賦活

外来検査などで非常に限られた時間や安静覚醒閉眼状態だけの記録では，明らかな異常所見を認めないことが多く，また，異常があっても出現頻度が低いときなどに，異常波の誘発や脳波変化の有無を確認する目的で脳波賦活が行われる．

主な賦活法は，開閉眼，過呼吸，閃光刺激，睡眠賦活がある．

開閉眼試験（eye opening test）

安静状態で10秒間隔で開閉眼を繰り返し，基礎律動の反応性や覚醒水準の確認を行う．

開眼によりα波が抑制される（α blocking，図3）．ナルコレプシーなどの過眠症では開眼によって，α波が増強される（逆説的αブロック：paradoxical α blocking）が見られる．開眼によるα波の抑制が弱く，すぐにα波が再出現する場合は眠気が強いか，意識水準が低下している可能性がある．

小児では3歳ごろを過ぎると開閉眼試験が可能であるが，開閉眼の指示がなくとも，観察して目を閉じている状態と開けている状態を比較して開閉眼試験として判断するとよい．

光過敏性てんかん患者のなかには，開閉眼によって棘徐波複合や徐波群発など突発性異常波が出現することもある．

過呼吸（hyperventilation）

閉眼で1分間に20〜30回の頻度で深呼吸を3〜4分程度行う．過呼吸によって脳血管が収縮し，虚血が助長されるので，もやもや病の確定診断がついている症例では過呼吸賦活は禁忌である．また，重篤な心疾患，急性期の脳血管障害，呼吸不全の患者においても過呼吸賦活は行わない．

■ビルドアップ

過呼吸によってビルドアップ（build up）と呼ばれる脳波の徐波化と振幅の増大を示す（図15）．これは正常者においても見られる現象で，特に小児は高頻度で認められるが，通常，過呼吸中止後速やかに回復する．しかし，過呼吸中止後30秒以上経過してもビルドアップが持続する場合は異常所見となる．もやもや病では過呼吸中止後，ビルドアップが消失したあとに再び出現するre-build upが見られる．

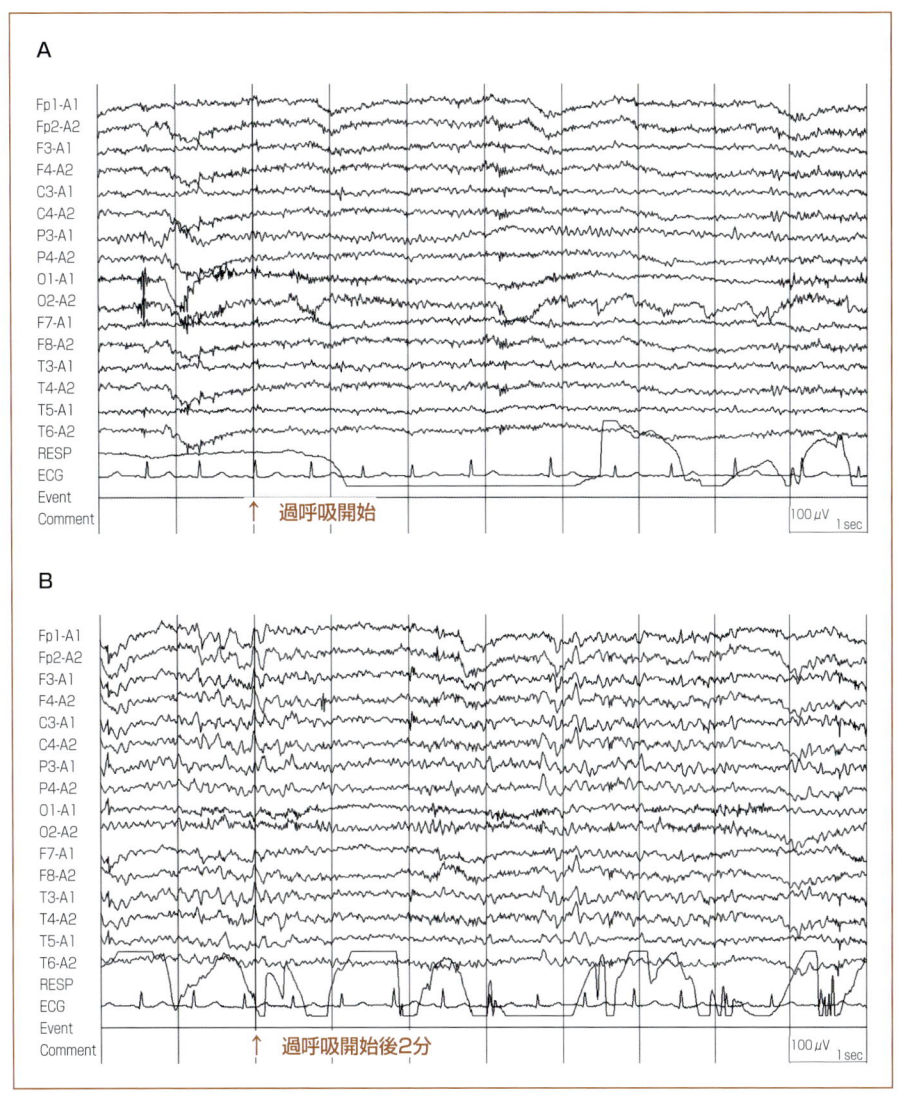

図15　過呼吸におけるビルドアップ
　20歳，男性。A：過呼吸賦活開始時の脳波。明らかな徐波は認めない。B：過呼吸賦活開始後2分時の脳波。脳波の振幅が増し，徐波が目立って出現するようになる。

■突発性異常波の出現

　過呼吸によって，棘波を含む突発性異常波が出現する。特に欠神てんかん患者では過呼吸賦活が有効で，3Hz棘徐波複合が出現し，多くの場合，臨床発作を伴うことが多い。

閃光刺激（photic stimulation）

　ストロボスコープを患者の眼前15～30cmの位置に固定し，覚醒・開眼または閉眼状態で両眼均等に照射する。光刺激の頻度は1～30Hzで，任意の頻度の光刺激を10秒間照射，10秒間休止を繰り返す。光刺激中に開閉眼試験を行うと異常波の賦活効果が高まる。

■光駆動反応

両側後頭部に光刺激と同じ周波数あるいはそれと調和関係にある周波数の波が出現する。これを光駆動反応(photic driving response)といい，正常者に見られ，眠気などで弱まる。光駆動反応に明らかに左右差がある場合，反応が乏しい側が患側であることが示唆される。

光駆動は生理的反応であり，生後6カ月には出現する。

■光突発反応

光過敏性てんかんやミオクロニーてんかんでは閃光刺激によって棘徐波を主体とする突発性異常波が誘発されやすい(光突発波反応：photoparoxysmal response：PPR)。Waltzらは脳波の突発波の出現領域をもとにPPRを1～4型に分類し，第1型を棘波が前頭部に限局，第2型を中心側頭部にも波及する，第3型をさらに前方まで波及する，第4型を広汎性に棘徐波複合が出現するとした。このなかで，臨床的に意味のある光過敏性があるのは第4型で，光痙攣反応(photo-convulsive response：PCR)を示す。一方，光刺激に同期した顔面や四肢の筋肉が痙縮を起こす光ミオクロニー反応(photo-myoclonic response)は，筋電図の混入が脳波上，棘波や棘徐波様に見えるが，突発異常波ではない。

睡眠賦活

一般にてんかん患者における突発性異常波などが睡眠時に出現しやすくなることから，睡眠賦活は不可欠である。特に入眠期から軽睡眠期に至る間に出現しやすい。薬物による睡眠では入眠期が短く，かつ失われやすいので，自然睡眠が望ましい。したがって，検査前夜の睡眠時間を短めにし，当日，検査前まで眠らないようにあらかじめ指示しておくとよい。緊張が強い場合など薬物睡眠記録にならざるをえない場合は覚醒時を記録したあとに服薬して，入眠初期の記録が得られるようにすることが重要である。

高齢者における各賦活に対する反応

開眼によるα波の抑制が低下し，過呼吸賦活では，徐波化(ビルドアップ)の出現潜時が延長し，その程度も減弱する。脳血管の反応性低下がビルドアップ減弱の原因であるが，換気が不十分となっている場合もあるので，その判断には注意する必要がある。閃光刺激に対するα帯域の光駆動も低下するが，速波帯域の反応性は増加することがある。

アーチファクト

脳波におけるアーチファクト(人工雑音)は脳由来ではないすべての波形を指し，そのなかには心電図など生体由来のものもある。脳波は非常に微弱な電気信号であるため，周囲の影響を受けやすい。記録時に混入したアーチファクトに対し，原因

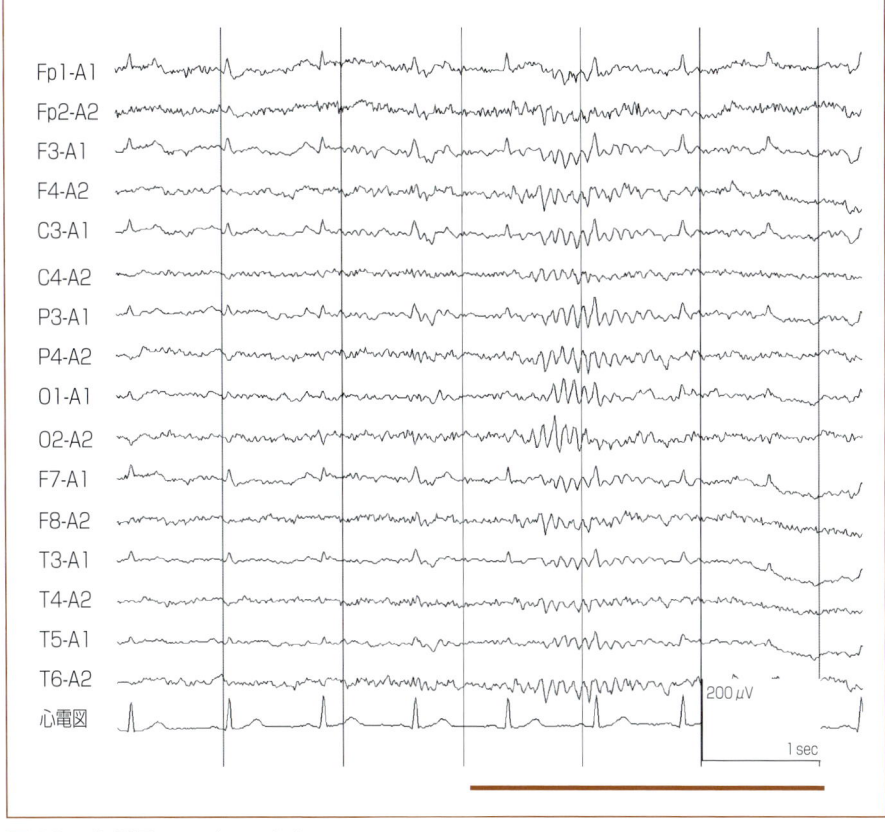

図16　心電図アーチファクト
　心電図のR波に一致した鋭い波形が脳波に混入している。

を突き止め，それを取り除き，判読しやすい脳波を記録することが望ましいが，必ずしもアーチファクトすべてが取り除くべきものではなく，被験者の状態を伝えるものもある．たとえば，水平方向の緩徐な眼球運動は眠気があることを示す．アーチファクトのなかには一見すると突発性異常波に似るものもあり，これらを脳波判読時には脳から発生する信号，つまり脳波なのか否かを誤読しないよう注意を要するものがある．

筋電図

　寒さや緊張により震えがあると全誘導に持続的に混入し，咳やあくび，唾の飲み込みでは群発状に混入していることがある．一方，力を入れて目を閉じている場合は両側前頭極部(Fp1, Fp2)に，口を強く閉じているときなどは側頭部領域(F7, F8, T3, T4)に目立って筋電図が混入する．筋電図のアーチファクトは時に基礎波を覆い隠してしまうような，非常に高電位でさまざまな周波数の波として混入する．

　室温を適温にする，患者の緊張をほぐす（病的なものを除く），口を少し開けてもらうなどでかなり軽減できる．

心電図

首の太い患者や乳幼児，心肥大の患者で混入しやすい．心電図のR波が鋭波や棘波様に混入したり（図16），期外収縮が徐波のように混入することがあるが，心電図を同時記録していると同期しているので判別は容易である．

双極誘導や平均基準電極誘導で記録すると，相殺される（図17）．また，頭を左側に傾けると消去できる場合がある．

脈波

電極の直下に血管が位置していることでしばしば生じ，心電図に同期したδ帯域の規則正しい波として混入する．主に側頭部および後頭部に出現する．局在性徐波と誤って判読しないよう注意が必要である．

少し電極位置をずらすことで消去できる．本来の電極位置から1cm以上ずらす場合は対側の電極も同様にずらす必要がある．

眼球運動

角膜が＋，網膜が－の電位があることに起因することで混入する．眼球が動くと，眼球に近い電極が極性の変化を検出する．眼球の上下運動によるアーチファクトは，Fp1，Fp2で最大となり，左右運動によるアーチファクトは，F7，F8で最

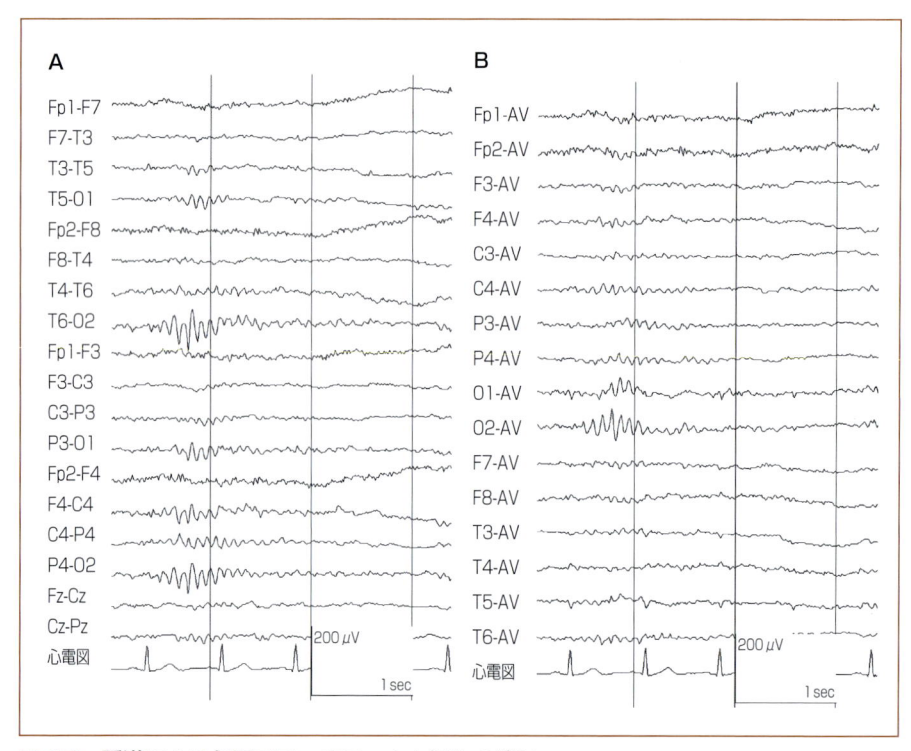

図17 誘導による心電図アーチファクト混入の違い
図16と同一の脳波（下線区間）を，誘導を変更して表示したもの．A：双極誘導，B：平均誘導．

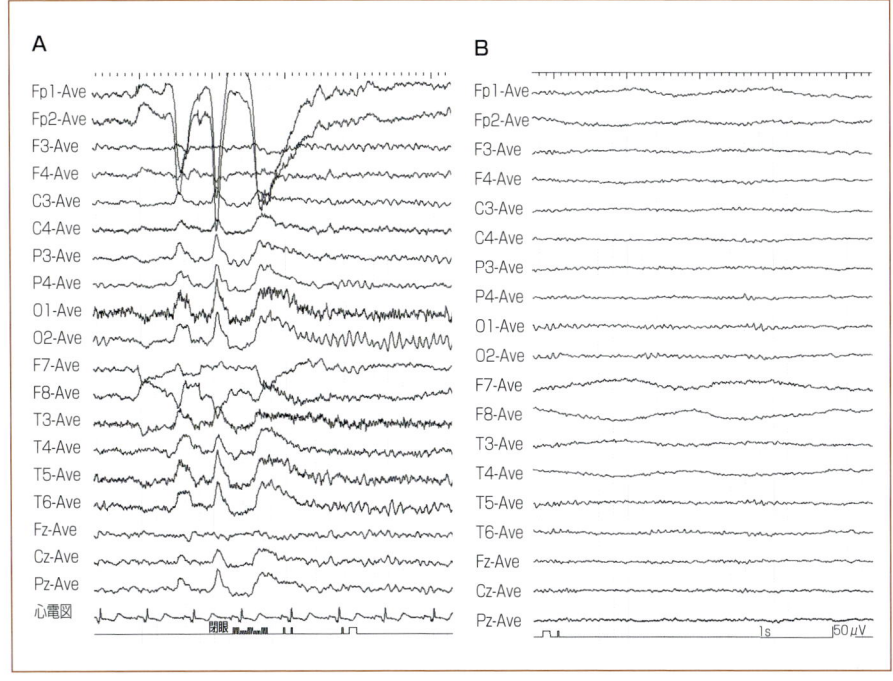

図18　眼球運動
A：上下方向。Fp1, Fp2 が最大電位で，同位相である。瞬きなどで混入が目立つ。
B：左右方向。F7, F8 が最大電位で，逆位相である。緩徐な左右方向の眼球運動は眠気によっても出現する。

大となる（図18）。

呼吸

　0.1〜0.3 Hz 程度のゆっくりとした基線の動揺で呼吸に同期して出現する。呼吸運動に伴って頭部の電極が動くことによって後頭部に混入しやすい。また，電極コードが胸部など患者に触れている場合にも混入することがある。
　枕の位置をずらすか，電極コードが胸部に触れないようにする。

交流障害

　静電誘導，電磁誘導，漏れ電流が原因となり，脳波計の接地不良やほかの電気機器の併用や電灯などによって生じる。一部の電極のみに生じる場合は電極装着の不良・付け忘れ，電極コードの断線などの原因が考えられる。

電極の不良，popping

　電極装着不良によって，電極が動き，静電荷の変化として生じる独特の波形である（図19）。1つの電極のみに生じ，脳からの電位とは異なり，電極間において電位の広がりをもたないことが特徴である。
　頻繁に混入する場合は，電極を付け直す必要がある。

I. 脳波の基礎

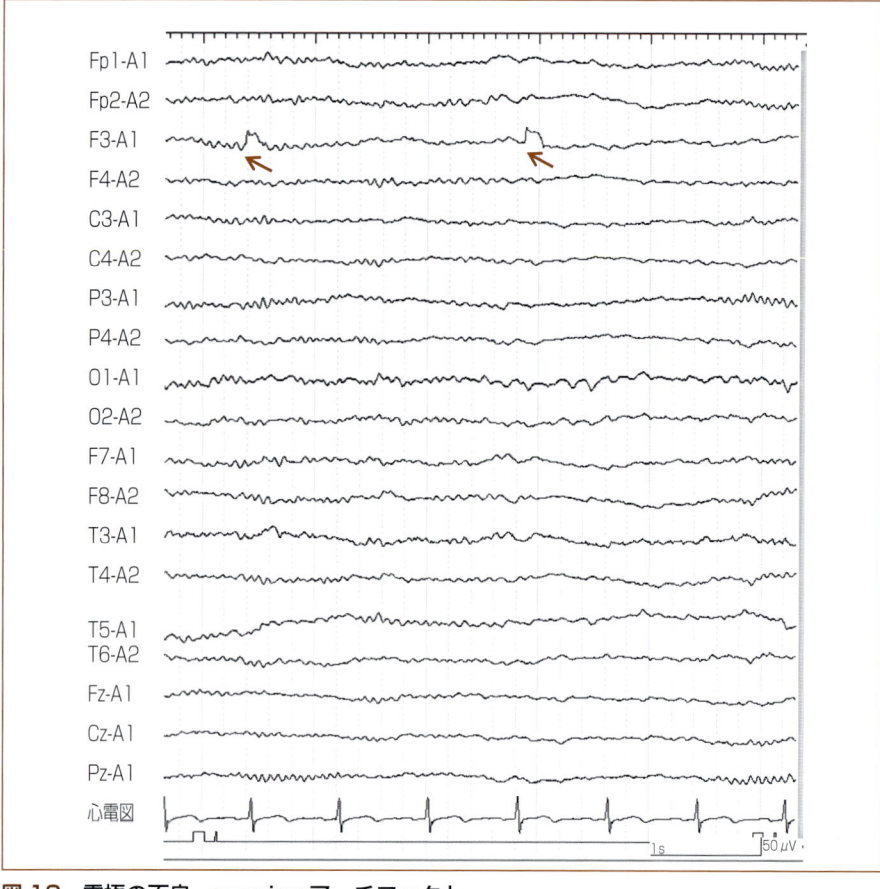

図19 電極の不良，popping アーチファクト
F3-A1 に見られる突出した波形（矢印）は電極の不良によるためのアーチファクトである。ほかの電極への電位勾配が見られない。また，形態からも脳由来の信号とは考えられない。

●参考文献

1) Lindsley DB. A longitudinal study of the occipital alpha rhythm in normal children: frequency and amplitude standards. J Genet Psychol 1939; 55: 197-213.
2) Garche R. Elektroencephalographie in der Brock's Biologische Daten für Kinderarzt. II Band 2Aufl. Berlin: Springer; 1954. p.868.
3) 末永和栄, 松浦雅人. 発生源導出法による高齢者の側頭部脳波. 精神科治療学 2001; 16: 947-51.
4) Gibbs FA, Gibbs EL. Atlas of electroencephalegraphy. Vol III. Cambridge: Addison and Wesley; 1964. p.394-403.
5) Kooi KA, Guverner NM, Tupper CJ, et al. Electroencephalographic patterns of the temporal region in normal adults. Neurology 1964; 21: 1-14.
6) Inui K, Motomura E, Kaige H, et al. Temporal slow waves and cerebrovascular diseases. Psychiatry Clin Neurosci 2001; 55: 525-31.
7) 末永和栄. デジタル脳波計を用いた日常の脳波検査で検出率が格段に上昇した κ 律動, Wicketspike, 側頭部徐波. 臨床脳波 2001; 43: 496-501.
8) 大熊輝雄. 臨床脳波学 第5版. 東京：医学書院；1999. p.135.
9) Glick TH. The sleep-deprived electroencephalogram: evidence and practice. Arch Neurol 2002; 59: 1235.
10) King MA, Newton MR, Jackson GD, et al. Epileptology of the first-seizure presentation: a

clinical, electroencephalographic, and magnetic resonance imaging study of 300 consecutive patients. Lancet 1998; 352: 1007.
11) Marsan CA, Zivin LS. Factors related to the occurrence of typical paroxysmal abnormalities in the EEG records of epileptic patients. Epilepsia 1970; 11: 361.
12) van Donselaar CA, Schimsheimer RJ, Geerts AT, et al. Value of the electroencephalogram in adult patients with untreated idiopathic first seizures. Arch Neurol 1992; 49: 231.
13) Pedley TA. Interictal epileptiform discharges: discriminating characteristics and clinical correlations. Am J EEG Technol 1980; 20: 101-19.
14) White JC, Langston JW, Pedley TA. Benign epileptiform transients of sleep. Clarification of the small sharp spike controversy. Neurology 1977; 27: 1061-8.
15) Bazil CW, Pedley TA. Neurophysiological effects of AEDs. In: Levy RH, Mattson RH, Meldrum BS, editors. Antiepileptic drugs. 4th ed. New York: Paven Press; 1995. p.79-89.
16) Prichard JW. Barbiturates: Physiological effects I. In: Glaser GH, Penry JK, Woodbury DM, editors. Antiepileptic drugs: mechanisms of action. New York: Raven Press; 1980. p.505-22.
17) Brigo F, Cicero R, Fiaschi A, et al. The breach rhythm. Clin Neurophysiol 2011; 122: 2116-20.
18) 法的脳死判定マニュアル 平成22年度 厚生労働科研費補助金厚生労働科学特別研究事業「臓器提供施設における院内体制整備に関する研究」p.10-15.
19) 唐澤秀治, 鎗田 勝. 臓器移植法とABCマニュアル. 日神救急研会誌 1999; 13: 72-9.
20) 唐澤秀治, 鎗田 勝. Electrocerebral Inactivityを記録するためのアーチファクト除去対策. 日救急医会誌 2001; 12: 11-9.

〈山﨑　まどか，松浦　雅人〉

I 脳波の基礎

電気生理学的モニタリングの実際

はじめに

　脳腫瘍あるいは脳血管障害患者の脳神経外科手術，または，脊椎・脊髄疾患患者の整形外科手術では術中操作によって，手術合併症として不可逆的な機能障害を患者に引き起こす危険性がある。これを回避するため，近年，術中電気生理学的モニタリング（以下，術中モニタリング）が盛んに実施されている。

主な術中モニタリングの種類

　現在，術中モニタリングとして活用されている電気生理学的検査法は運動誘発電位（motor evoked potentials：MEP），体性感覚誘発電位（somatosensory evoked potentials：SEP），聴性脳幹反応（auditory brainstem response：ABR），視覚誘発電位（visual evoked potentials：VEP），脳波（electroencephalogram：EEG），誘発筋電図（evoked electromyography：evoked EMG）などである（表1）。これらはいずれも病院の検査室で臨床検査技師が担当する電気生理機能検査の諸項目である。

術中モニタリングスタッフとスケジュール例

　脳神経外科医，整形外科医はもとより，臨床検査技師，臨床工学技士などが術中モニタリング業務に携わっている。なかでも，本分野への臨床検査技師の参画は目覚ましいものがある。これは臨床検査技師が術中神経生理学的モニタリングを担当するのがきわめて合理的であるからであり，今後，ますます全国レベルで需要が高まっていくものと推察される。
　手術は執刀医，麻酔医，器械出し看護師，外回り看護師，臨床工学技士，そして術中モニタリングを担当する臨床検査技師などの連携によって進められる。これらスタッフと良好なコミュニケーションを構築することが不可欠である。
　術中モニタリング，または，それに至るスケジュールは医療機関により大きく異なる。可能であれば，術中モニタリングを実施する臨床検査技師は術前のカンファレンスに参加したり，術前検査を実施して，精度の高い業務を担わなくてはならない（図1）。

表1 モニタリングの主要な手法・疾患・目的

検査法	疾患	目的
運動誘発電位(MEP)	脊椎脊髄疾患	経頭蓋刺激による脊髄運動路の温存
	体性運動野近傍脳腫瘍	体性運動野の機能局在の温存
	未破裂脳動脈瘤・脳血管吻合	頭蓋内(脳表)刺激による体性運動路の温存
体性感覚誘発電位(SEP)	運動野近傍脳腫瘍	MEPとともに中心溝の同定
	脳幹腫瘍	脳幹機能の温存
	脊椎脊髄疾患	脊髄の体性感覚路の温存
	頸動脈血栓内膜切除	虚血による脳機能の影響
聴性脳幹反応(ABR)	聴神経腫瘍	聴覚神経路の温存
	顔面痙攣－微小血管減圧	
	脳幹腫瘍	脳幹機能の温存
視覚誘発電位(VEP)	脳動脈瘤	視覚神経路の温存
	頭蓋底腫瘍	
脳波(EEG)	言語野近傍の脳腫瘍	頭蓋内(脳表)刺激に伴う after discharge の観察
誘発筋電図(EMG)	聴神経腫瘍	顔面神経・三叉神経などの温存 異常筋反応(abnormal muscule response)の観察

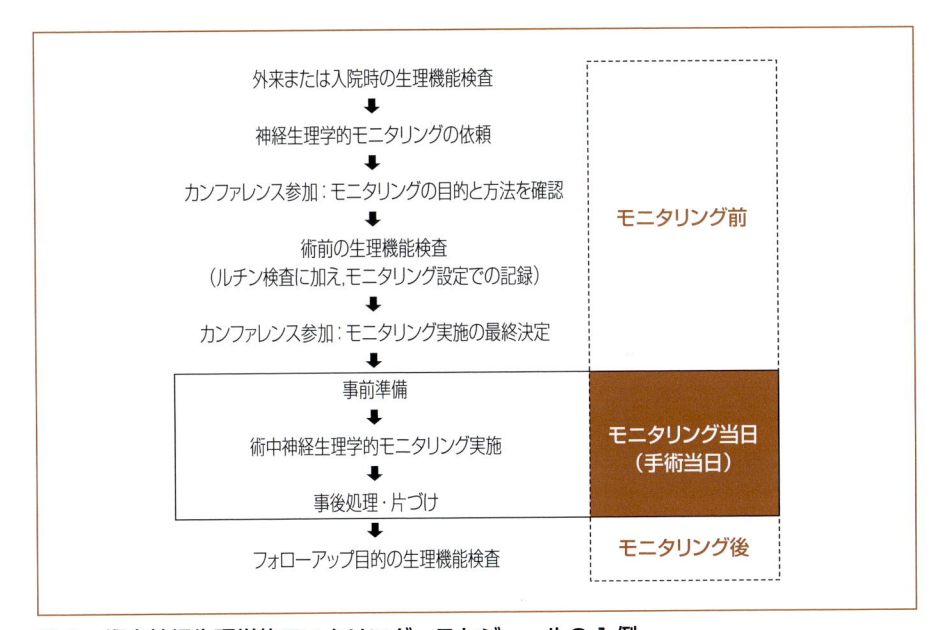

図1 術中神経生理学的モニタリング・スケジュールの1例

術中モニタリングは術前，術中，術後検査を一括して実施できる臨床検査技師が責任をもって実施すべきである。

■術中モニタリングの依頼

　主治医または執刀医から術中モニタリングの依頼を受けた場合，患者氏名，性別，年齢，臨床診断(疾患名)，現症状，手術日，手術の術式，術中モニタリングの目的と方法，注意点などをまず確認する。理解できない点があれば，術中モニタリングは臨床診断または手術の術式により千差万別といえるので，理解できるまで，とことん質問したり，調べたりすることが大切である。次に各種電気生理検査の過

去のデータを確認する．自施設での検査履歴のない場合，または，術中モニタリングの適用外症例もあるので，その場合は依頼医に再度確認したり，再検査の依頼をしてもらう必要がある．

■術前の生理機能検査
　術前に術中モニタリングの対象となる患者の当該検査を検査室で実施したほうが有利である．SEP を実施するのであれば SEP を，ABR を実施するのであれば ABR を，ルチン検査の記録条件での記録に加え，可能な範囲で術中モニタリングの記録条件での記録を実施する．検査室レベルで対象となる波形の特徴および患者の容姿，現症状を確認することはきわめて重要である．たとえば，消毒用アルコールに対する感受性も直接確認できる．
　検査室で日常検査として SEP や ABR，VEP などを記録することと術中モニタリングとは基本的には表裏一体である．

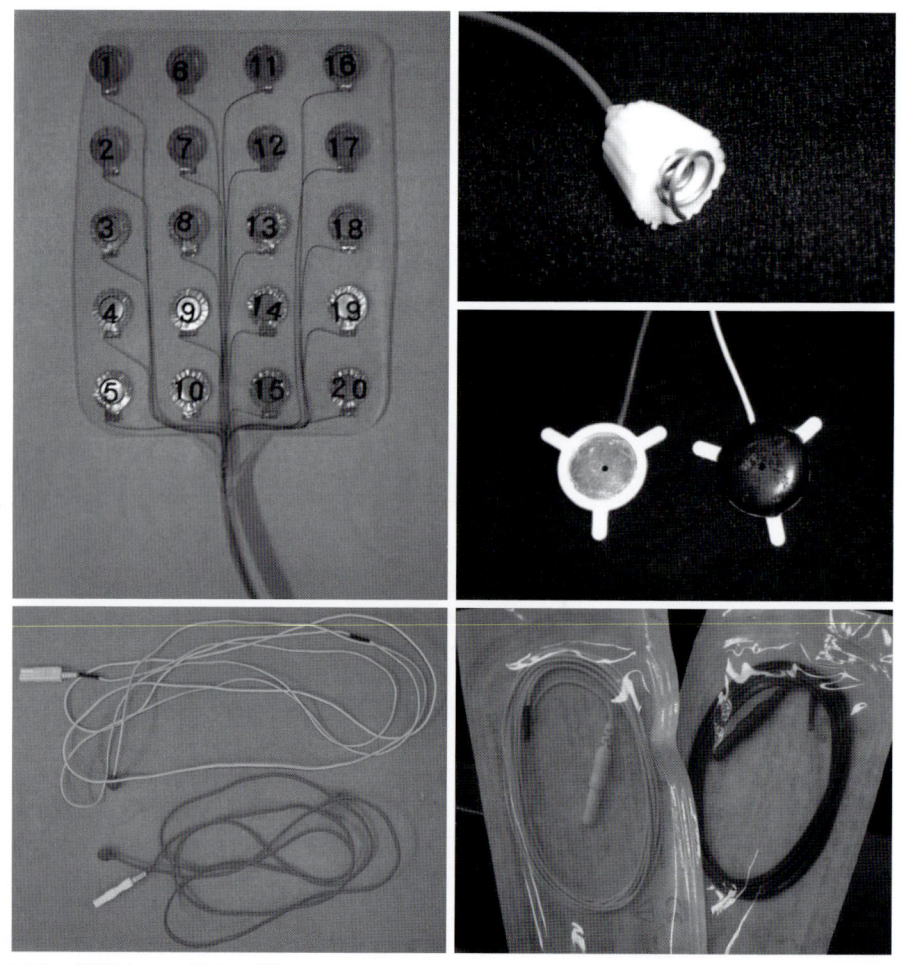

図2　電極とコードの1例
　左上段は頭蓋内電極(硬膜下電極：グリッドタイプ)，左下段はコード長の異なる皿電極，右上段はスピン電極，右中段はコロジオン皿，右下段は滅菌済み延長コードなどの1例である．（提供：日本医科大学付属病院生理機能センター）

■アラームポイントの共有

術前カンファレンスで、術中モニタリングで記録される生体電位のアラームポイントを手術スタッフ間で共有する。

■機材・消耗品の点検

脳表など術野で使用する電極類の滅菌などを手術日に間に合うように事前に確認する（図2）。使用期限の確認を怠ってはならない。電極リード線は古くなればなるほど、断線しやすくなったり、ノイズが混入しやすくなるので、可能なかぎり、エージング処理を行った新しい電極リード線を利用するよう心がける。脳波用皿電極は一般に銀電極が市販されているため、未処理で用いると分極が生じやすい。そのため、電極開封後に必ずエージング処理が必須となる。エージング処理は皿電極を一昼夜、飽和食塩水またはペーストにつけ込むだけの操作である。これにより銀電極の表面に銀－塩化銀被膜が生じ分極が起こらない不分極電極（銀－塩化銀電極）に変えることができる。

シールド電極、アクティブ電極のほか、ディスポーザブル電極を活用することも考慮する。アクティブ電極はインピーダンス変更アンプを内蔵した電極で、電極インピーダンスの影響を受けにくく、電磁的に悪い環境下でも高精度の計測が可能となる特徴がある。以前は対応したME機器が限られていたアクティブ電極ではあるが、現在は変換ボックスを介して、日常的に活用している脳波計や誘発電位計の電極ボックスのDIN型コネクタ（普通の電極入力）に入力できるようになり、その汎用性が飛躍的に高まった。

各種モニタリングに使用する電極コードを点検し、断線などがないことを確認する。消毒用エタノールガーゼ、皮膚処理剤（電極インピーダンス降下剤）、ガーゼ、各種サージカルテープ、防水シート・防水フィルムほかの数または量を確認する。

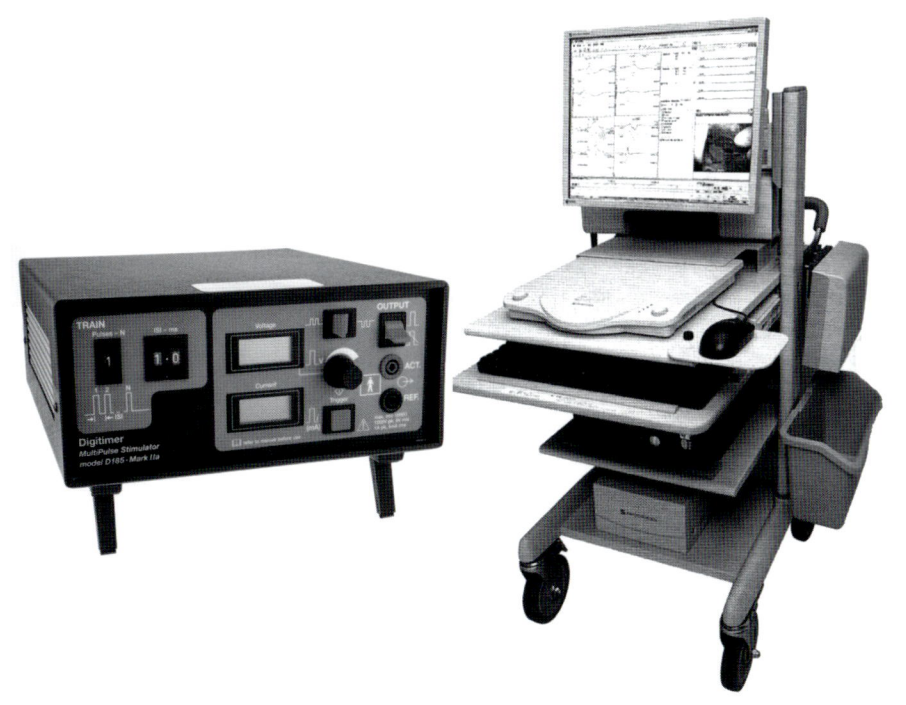

図3　術中モニタリングで利用するME機器の1例
右はモニタリング記録機器の日本光電社製 MEE-1200 ニューロマスター、左は経頭蓋刺激で用いる高電圧電気刺激装置 Digitimer社製 MulitiPulse Stimulator model D185 である。

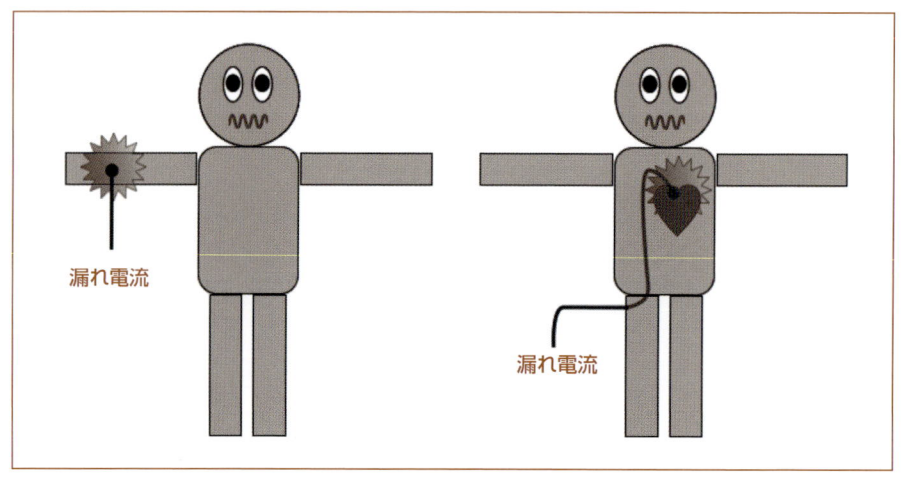

図4 マクロショックとミクロショック
皮膚を介して経皮的に感電した場合がマクロショック，身体の中に留置した心臓カテーテルなどから直接心臓へ感電した場合がミクロショックである．前者は日常的にも経験する可能性があるが，後者は主に病院など限定された環境でのみ起こりうる感電である．

表2 感電の種類と電流値

感電の種類	電流値	人体の反応	用語
経皮的感電	6 A 以上	心筋の持続的収縮や熱傷	
	100 mA	心室細動	マクロショック
	10 mA	持続的な筋収縮により，自力で電源から離れることができなくなる電流値	離脱電流
	5 mA	ヒトが我慢できる最大電流値	許容電流
	1 mA	電気を感じ始める電流値	最少感知電流
体内的感電	0.1 mA（= 100μA）	心室細動	ミクロショック

■ ME 機器の点検

　術中モニタリングで利用するモニタリング記録機器の定期点検を実施する（図3右）．加えて，各種刺激装置，たとえばMEPで用いる経頭蓋刺激の高電圧電気刺激装置（図3左），ABRで用いるイヤホン・チューブ，VEPで用いるLEDゴーグルパネルほかの動作確認を実施する．各種接続コード，中継コード，接地電極，アース線ほかの数または量を確認する．予備も含めて準備しておくことが大切である．

■ マクロショックとミクロショック

　ヒトの感電の高低は電流値とその周波数に依存する．マクロショックは皮膚を介して感電した場合で，日常的にも経験する可能性がある（図4左）．これに対してミクロショックは身体の中に留置した心臓カテーテルなどから直接心臓へ感電した場合である（図4右）．ミクロショックは，主に病院など限定された環境でしか起こりえない．マクロショックによって心室細動が起こる電流値は 100 mA，また，ミクロショックにおいて心室細動が起こる電流値は 0.1 mA である（表2）．

　商用交流帯を含む 50 〜 100 Hz 付近の周波数の電流は感知電流の閾値が低いことが知られている．つまり，この帯域の交流電流がもっとも感電しやすいのである．

電流の周波数が1kHzを超えると，周波数に比例して感知電流の閾値が増大する。つまり，電流の周波数が1kHzより大きければ大きいほど，感電しなくなるのである。この現象は，細胞膜にあるイオンチャネルの応答特性に関連すると考えられている。なお，この特性を積極的に利用したME機器が電気メスで，数百KHz以上の高周波数の電流を用いることで，数百mA以上の電流を安全に活用することが可能となる。

医用接地方式と接地センタ

病院にある診察室や一般病棟，ICU，CCU，手術室，分娩室，生理検査室，X線検査室，検体検査室ほか，診療に関わるすべての部屋を総称して医用室と呼ぶ。現在，病院で使用されているME機器の大半はクラスIのME機器であり，医用室には医用接地センタから分岐した接地端子をもつ3Pコンセント，および医用室の壁面などに医用接地端子を設けなければならない(図5)。なお，医用接地センタは従来の1点アースポイントに相当する。1点アースポイントは電源と地球の共通インピーダンス(抵抗値)をゼロにすることで患者への感電を防止するために，ME機器のアース線を1点にまとめて接地する方式である。

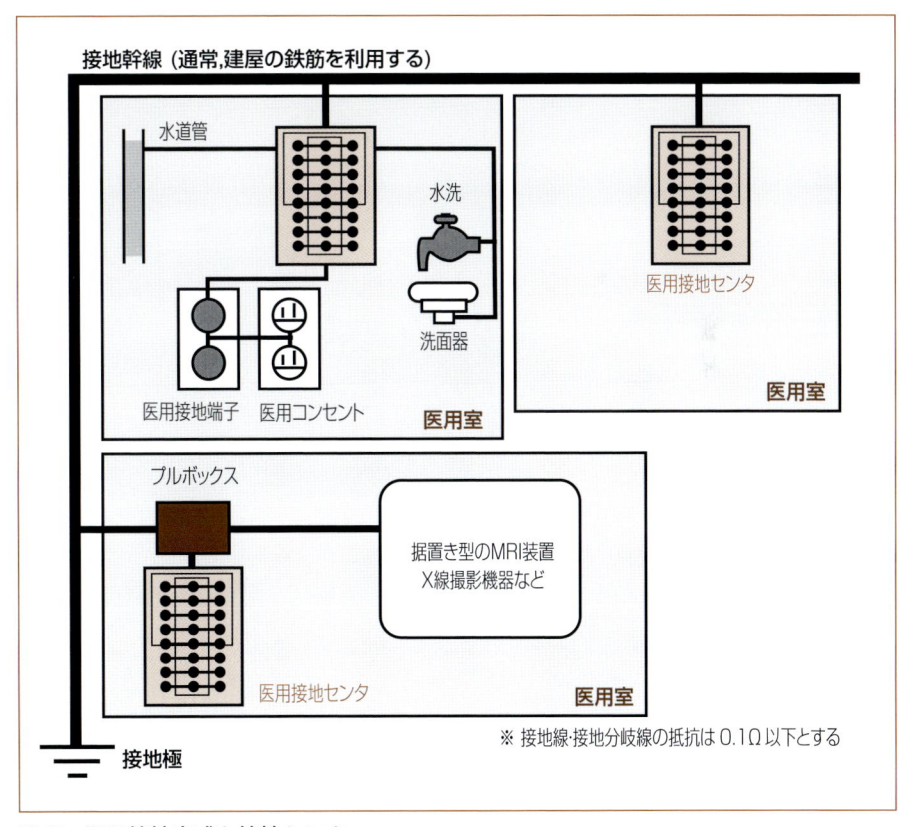

図5 医用接地方式と接地センタ

JIS T 1022 病院電気設備の安全基準によって，接地極から医用室のある階までの接地幹線は建物の鉄骨または2条以上の主鉄筋を使用する。医用室ごとに保護接地のための医用接地センタ，医用コンセントおよび医用接地端子を設ける，などが義務づけられている。(JIS T 1022:2006より改変引用)

■接地

　地球は水（イオン水）が豊富なため（海や川だけでなく大地にも多量の水が含まれる），無制限の静電容量を有する導体と見なせ，加えて，電界や磁界のさまざまな影響を受けても，地球のもつ電位はほとんど変化せず，とても安定した導体と考えることができる。これを背景として，感電防止（ME機器と地球の間の対地電圧を等しくすることでヒトが不要な電撃を受けなくする），および電気・電子回路の安定した基準点（基準電位）の確保という目的で，接地が行われる。ちなみに，接地はアース（英）またはグランド（米）とも呼ばれる。

　電子回路が正常に動作するために電源電圧の基準点（基準電位）を確保する場合，通常，地球を基準とすることが多いが，安定した基準と見なすことができる箇所であればどこでもよく，電子機器の接地点よりも十分に大きな電気の導体であれば問題ない。BF型機器，CF型機器などフローティングされているME機器の場合には，ME機器内の入力部は人体を基準点とする（図6）。

　アナログ時代の心電計や脳波計（B型機器）では身体に接地電極（アース電極）を装着していたが，現代のデジタル心電計，デジタル脳波計ではそれを接地電極とは呼ばず，ニュートラル電極と呼ぶのは，この理由である。したがって，ニュートラル電極を装着しなければ，生体電気信号を記録できないので，生体信号の記録に際して，必ず，装着しなければならない。

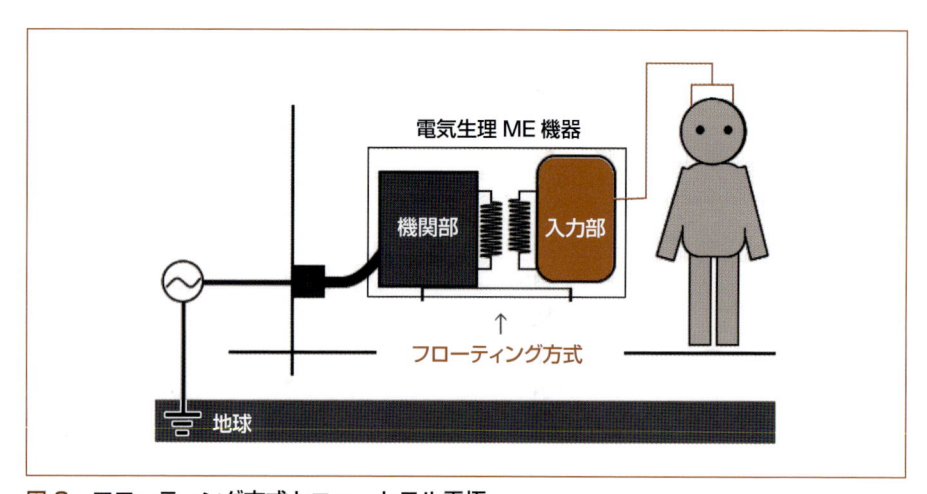

図6　フローティング方式とニュートラル電極

　絶縁トランスを介して，商用交流で駆動する機関部と生体電気信号が入力される入力部（患者回路）を電気的に絶縁分離する方式がフローティング方式である。現在，生理機能検査に用いるさまざまな機器がフローティング方式が採用されたBF型またはCF型機器である。

　ニュートラル電極は増幅回路の電気的な基準となる電位を得るために使用される。差動増幅器は＋，－の2極の脳波電極とニュートラル電極の間に同相で重畳してくる周囲のノイズを打ち消し，逆相で入力される脳波信号のみを増幅する。

　アナログ時代の心電計や脳波計はほとんどがB型機器であった。B型機器は機器内部において商用交流で駆動する機関部と入力部が電気的に分離されていなかったため，機関部のアースと患者回路の増幅器の基準点（ボディアース）が同電位であった。しかし，今日，デジタル心電計，脳波計はほとんどがBF型またはCF型機器である。これらの機器はフローティング方式が採用されており，機関部と入力部が電気的に分離されている。したがって，機関部のアースと患者回路の増幅器の基準点（ニュートラル電極）は同電位ではない。このニュートラル電極を大地のアースに接続してしまうと，電気的な分離がなくなってしまうため非常に危険である。

■ 手術室の絶縁監視装置と等電位接地

　通常のコンセントは接地配線方式（片側接地配線方式）で電源が供給されており，100 V を出力する 2 極のうちの片側が接地（アース）されている。片側が接地されていれば，漏電した場合でも機器本体の電圧は地球または大地と同じとなり，ヒトが感電することを回避できる。また，100 V 電源側がケースなどと接触したり，100 V 電源側の電線が垂れ下がったり，機器の絶縁が壊れたりすることによって 100 V 電源側がアース側とショートしてしまう地絡事故が起こると，ブレーカーまたはヒューズが飛んで，その電源に接続された機器が停止し，かつ，非常用電源も作動しなくなる。

　手術室で地絡事故が起こることがあってはならないので，手術室は非接地配線方式（アイソレーションシステム）が採用されていており（**図7上**），絶縁が悪い ME 機器が接続されるのを監視する絶縁監視装置（アイソレーションモニター）が設置されている（**図7下**）。非接地配線方式は，言うなれば，医用室自体を電気的に地球から浮かせた状態にする方式である。分かりやすく表現すると，飛行機と同じ状態，すなわち，飛行機は巨大な電子・電気機器であるが，アース線を垂らして飛んではおらず，飛行機の筐体を基準点として機内の機器を動作させているのである。手術

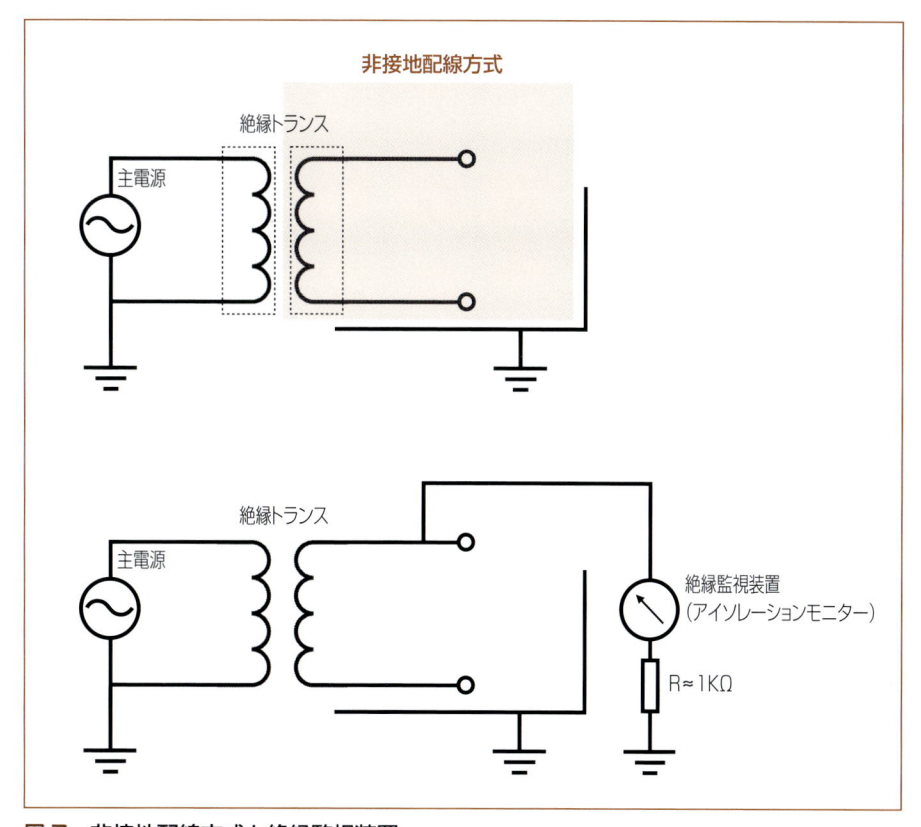

図7　非接地配線方式と絶縁監視装置

　生命維持装置を使用する手術室，ICU ほかの医用室には設備側に絶縁トランスを設置して，その 2 次側の両極とも接地しない非接地配線方式を採用しなければならない。非接地配線方式の医用室であれば，たとえば，絶縁が悪い ME 機器が接続されて地絡事故が起こっても地絡電流はほとんど流れず，電源は供給され続ける。ただし，非接地配線方式の 2 次側に絶縁監視装置を設置し，絶縁が悪い ME 機器が接続されるのを監視しなければならない。

表3 医用室における医用接地方式，非接地配線方式および非常電源の適用

カテゴリー	医療処置内容	医用接地方式 保護接地	医用接地方式 等電位接地	非接地配線方式	非常電源(注1) 一般/特別(注2)	非常電源(注1) 瞬時特別(注3)	医用室の例
A	心臓内処置，心臓外科手術および生命維持装置の適用にあたって，電極などを心臓区域内に挿入または接触し使用する医用室	●	●	●	●	●	手術室 ICU（特定集中治療室） CCU（冠状動脈疾患集中治療室） NICU（新生児特定集中治療室） 心臓カテーテル室
B	電極などを体内に挿入または接触し使用するが，心臓には適用しない体内処理，外科処置などを行う医用室	●	＋	●	●	＋	GCU/SCU/RCU/MFICU/HCU（準集中治療室） リカバリー室（回復室） 救急処置室 人工透析室（重症者対応） 内視鏡室
C	電極などを使用するが，体内に適用することのない医用室	●	＋	＋	●	＋	LDR室（陣痛・分娩・回復室），分娩室，未熟児室，陣痛室，観察室，病室，ESWL室（結石破砕室），RI・PET室（核医学検査室），温熱治療室（ハイパーサーミア），超音波治療室，放射線治療室，MRI室（磁気共鳴画像診断室），X線検査室，CT室（コンピュータ断層撮影室），理学療法室，人工透析室（一般），診察室，処置室，検査室
D	患者に電極などを使用することのない医用室	●	＋	＋	＋	＋	病室，診察室，検査室，処置室

●：設けなければいけない，＋：必要に応じて設ける
(注1)非常電源は，医用室以外の電気設備にも共用できる。
(注2)医用電気機器などに応じて，一般非常電源か特別非常電源のいずれかまたは両方を設けることを意味する。
(注3)医用電気機器などに応じて，瞬時特別非常電源を設けることを意味する。
ME機器を安全に使用するため，病院や診療所などの医用室に設ける電気設備のうち，医用接地方式，非接地配線方式，非常電源および医用室の電源回路に対する安全基準について規定したものが，JIS T 1022 病院電気設備の安全基準である。(JIS T 1022：2006より引用)

室，ICU，CCU，NICU，心臓カテーテル室，GCU/SCU/RCU/MFICU/HCU（準集中治療室），リカバリー室（回復室），救急処置室，人工透析室（重症者対応），内視鏡室は非接地配線方式の設置が義務づけられている（表3）。

しかしながら，この非接地配線方式はマクロショックを防止できるが，ミクロショック対策にはならない。そのため，絶縁監視装置の確認を心がける意義は大きい。

ME機器は等電位接地（EPRシステム）するのが基本である。医用室によって等電位接地が義務づけられている（表3）。等電位接地は患者を取り囲むME機器や金属製品の金属露出部を0.1Ω以下のアース線で1点アースし，それらの電位差を10mV以下に抑える方法である。等電位接地を確保することにより，ミクロショックを防止できる。

表4　ME 機器のクラス分類と保護手段

クラス分類	保護手段	追加保護手段	図記号	参考
クラスⅠの ME 機器	基礎絶縁	保護接地	⏚	医用 3P 電源プラグによる保護接地
クラスⅡの ME 機器		補強絶縁（二重絶縁）	◻	使用上の設備による制限なし
内部電源 ME 機器		内部電源		外部電源に接続する場合（たとえば充電時）にはクラスⅠの ME 機器またはクラスⅡの ME 機器として働く

表5　ME 機器の形別分類

形別装着部をもつ ME 機器	患者漏れ電流正常許容値	対策	保護形式（外部からの流入）	適用範囲	図記号
B 型装着部	100μA	マクロショック対策	保護なし	体表のみ適用可	🧍
BF 型装着部			フローティング		🧍
CF 型装着部	10μA	ミクロショック対策		直接心臓に適用可	♥

■ ME 機器のクラス分類と形別分類

　ME 機器の安全性を確保するために，ME 機器の安全手段別のクラス分類，または，患者への適用の仕方による分類である形別装着部をもつ ME 機器分類が規定されている。

　ME 機器に起因する漏れ電流による電撃の防止対策の二重安全の要求が規定されているのがクラス分類である（**表4**）。クラス分類により ME 機器はクラスⅠの ME 機器，クラスⅡの ME 機器，内部電源 ME 機器に分類される。それら ME 機器に共通する保護手段は基礎絶縁である。基礎絶縁とは電源とヒトの身体が触れる可能性がある部分を完全に分離・絶縁することを意味する。追加保護手段として，クラスⅠの ME 機器は保護接地（医用 3P 電源プラグ），クラスⅡの ME 機器は補強絶縁または二重絶縁，内部電源 ME 機器は内部電源（ただし，外部電源に接続し充電する場合にはクラスⅠの ME 機器またはクラスⅡの ME 機器として働く）と定められている。ちなみに，心電計，脳波計，筋電計，脳誘発電位計などはクラスⅠの ME 機器である。また，据置型の CT 装置，MRI 装置などはクラスⅡの ME 機器である。

　形別装着部をもつ ME 機器分類は ME 機器を患者の身体のどこに装着するのか，および，ME 機器の患者保護による分類である（**表5**）。装着部とは，ME 機器の機能を遂行するために患者と物理的に接触させる部分である。形別装着部をもつ ME

機器分類では，B型機器，BF型機器，CF型機器の3種類に分類する．Bは身体(body)，Cは心臓(coreまたはcardiac, cardio)，Fはフローティング(floating)を意味する．フローティング方式とはME機器の内部で，絶縁トランスを介して商用交流電源で駆動するME機器の機関部と生体電気信号が入力される被験者側を絶縁分離する方式である(図6)．したがって，BF型機器はフローティング方式が内蔵されている体表適用のME機器，CF型機器はフローティング方式が内蔵されている心臓カテーテルが挿入された患者にも安全に活用できるME機器，B型機器はフローティングがなされていない体表適応のME機器である．ちなみに，現在，心電計や脳波計はCF型機器またはBF型機器である．超音波診断装置は一般にBF型機器である．自動血圧計やオートクレーブはB型機器である．

■非常電源

　手術室には電源コンセントのパネルが赤色(一部，緑色もある)の非常電源が配置されている．非常電源には瞬時特別非常電源，特別非常電源，一般非常電源のグレードがある．医用室によって非常電源の設置が義務づけられている(表3)．術中モニタリングでは通常電源，または，空きがあれば一般非常電源を利用する．3Pテーブルタップを用いモニタリング機器をほかのME機器とたこ足配線で併用すると，電圧変動またはノイズ混入の原因になることがあるので，3Pテーブルタップを用いる場合でもモニタリング機器は単独で電源を確保したほうが有利である．

術中モニタリング当日のセットアップ

　手術室の電源パネルから専用のテーブルタップを介して，ME機器の電源を確保する．
　電極装着では電極インピーダンスを5kΩ以下，可能であれば2kΩ以下にする．患者に装着する電極すべての電極インピーダンスを一定にすることも大切である．必要に応じて，皮膚処理剤またはテープヤスリなどを利用する．電極インピーダン

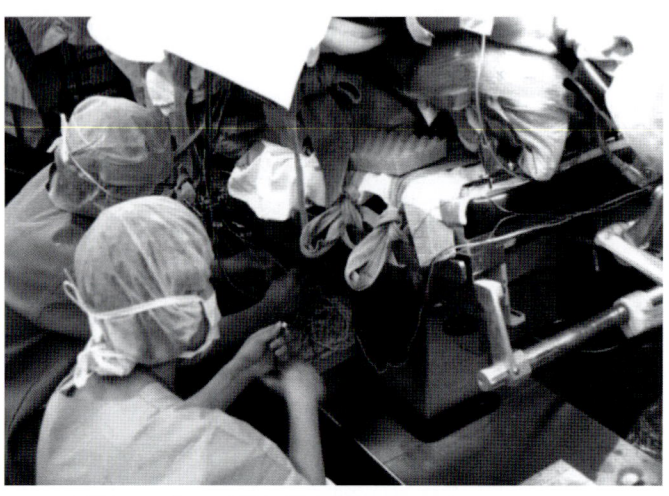

図8　電極およびコード類の取り回しチェック
　手術直前のセットアップは迅速に行い，必ず2～3名以上のスタッフでダブルチェックまたはトリプルチェックを行うことが大切である．(提供：日本医科大学付属病院生理機能センター)

スが下がらない場合は，入力波形を観察し，測定可能か否かを判断したり，脳波用針電極の利用を考慮する。

　脳波用針電極を表皮の最深部(真皮最上部に接する部分)に刺入する場合は医師の指示の下で臨床検査技師ができるが，筋肉内への刺入は臨床検査技師ができないので医師に刺入してもらう必要がある。脳波用針電極は電極インピーダンスが比較的低く，かつ，電極間の電極インピーダンスのばらつきを少なくできる。なお，脳波用針電極を利用した場合は，分極が起こるので，インピーダンスチェックを行ってはならない。

　ニュートラル電極(俗称：ボディアース。ただし，この用語は使用しないほうがよい)はできるだけ接地面積の広い大きなものを利用する。ニュートラル電極の装着部位の電極インピーダンスを5kΩ以下，可能であれば2kΩ以下にすることも忘れてはならない。

　患者身体に装着した電極およびセンサ類は，通常，手術が始まると付け直しができないので確実に装着する。電極は布製の粘着テープで外れないように固定し，生理的食塩水または消毒液などで濡れる可能性がある部位はあらかじめ防水シートで覆う。

　多くの場合，電極およびコード類の取り回しが煩雑となるため，複数のスタッフでダブルチェックまたはトリプルチェックを行う(図8)。必ず，入力波形の観察と確認を行う。

　その後，電極コード類をループを作らず，できるかぎり直線になるようにアルミ

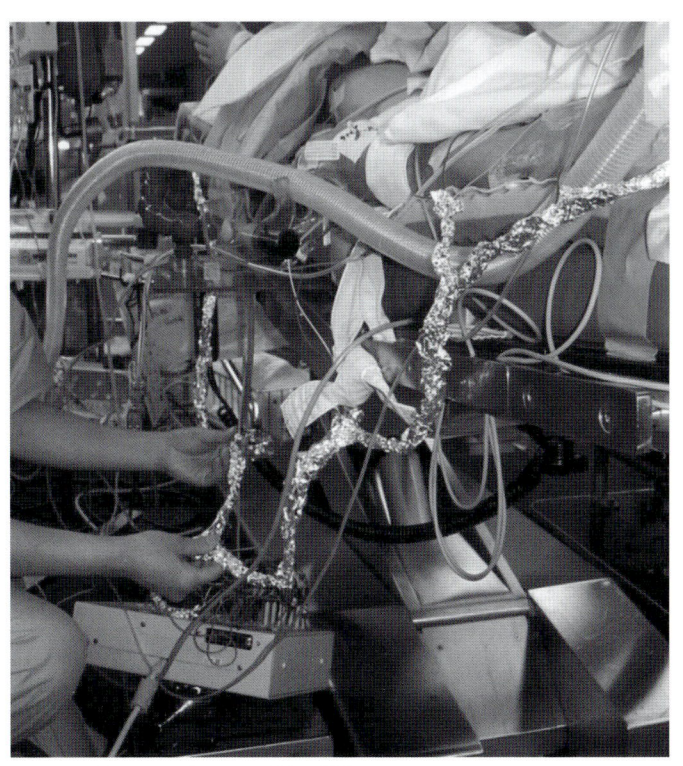

図9　電極コード(リード線)の結集
　電極装着の完了後，電極コード類をループを作らず直線になるようにアルミ箔を用いて束ねる。(提供：日本医科大学付属病院生理機能センター)

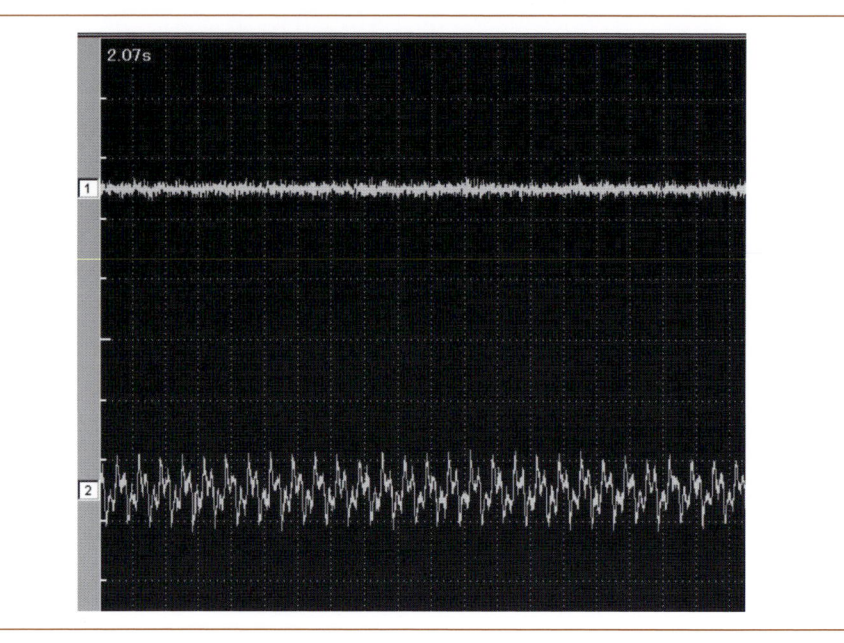

図10　電極コードの結集の有無によるノイズ混入
　上段は電極コード類をループを作らず直線になるようにアルミ箔を用いて束ねた場合の波形である（細かな変動はME機器の内部ノイズを反映）。下段はコード類を束ねていない場合の波形である。コード類が作るループがアンテナとなり，外部ノイズが混入しやすくなる。

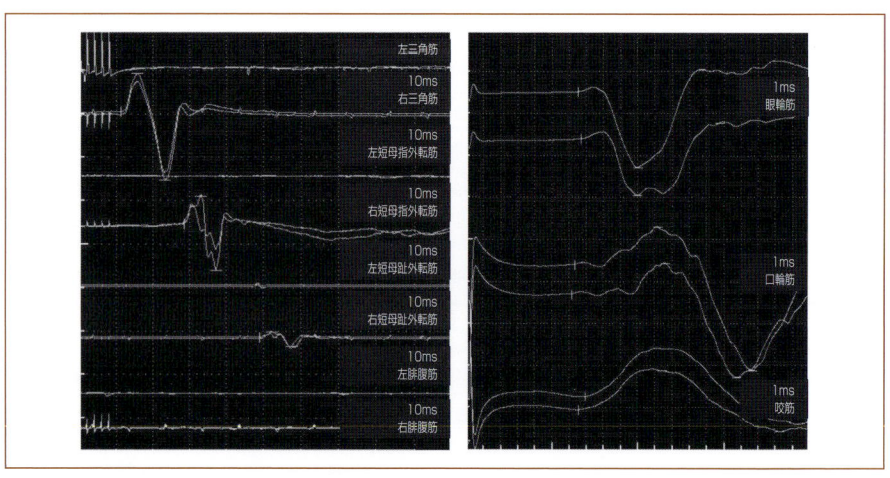

図11　モニタリング波形の事前確認
　左は経頭蓋刺激MEP，右は顔面神経刺激誘発筋電図である。モニタリング波形の出現を確認するとともに，必ず，ダブルトレースまたはトリプルトレースを実施し再現性を確認する。（提供：日本医科大学付属病院生理機能センター）

箔を用いて束ねる（図9，図10）。アルミ箔は必ずしも接地する必要はない。

■ノイズ対策
　術中モニタリングを成功させる最大のポイントがノイズ対策である。ノイズ（雑音）の混入が目立つ場合は，その発生源を調査する。電極の装着状態および電極インピーダンス，電極コードなどを確認する。刺激装置のコード，または，ほかの機

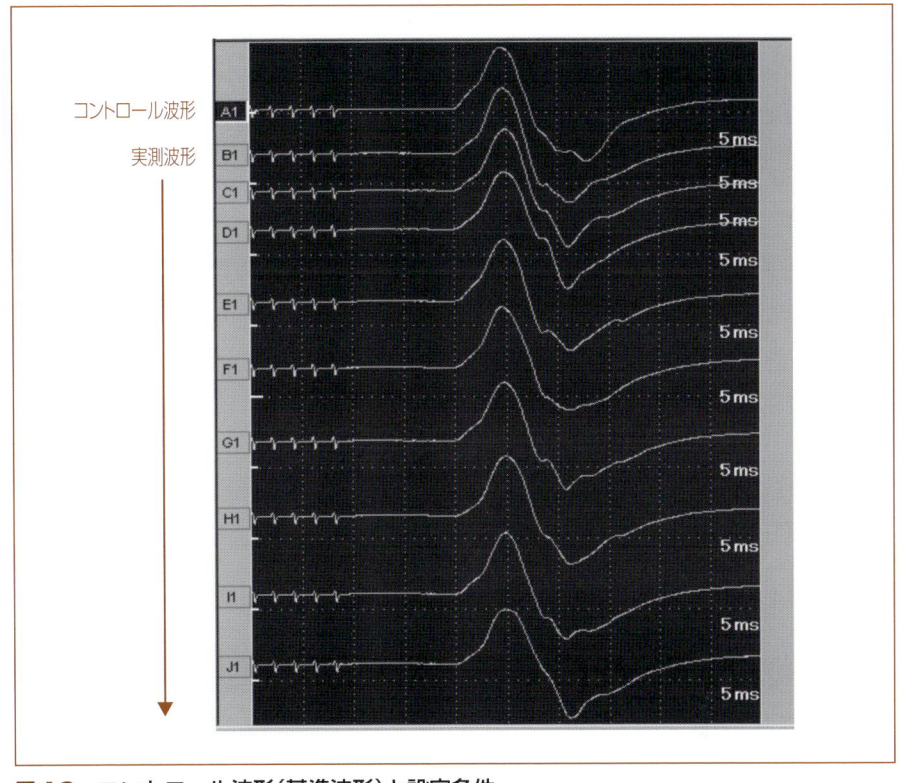

図12　コントロール波形（基準波形）と設定条件
　モニタリング開始時までにモニタリング波形のコントロール波形（基準波形）を記録する。記録条件を変更してでも，最低限，判定できる波形を記録することが大切である。その後，モニタリングが開始されたら，記録条件の変更は禁忌となる。（提供：日本医科大学付属病院生理機能センター）

器のコード類が記録電極のコードと交わっていないことを確認する。ニュートラル電極の装着不良または電極インピーダンス高値もノイズ混入の原因になる。
　電極ボックスの設置位置を変えることもノイズ回避に役立つ場合がある。また，差し当たって使用しないME機器の電源をOFFにし，電源コードを抜いてノイズ混入が軽減するか否かを観察することも有用である。ノイズ発生源と思われるME機器が特定されたら，その機器のアースを確認する。モニタリングで用いるME機器以外のME機器を，そのモニタリング機器からできるだけ離すなど，いろいろ試みてノイズ混入を最低限に抑える。
　いかに工夫しても除去できないノイズがある。その中で必要とされるモニタリング波形を判定に支障のない範囲で記録できる技術を磨くことが，とても大切である。

■**患者体温**
　術中モニタリングは患者体温に影響を受ける。多くの場合，体温低下に伴い潜時が延長する。術中モニタリングを担当するに当たっては麻酔科医に定期的に体温を教示してもらう体制の構築，または，モニターのどこに体温が表示されているかを確認しておくことが大切である。

I. 脳波の基礎

■コントロール波形の計測

電極装着が完了したら，目的とするモニタリング波形を記録する。必ず，再現性を確認する（図11）。対象とする電位が確実に記録できていることを判断する。併せて，記録時間，記録時の麻酔深度，体温，血圧などを確認する。

波形が記録できない場合は，機器の諸設定，電極の装着状態と入力ボックスのチェック，刺激の出力状態などを，ほかのスタッフとともに再度確認する。必要なら刺激強度を上げ，電位の形成状態や身体の反応を観察し，最低限，術中モニタリングで判定可能な波形を記録する。

執刀開始時（少なくとも開頭後などモニタリングの必要時）までに，モニタリングのコントロール波形を記録する。コントロール波形の記録後は記録条件を変更してはならない。場合によっては，コントロール波形は開頭後や術操作直前の波形とすることも多い。コントロール波形と比べて，どの程度の波形変化で報告あるいは警告するかというアラームポイントを執刀医，ほかのスタッフと事前に打ち合わせしておくことが大切である（図12）。

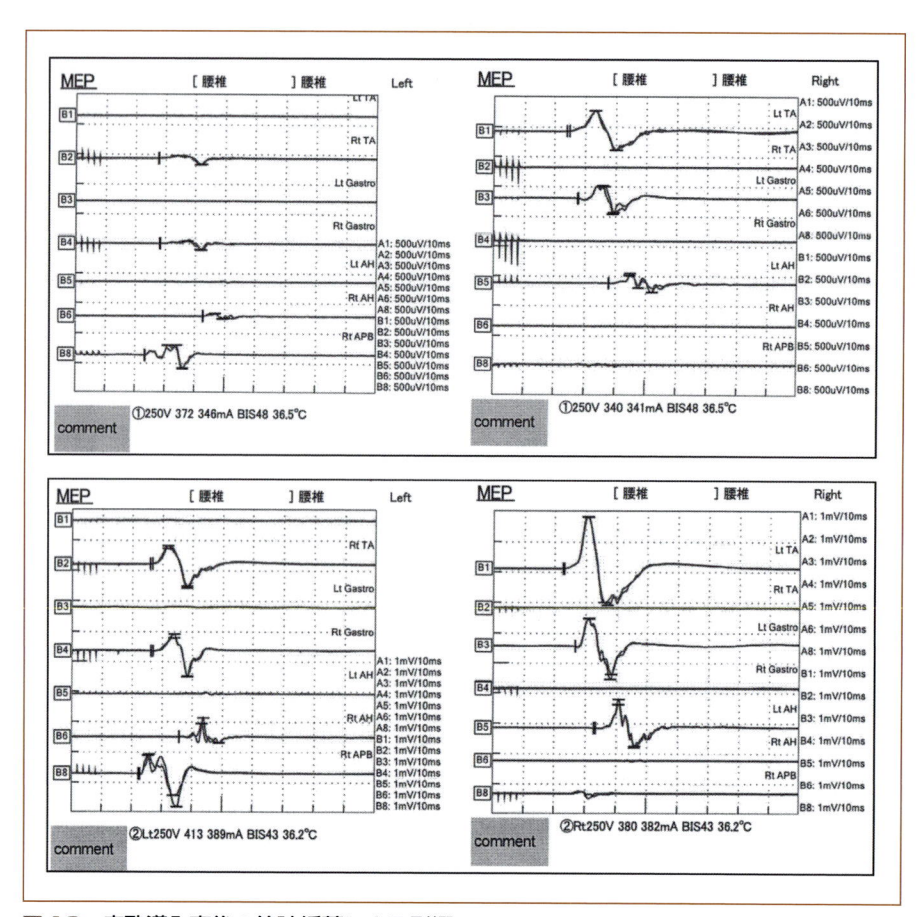

図13　麻酔導入直後の筋弛緩薬による影響

上段はセッティング直後のMEP波形，下段はセッティング1時間後のMEP波形である。セッティング直後は，麻酔導入時に使用する筋弛緩薬の影響でMEPが記録不良となることをよく経験する。多くの場合，時間経過とともにMEPが良好に導出できるようになる。（提供：日本医科大学付属病院生理機能センター）

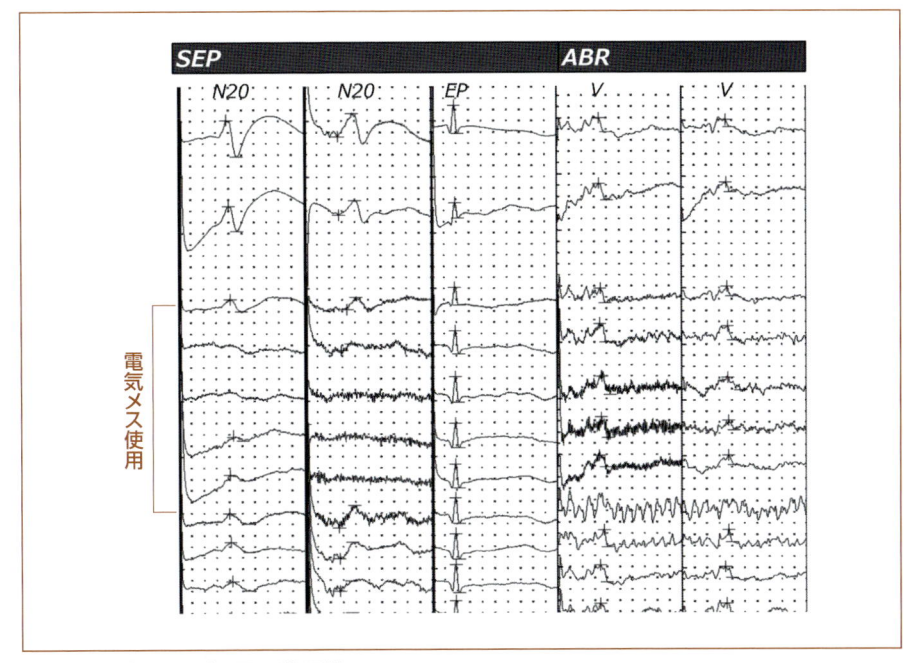

図14 電気メスが原因の偽陽性
　電気メス使用時に上肢 SEP の N20 振幅の低下が見られた。これは電気メスの影響による変化であると考えられた。(提供：日本医科大学付属病院生理機能センター)

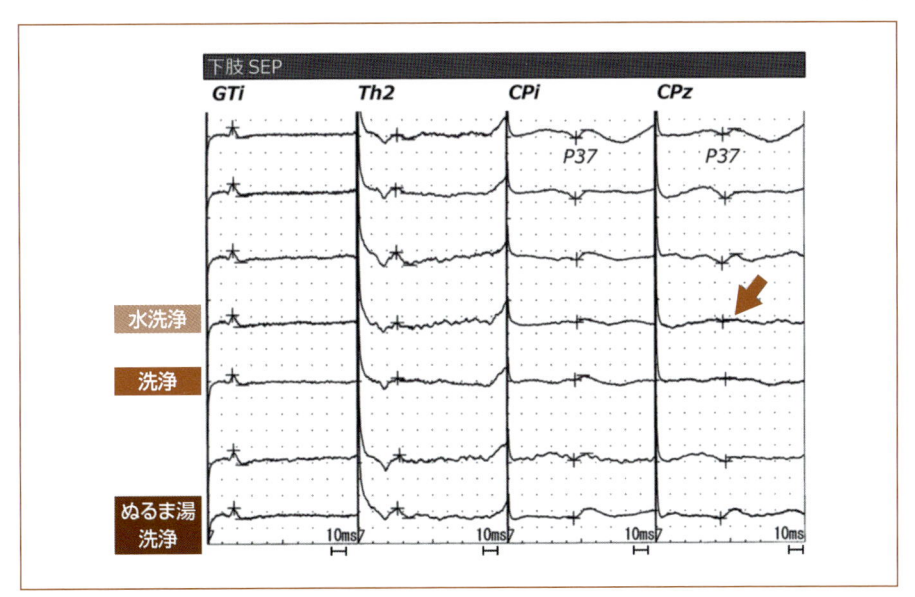

図15 術野の洗浄が原因の偽陽性
　生理食塩水を用いて術野(腰部)を洗浄時に下肢 SEP の P37 振幅の低下が見られた。これは局所的な体温の低下に伴う変化であると考えられた。(提供：日本医科大学付属病院生理機能センター)

■麻酔薬
　たとえば，セッティング時は MEP が記録不良のことがよくある。これは麻酔の導入時に使用する筋弛緩薬による影響で時間経過に伴って良好に導出できるようになる(図13)。術中モニタリングで記録される生体電位は少なからず麻酔薬の影

響を受ける。術中モニタリングでよく利用される吸入麻酔薬のセボフルラン，イソフルラン，静脈麻酔薬のプロポフォールなどの特性は理解しておきたい。プロポフォールは脳波上に睡眠紡錘波または速波を増加させるが，鎮静薬を併用しなければならない。プロポフォールが認可されて以降，術中モニタリングが飛躍的に普及した。

■**フォールスポジティブに要注意**

コントロール波形と比較して波形が変化した場合にはフォールスポジティブ（偽陽性：false positive）を検証する必要がある。ノイズ混入の有無，または，麻酔深度，体温，血圧などが変化していないか否かの確認も大切である。電気メス使用時（図14），術野の洗浄による局所的な体温の低下（図15）などにも注意しなければならない。

術中モニタリングの事例

術中モニタリングはチーム医療が具現化された一つの形であり，手術に関与するスタッフ全員のコミュニケーションがとても大切である。術中モニタリングは多種多様であり，そのすべてを網羅することはできない。代表的な術中モニタリングの検査法を紹介する。

MEP

■**脳表刺激 MEP 記録**

●錐体路を灌流する血流のモニター

未破裂動脈瘤のクリッピング術または運動野近傍脳腫瘍の脳腫瘍摘出術などの術中モニタリングでは虚血に伴う錐体路機能消失を回避する目的で，脳表刺激により体性運動路経路を経て末梢の支配筋に生じる MEP を経時的に記録する。

精度の高い MEP を記録するために正中神経刺激 MCS（運動神経伝導検査：motor nerve conduction study）および正中神経刺激 SEP を利用する。まず，術野対側の短母指外転筋（abductor pollicis brevis muscle）に belly-tendon 法（筋腹 – 腱法）に準じて，筋腹の最大部に導出電極（陰極），腱に導出電極（陽極）を装着する。ニュートラル電極を手掌などに装着し，手関節部に刺激電極を固定して，最大上電気刺激で CMAP（複合筋活動電位：compound muscle action potentials）を記録する。開頭後，あらかじめ推定していておいた中心溝，中心前回，中心後回を覆うように硬膜下電極を挿入し，正中神経刺激 SEP を硬膜下電極で記録する。刺激後 20 msec 前後に出現する電位に注目する。中心溝を挟んで前方に P20，後方に N20 が出現するため，これを利用することで，中心溝，中心前回，中心後回を直接同定することができる（図16）。そのまま硬膜下電極を利用して，P20 の出現した電極の中から MEP がもっとも明瞭に記録できるものを刺激電極として利用する。陽極を前述の運動野上，陰極を Fpz（針電極）に配置し，定電流陽極刺激，持続時間 0.2 msec の矩形波，刺激間隔 2 msec，5 連発の train 刺激，刺激強度は MEP が出現する閾

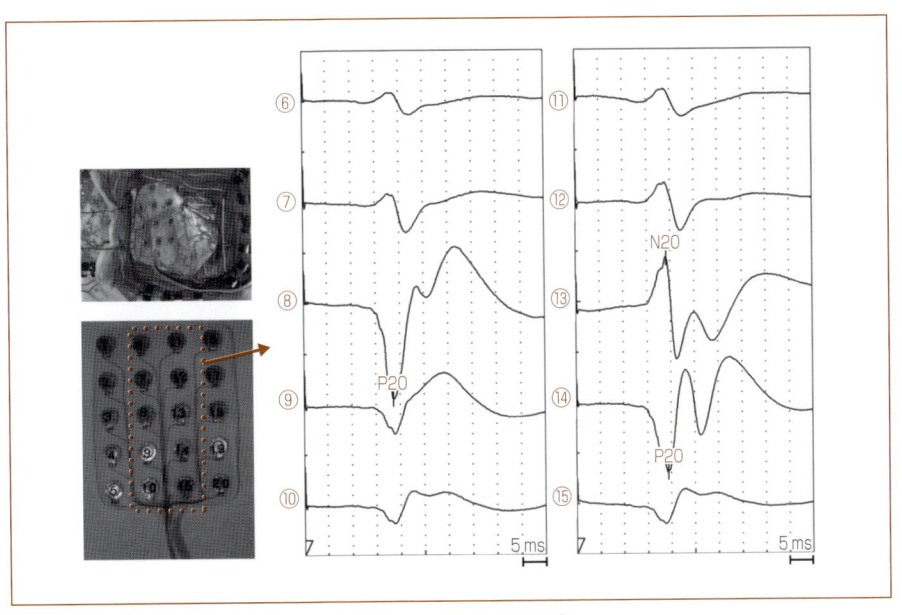

図16　脳表記録SEPを用いた中心溝・中心前回の同定

上肢SEPによって電気およそ20m秒後に，刺激後中心溝の後方にN20，中心溝の前方にP20が出現する。これを利用して中心溝を同定し，運動野を決定する。脳表に挿入した20極のシート型硬膜下電極の2中央列の波形を提示する。⑬でN20，⑭でP20が見られるため，この間に中心溝が推定される。この手法は運動野近傍脳腫瘍手術などでよく利用されている。（提供：日本医科大学付属病院生理機能センター）

値に2mAを加えた電流値（上限電流値20mA）とする。

記録は短母指外転筋より経時的に記録感度1mV，帯域幅20～2,000Hzで記録する（図17）。ちなみに，短母指外転筋のみならず，小指外転筋（abductor digiti minimi muscle）にも導出電極をbelly-tendon法で装着して同時記録するのも有用である。

● 運動野の機能局在部位の同定

運動野近傍脳腫瘍，錐体路近傍脳腫瘍などの術中モニタリングでは体性運動野の機能局在の温存を目的として，脳表刺激により体性運動の機能部位を同定する。まず，開頭後，あらかじめ推定していた中心溝，中心前回，中心後回を覆うように硬膜下電極を挿入し，対側手関節部で正中神経を電気刺激しSEPを記録して中心溝，中心前回などの同定を行う。次に，双極電気刺激電極を用いて，刺激強度2～16mA，刺激間隔1msec，刺激頻度50Hz，脳表刺激時間1～2秒で電気刺激を行い，中心前回の機能局在を決定するために身体各部の筋収縮を観察する。

記録は記録感度200μV/div，掃引速度1sec/divで持続的に筋電図を記録する。対象とする筋は術野と対側の顔面・上肢・下肢をくまなく網羅するようにface（口輪筋），shoulder（僧帽筋上部－三角筋中部），upper arm（上腕二頭筋－上腕三頭筋外側頭），fore arm（長短橈側手根伸筋－長短橈側手根屈筋），hand（短母指外転筋－小指外転筋），upper leg（外側広筋－大腿二頭屈筋），lower leg（腓腹筋外側頭－前脛骨筋），foot（短母趾屈筋－小指屈筋）などを用い，中心前回の上の機能部位を判定する。術者はこれに基づき腫瘍摘出を行う。

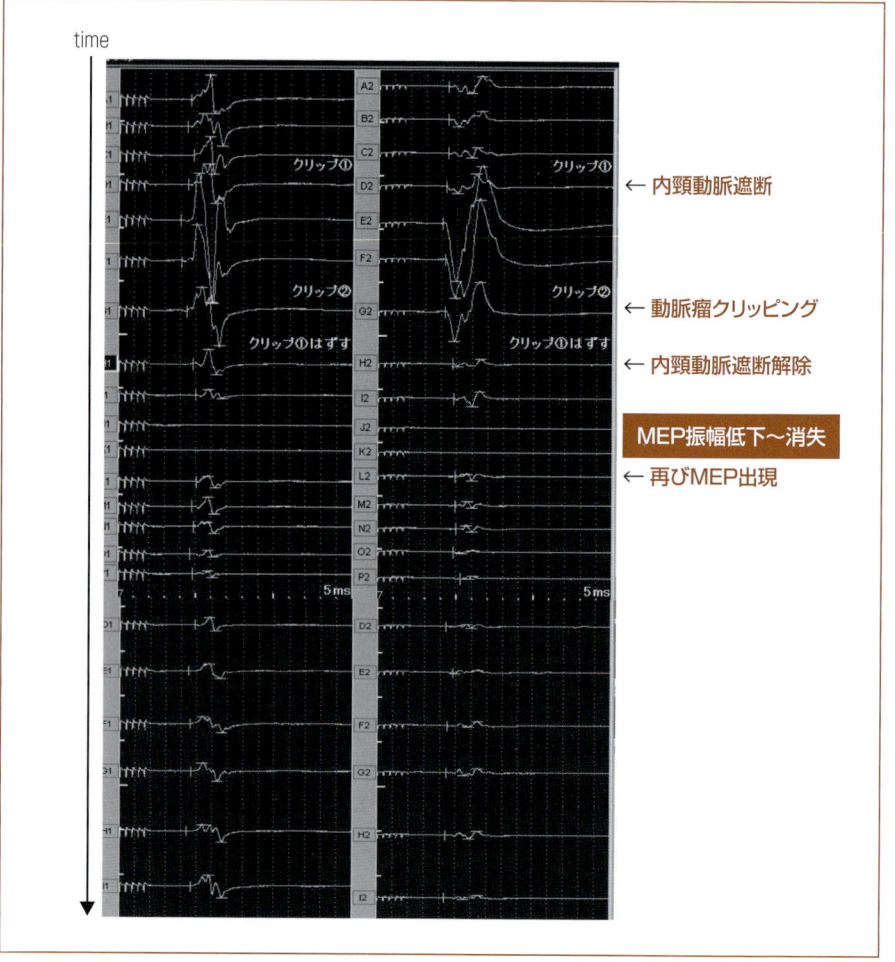

図17　MEPのトレンド記録

　未破裂内頸動脈瘤の手術時のMEP記録の1例である。内頸動脈の遮断から動脈瘤のクリッピングを行い，内頸動脈の遮断を解除した。それに伴いMEPの振幅はいったん増大したあと，振幅が低下し，消失（無反応）した。しばらくしてMEPの誘発が認められ，その後モニタリングを終了した。術後，麻痺などの障害は認められなかった。短時間ではあるが内頸動脈の遮断により一時的に錐体路に灌流する血流不全が生じたことが考えられた。(提供：日本医科大学付属病院生理機能センター)

■経頭蓋高電圧刺激MEP記録

　主に脊椎・脊髄疾患の術中モニタリングでは脊髄の機能温存を目的として，経頭蓋高電圧刺激により体性運動路経路を経て末梢の支配筋に生じるMEPを記録する。

　刺激電極は，通常，コロジオン固定用皿状電極を，また，長時間の場合にはスクリュー型刺激電極を使用し，国際10-20法のCzより外側5 cm，前方2 cmの部位に固定する。刺激強度は250〜350V（定電圧陽極刺激），刺激間隔は0.05 msec，2 msecで5連発のtrain刺激を極性を替えて左右で刺激する。

　MEPは術野が頸部の場合は三角筋，母指外転筋，短母趾外転筋など，また，術野が腰部の場合は前脛骨筋，腓腹筋，短母趾外転筋，肛門括約筋，右母指外転筋などで，記録感度200〜500μV，帯域幅50〜1,500 Hzで導出する。

SEP

　脳表刺激 MEP を実施するときの中心溝および中心前回の同定以外に，頸部や腰部の手術などでは体性感覚機能の温存を目的として，SEP 術中モニタリングが行われる。

　頸部手術では刺激間隔 0.2 msec，刺激周波数 4 ～ 6 Hz，刺激強度 10 ～ 25 mA で手関節部の正中神経刺激を行う。この場合，EPi（刺激同側の鎖骨上窩：Erb's point）− EPc（刺激対側の鎖骨上窩：Erb's point）導出で EP を，CPc（刺激対側の手の感覚野相当部）− Fz 導出で N20 を同時記録する。記録条件は分析時間 40 ～ 50 msec，帯域幅 5 ～ 1,500 Hz，加算回数 300 ～ 500 回を目安にする。

　腰部手術では刺激間隔 0.2 msec，刺激周波数 4 ～ 6 Hz，刺激強度 10 ～ 25 mA で足関節部の脛骨神経刺激を行う。この場合，刺激同側の膝窩部−同膝窩部から 4 cm 内側導出で N8 を，CPc（足の感覚野相当部で Cz と Pz の中点）− Fz 導出で P37 を同時記録する。記録条件は分析時間 60 ～ 100 msec，帯域幅 5 ～ 1,500 Hz，加算回数 300 ～ 500 回を目安にする。

ABR

　小脳橋角部腫瘍（たとえば聴神経腫瘍）の摘出術，顔面痙攣または三叉神経痛の微小血管減圧術などでは聴覚機能の温存を目的として，ABR 術中モニタリングが行われる。刺激はチューブ型イヤホンを用いる。ヘッドホンと比べ，チューブ型イヤホンでは ABR のすべての頂点潜時が若干延長することが多い。患側の外耳道にチューブ型イヤホンを挿入し耳介を前方に閉じ，防水テープまたは防水シールなどで固定する。音響刺激はクリック音を用い，刺激頻度 20 Hz，刺激強度 80dB SL，alternation 刺激する。記録電極はⅠ波を記録するために Cz と患側耳朶 Ai とし，記録条件は潜時延長を考慮して分析時間 15 ～ 20 msec，帯域幅 100 ～ 1,500 Hz，加算回数 1,000 回を目安にする。ニュートラル電極を必ず装着する。術中モニタリングを開始したあと，刺激条件，測定条件を変更してはならない。ちなみに，深部体温（直腸温）が 35℃ を下回ると ABR の各頂点潜時が延長する。

　ABR のⅠ波は蝸牛神経遠位端由来，Ⅱ波は蝸牛神経核由来（または蝸牛の N2 成分と蝸牛神経核の複合電位），Ⅲ波は上オリーブ核由来，Ⅳ波は外側毛帯由来，Ⅴ波は下丘由来，Ⅵ波は内側膝状体由来，Ⅶ波は聴放線由来とされる。

　波形評価は ABR のⅤ波は自覚聴力閾値とよく相関することから（多くの場合Ⅴ波が出現していれば患者の聴覚は保たれていると判断できる），Ⅴ波の潜時と振幅，および，Ⅰ−Ⅴ IPL（Ⅰ−Ⅴ波頂点間潜時：Ⅰ−Ⅴ interpeak latencies）を経時的にモニタリングし評価する（図 18）。主に，Ⅴ波の潜時延長または振幅低下に注目するが，振幅が急激に低下することもあるので加算平均の過程の波形をよく観察することが重要である。また，このとき，Ⅰ波が経時的変化なく出現していることが，術中モニタリングの有効性の指標となる。

　聴神経腫瘍手術で術中モニタリングの適用を判断するうえで，術前検査で ABR のⅤ波が出現しているか否かを確認することがとても重要である。

　ちなみに，脳幹機能を評価する目的として，ABR 術中モニタリングが行われ

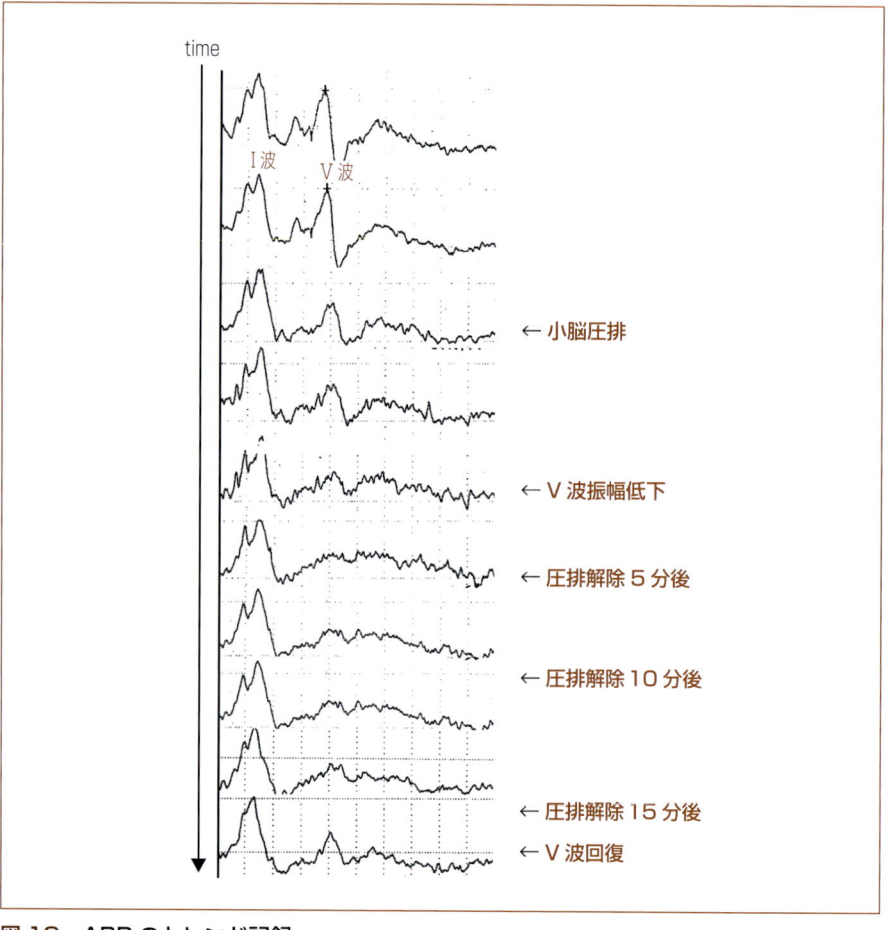

図18　ABRのトレンド記録
　顔面痙攣の微小血管減圧術でのABR記録の1例である。小脳を圧排すると圧排の方向で聴神経が伸展して術後に聴力の低下を来す場合がある。圧排後5分でV波の振幅低下が見られ，ただちに圧排を解除し，手術操作を一時中断した。圧排解除15分後にV波の回復が見られ，手術操作を再開した。（提供：日本医科大学付属病院生理機能センター）

る場合もある。この場合は，Ⅲ波，V波の潜時と振幅，およびⅠ-Ⅲ IPL，Ⅰ-V IPLを経時的にモニタリングし評価する。

VEP

　経鼻的下垂体腺腫摘出術などでは視覚機能の温存を目的として，VEP術中モニタリングが行われる。通常，患者の両眼瞼上に高輝度LEDを配した円形刺激装置を装着し，刺激周波数1 Hzで視覚刺激を行う。陰極をMO（inionから5 cm上方），陽極を耳朶（または乳様突起）に置いた誘導でVEPを，また，左右の外眼角に電極を置いた誘導でERG（網膜電図：electroretinogram）を同時記録する。
　記録条件は分析時間250〜300 msec，帯域幅1〜100 Hz，加算回数100回を目安にする。
　VEPはほかの誘発電位と比べ，波形の個人差が大きいので，コントロール波形をきっちり記録し，かつ，その再現性を確認しておくことが，とても大切である。

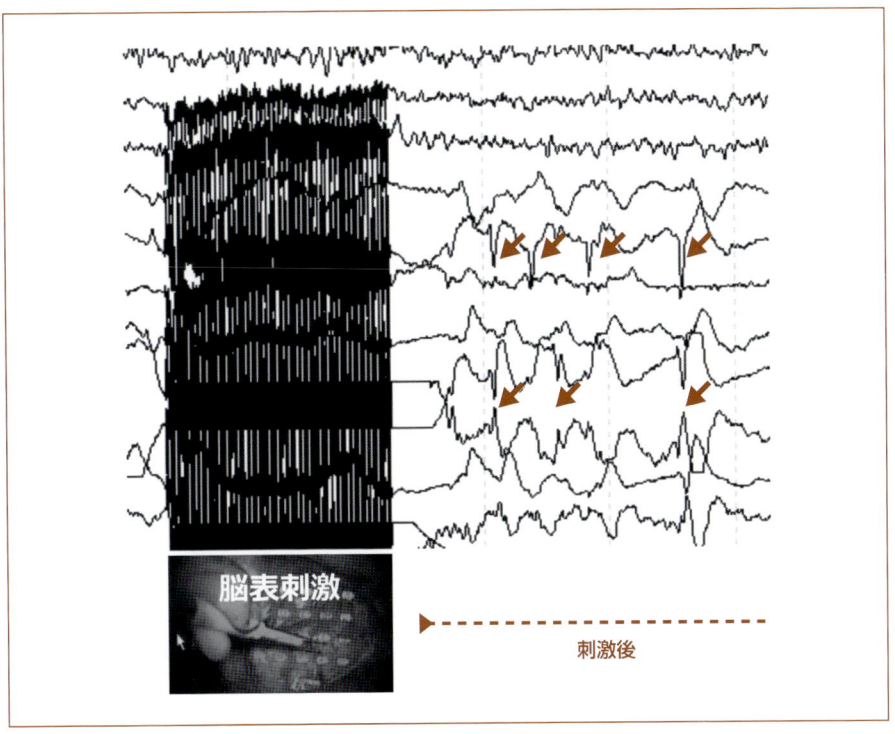

図 19　脳表の電気刺激に伴う after discharge
　言語野近傍の脳腫瘍の覚醒下手術中に脳表より記録した EEG の 1 例である。脳表を刺激強度 1 〜 10 mV，刺激幅 1 msec，刺激頻度 50 Hz，刺激時間 1 〜 2 sec で双極電極で電気刺激を行った〔刺激中は刺激ノイズ（波形左側の黒い部位）が出現〕直後に EEG 上に spike（棘波）が頻発（矢印）する after discharge を呈した。（提供：日本医科大学付属病院生理機能センター）

　術中に VEP の振幅が低下したときには手術を中断し，その原因を推察することが重要となる。

EEG

　言語野近傍の脳腫瘍の覚醒下手術において，言語野を電気刺激し，その機能局在を同定する際に脳表より EEG を記録する場合がある。硬膜下電極（20 極グリッド電極）を用いて，感度 20 〜 30 μV/mm，時定数 0.1 sec，高域遮断フィルタ 120 Hz で EEG 記録を行う。言語野の電気刺激は双極電気刺激電極を用い，刺激強度 1 〜 10 mV，刺激間隔 1 msec，刺激頻度 50 Hz，刺激時間 1 〜 2 sec で電気刺激する。脳表の電気刺激に伴って EEG に出現する after discharge を観察し（図 19），after discharge が出現するよりも少し弱い強度で電気刺激する。開頭後，患者を覚醒させ，たとえば数を数えさせるというタスクを課しながら，言語野を電気刺激すると，数が途切れたり，間違えたりする現象が見られる。ノイズ混入が多い場合には高域遮断フィルタを 60 Hz に下げたり，必要に応じて AC フィルタを活用する。
　なお，記録電極のみならず，ニュートラル電極およびシステムリファレンスが装着されていないと，EEG が記録できないので，特に注意する。

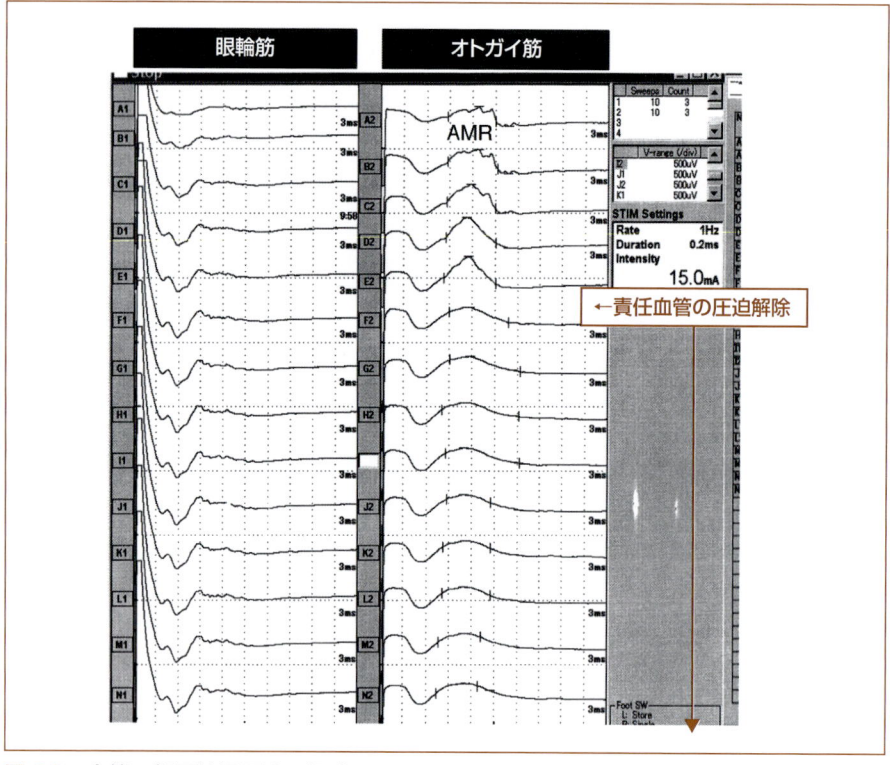

図20 血管の顔面神経圧迫の解除によるAMRの減弱
顔面神経への責任血管による圧迫解除によりAMRの振幅が減弱した1例である。（提供：日本医科大学付属病院生理機能センター）

evoked EMG

　小脳橋角部腫瘍（たとえば聴神経腫瘍）の手術では顔面神経および三叉神経の温存を目的として，術野の神経を電気刺激し顔面筋より筋電図を記録するevoked EMG術中モニタリングが行われる。刺激は刺激強度0.2〜3.0 mA，刺激間隔0.2 msecで単極刺激する。導出部位は眼輪筋，口輪筋，咬筋（顔面神経と三叉神経の鑑別），僧帽筋（副神経の鑑別）などである。

　顔面痙攣の症例では，顔面神経の枝である頬骨神経を電気刺激すると，通常，眼輪筋が収縮するが，顔面痙攣の患者ではオトガイ筋も収縮することが多い。同様に下顎神経を刺激するとオトガイ筋が収縮するだけでなく眼輪筋も収縮する。これはAMR（異常筋反応：abnormal muscle response）と呼ばれ，責任血管による顔面神経の圧迫が引き起こす反応である。血管の顔面神経圧迫が解除されるとAMRは消失または顕著に減弱する（図20）。

ポータブル検査

　術前・術後の精密検査またはフォローアップ目的でICU，病棟などのポータブル脳波検査，各種誘発電位検査が実施されている。ポータブル検査の実施に当たっ

ては，原則として患者家族は退室してもらったほうが有利である。理由はさまざま挙げられるが，最大の理由は，記録者（臨床検査技師ほか）が患者のポータブル検査に集中でき，かつ，必要に応じて痛覚刺激などのさまざまな負荷刺激を患者に実施しやすい環境となることで，精度の高い臨床検査を提供できることである。

ポータブル EEG 検査

　精度の高い EEG 記録をするためのポイントはノイズ対策である。まず，患者のベッドサイドのどの位置に脳波計を配置するかを考える。そして，脳波計を設置するスペースを確保する。電極ボックスのみを患者のベッド上に置いてもよい。デジタル脳波計は電極ボックス内でアナログ脳波信号を AD 変換するので，元来，ノイズに強い構造といえる。もしも，商用交流ノイズが混入するようであれば，医師または看護師の了解を得て，生命維持および治療に関与しない ME 機器，たとえば，電動ベッドまたはヒーターの電源コードなどを電源コンセントから抜く。

　国際 10-20 法に基づき，左右差が生じないよう細心の注意を払いながら電極装着を行う。電極インピーダンスは 10 kΩ 以下にする。ニュートラル電極およびシステムリファレンスに用いる電極を忘れないように装着する。これが装着されていないと，EEG を記録することができない。すべての電極を圧着することが大切である。

　記録条件は感度 $10\,\mu V/mm$，時定数 0.3 sec，高域除去フィルタ 120 Hz（帯域幅 $0.5 \sim 120$ Hz），サンプリング周波数 500 または 1,000 Hz とする。

　EEG 記録に際しては，患者に大きな声で声掛けをして，その反応を確認する。意識障害がある患者の場合は記録中に数回，必ず，痛覚刺激を実施し，脳波の反応性を確認する。

　レスピレータが装着されており，患者に周期的にそのノイズが混入する場合は，電極をレスピレータの動きの部分に貼り付け，その動きを同時記録するとよい。

　下垂体腺腫など深部脳腫瘍（未治療）の成人患者では FIRDA（前頭部間欠律動性デルタ波：frontal intermittent rhythmic delta activity）が見られやすい。小児患者によく見られる ORIDA（occipital intermittent rhythmic delta activity）は後頭部に δ 波が一側，あるいは，両側性に規則的な正弦様で出現し，しばしば開眼によって抑制される。

　星状細胞腫などの表在性脳腫瘍（未治療）では患部に一致して限局性徐波が連続することが多い。睡眠時の瘤波・紡錘波・睡眠性徐波が一側性に振幅低下〜欠如する lazy activity が見られる場合もある。

　開頭術後骨欠損患者では骨欠損部に一致して，振幅が $30\,\mu V$ 以上の irritable β が見られる。

　2〜3 相性の突発波（一般に鋭波）が周期性，一側半球性かつ規則性に出現する PLPDs（periodic laterlized paroxysmal discharges）が見られることがある。通常，急性の脳血管障害の症例に見られやすいが，脳腫瘍（特に転移性腫瘍），脳炎（特に単純ヘルペス脳炎）でも出現する場合がある。

　極度意識障害の症例では BSP（群発・抑制交代：burst suppression pattern）または ECI（脳電気的無活動：electrocerebral inactivity）が見られることがある。通常，

これらは予後不良を表すサインである．なお，これらは麻酔深度によって見られることが知られており，麻酔下で見られる場合は可逆的な EEG 変化である．

ポータブル ABR 検査

　基本的なノイズ対策はポータブル EEG 検査と同じである．ABR 記録では Cz，両耳朶（または左右の乳様突起），Fpz（ニュートラル電極）の合計 4 つの電極を装着する．電極インピーダンスは 5 kΩ 以下にする．すべての電極を圧着することが大切である．両側の外耳道を視察し閉塞がないことを確認した上で，音漏れが生じないようにヘッドホンを装着し固定する．記録条件は感度 10 μV 帯域幅 5 ～ 3 kHz，分析時間 10 msec，加算回数 1,000 ～ 2,000 回とする．AC フィルタを使用してはならない．

　聴力を評価したい場合は 80 ～ 90 dB nHL から 10 dB ずつ音圧を下げながら ABR を記録し，V 波の出現閾値を判定する．脳幹機能を評価したい場合は 80 ～ 90dB nHL（意識障害がある場合はもっと大きな刺激強度）で ABR を記録する．

　ABR の出現が不良の場合は，分析時間を 10 msec から 15 ～ 20 msec に変更したり，ヘッドホンを誘発電位計から外し背景脳波だけを加算平均する background 波形を記録したり，左右両側同時に音刺激を出力させて記録したりすると診断精度を上げることができる．ただし，これらの記録はあくまでも定法で記録した ABR を補完するための補足波形である．

　ABR は脳死判定にも利用され，脳死患者のおよそ 75% が無反応（no response），残りが，I 波が残存するも II 波以降消失，I ～ II 波が残存するも III 波以降消失を呈する．

ポータブル SEP 検査

　基本的なノイズ対策はポータブル ABR 検査と同じである．上肢の正中神経（または尺骨神経）を手関節部で電気刺激する SEP 記録では EPi，C5S（第 5 頸椎棘突起），CPc に記録電極を配置する．それらの基準電極を EPc または Fz（P14 を記録したい場合は耳朶）に置く．ニュートラル電極は電気刺激電極と記録電極の間に装着する．それぞれの電極インピーダンスを 5 kΩ 以下に下げる．電気刺激は刺激間隔 0.2 msec，刺激周波数 4.1 ～ 6.1 Hz（5 または 6 で割り切れない値が適），刺激強度は運動閾値および（可能であれば）感覚閾値を計測し評価したうえで，運動閾値の 1.3 ～ 1.5 倍の電流値とする．記録条件は感度 20 μV 帯域幅 5 ～ 3 kHz，分析時間 40 msec，加算回数 500 ～ 1,000 回とする．AC フィルタを使用してはならない．

　SEP において電気刺激によって発現した神経インパルスは後索 – 内側毛帯路を通ると考えられており，EPi で記録される EP は上腕神経叢由来，C5S で記録される N11 は神経根～脊髄後索由来，N13 は下部延髄（楔状束核）由来，P14 は内側毛帯由来，CPc で記録される N20 は大脳皮質体性感覚野由来とされる．

　CPi（刺激対同側の手の感覚野相当部）– C2S（第 2 頸椎棘突起）誘導で N18 を記録することができる．N18 は P14 および N20 とともに脳死患者で消失することが知られている．

まとめ

　本来，術中モニタリングを担当する臨床検査技師はルチン検査で電気生理学的検査法の知識と技術を磨いたうえで，その業務に参画することが必要と思われる。しかし，現状では術中モニタリング主導で各種電気生理学的検査法を学んでいく場合も少なくないようである。いずれの方向からのアプローチでも，検査の目的，疾患の特徴，現在の症状，結果の解釈などを理解し，考えながら検査することが，とても大切である。

知っておきたいミニ知識 01　国際 10-20 法

　脳波記録の電極配置法のスタンダードは国際 10-20 法 (ten-twenty electrode system) である。術中モニタリングでも国際 10-20 法に則って，または，それを基準にして電極装着が行われる。

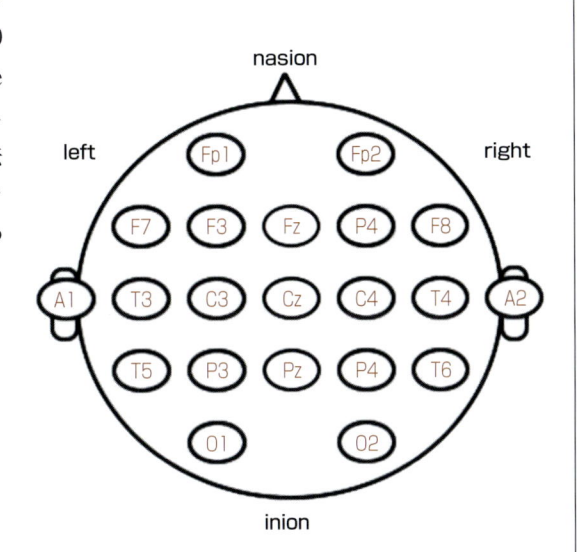

電極記号		和 名称		英 名称	
Fp1	Fp2	左前頭極	右前頭極	left frontal pole	right frontal pole
F3	F4	左前頭	右前頭	left frontal	right frontal
C3	C4	左中心	右中心	left central	right central
P3	P4	左頭頂	右頭頂	left parietal	right parietal
O1	O2	左後頭	右後頭	left occipital	right occipital
F7	F8	左前頭下部	右前頭下部	left anterior temporal	right anterior temporal
T3	T4	左中側頭	右中側頭	left middle temporal	right middle temporal
T5	T6	左後側頭	右後側頭	left posterior temporal	right posterior temporal
Fz		正中 前頭		midline frontal	
Cz		正中 中心		midline central (vertex)	
Pz		正中 頭頂		midline parietal	
A1	A2	左耳朶	右耳朶	left auricular	right auricular

国際 10-20 法
　国際 10-20 法は nasion (鼻根部) と inion (後頭結節)，左右の preauricular point (耳介前点) の 4 点を基準として，頭皮上を 10% または 20% に分割し，電極を配置する方法である。

I 脳波の基礎

知っておきたいミニ知識 02 不分極電極とエージング

　術中モニタリングで使用する電極の素材を確認する必要がある。通常，国産の脳波用皿電極の多くは銀電極である。銀電極をそのまま用いると電極境界面に電気的二重層が生じる。電気的二重層はとても不安定で，これが一過性に壊れる現象が分極である。そのため，銀電極はエージング（aging）処理を行ったあとに使用しなければならない。エージング処理を行うことで，電極境界面に銀‐塩化銀被膜が生れ，電気的二重層が発現しなくなる。電気的二重層が発現しなければ分極が生じることはないため，銀‐塩化銀電極は不分極電極と呼ばれる。

　エージング処理には銀電極を飽和食塩水もしくは脳波用ペーストに一昼夜つける方法，食塩水中に電極を浸し，2つの乾電池を直列接続して3Vで電気分解すると1〜3秒程度で＋極側に接続した電極に塩化銀の被膜が形成される方法などがある。

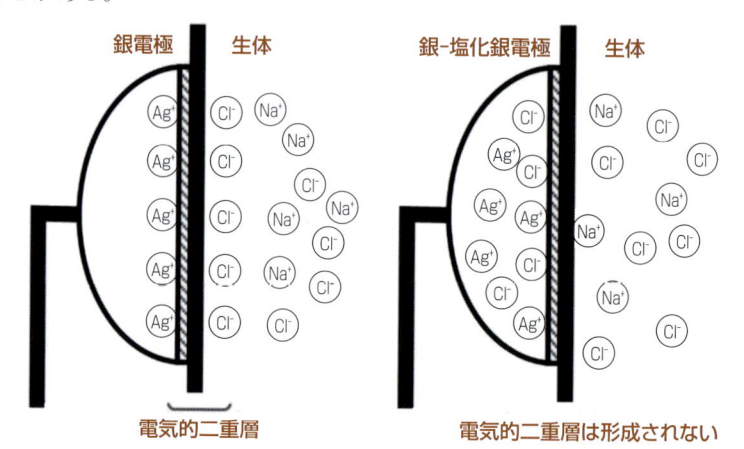

不分極電極

　左図は銀電極を生体に装着すると，銀電極はプラスイオンしかもたないため，電極境界面に電気的二重層が発現してしまう。電気的二重層は不安定で，一過性に壊れる現象が分極である。右図は銀電極をエージング処理し銀‐塩化銀電極に変化させたものである。銀‐塩化銀電極は境界面にプラスイオンとマイナスイオンを両方有するため，電気的二重層は発現しない。したがって，分極が生じることがないので，不分極電極と呼ばれる。

知っておきたいミニ知識 03 VEP用刺激電極

　VEP術中モニタリングを行う場合，必ずしもルチン検査で用いるゴーグルは使用できない。そのため，眼瞼に貼り付ける電極が必要となる。直径20 mmほどの円形シリコン板にLEDを封入した電極が用いられる。

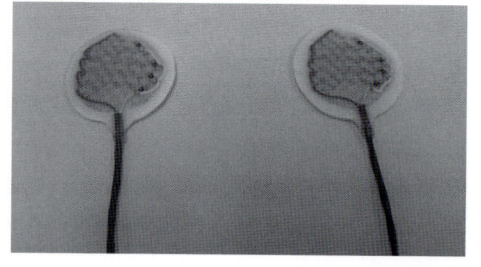

VEP用刺激電極
ユニークメディカル社製 VEP用刺激装置（提供：北里大学病院脳波検査室）

知っておきたいミニ知識 04 故障率曲線

　故障率と時間の関係を表すグラフを故障率曲線，別名バスタブ・カーブと呼ぶ。時間経過に基づき，初期故障期間（初期不良が起こりやすい時期），偶発故障期間（安定的に機器が使用できる時期），摩耗故障期間（部品や回路などの摩耗などによって，再び，故障率が上昇する時期）に大別される。

　耐久寿命はME機器によってまちまちだが，一般に臨床検査機器の耐久寿命は5～8年とされる。ただし，パーソナルコンピュータは数年もたない場合もあるようである。

　安定的に機器が使用できる偶発故障期をできるかぎり長く延ばすためには，始業または終業の日常点検，一定期間ごとに実施する定期点検，故障が起きた場合の故障点検を厳密に行うことが重要である。

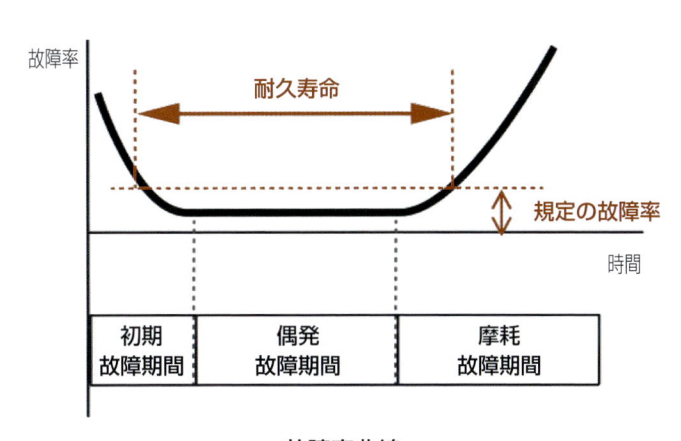

故障率曲線

知っておきたいミニ知識 05 ME機器の表示光とその意味

　ME機器の表示光とその意味には関連性をもたせており，赤色光，黄色光，緑色光はそれぞれの意味を限定して使用しなければならないと規定されている。

ME機器の表示光とその意味

表示光（表示色）	色の意味	規定の有無
赤	警告 操作者による即時の対処が必要	規定色
黄	注意 操作者による速やかな対処が必要	
緑	使用の準備が完了	
そのほかの色	赤、黄または緑の意味以外	規定なし

知っておきたいミニ知識 06 電磁的両立性（EMC）

　電磁的両立性（electromagnetic compatibility：EMC）とは，あるME機器からほかのME機器に影響を及ぼすような妨害雑音（電磁波）を出さず，かつ，ほかのME機器からの妨害雑音を受けない両面の能力を意味する．手術室やICUのように，数多くのME機器が使用される環境においては，ME機器同士が電磁的両立性を保ちながら共存していく必要がある．

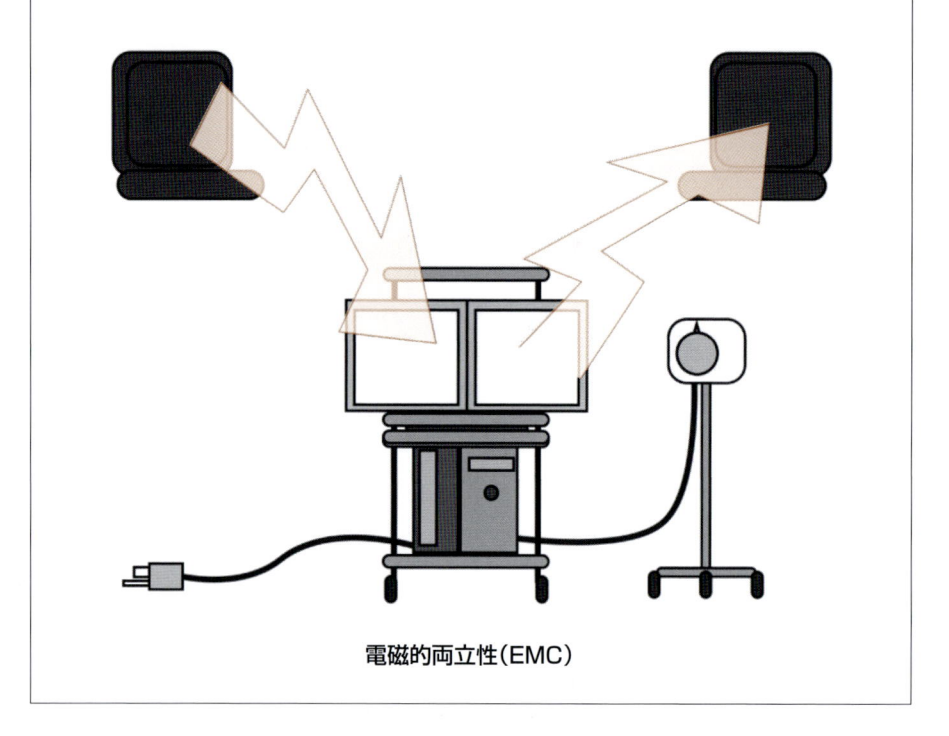

電磁的両立性（EMC）

（所司　睦文）

II 手術中の脳波モニタリング

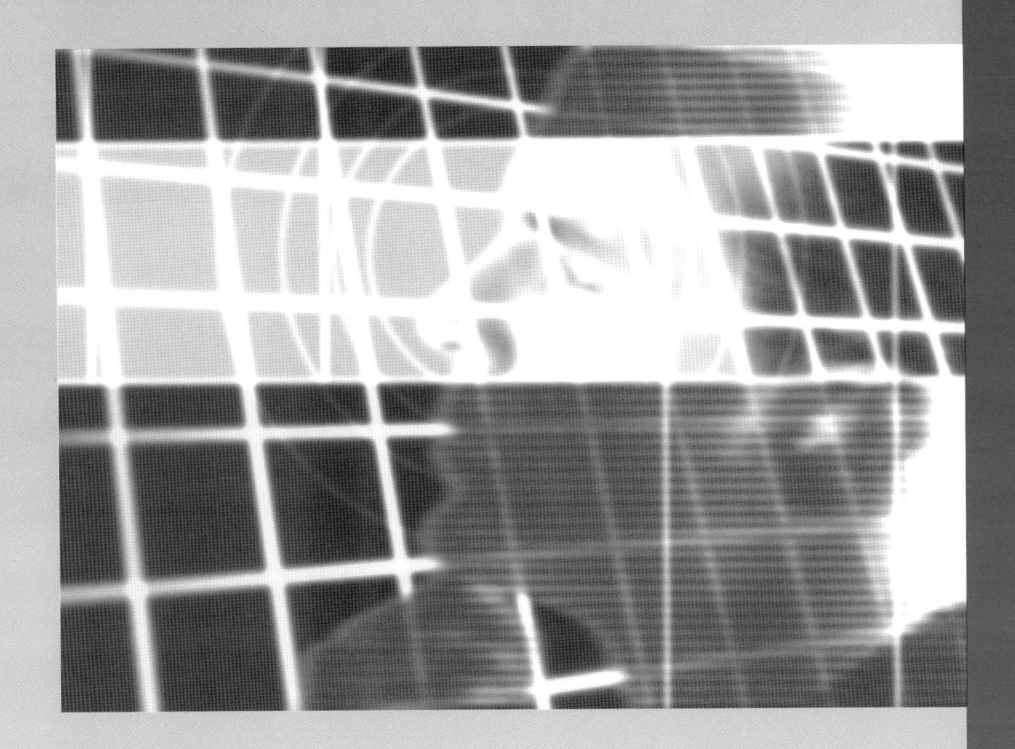

麻酔と脳波

術中覚醒と脳波解析モニタリング

BIS モニター

聴性誘発電位モニター

エントロピー脳波モニター

II 手術中の脳波モニタリング

麻酔と脳波

麻酔と脳波

　本項では麻酔中の脳波モニタリングを活用するために必要な基礎知識と注意点について概説する。

　麻酔薬は多くのチャネルやレセプターに同時に作用する[1]。現在のところ「無意識」や「無記憶」を生じさせる麻酔作用の鍵となっているターゲットはGABA_Aレセプター（gamma-aminobutyric acid receptor A），NMDAレセプター（N-methyl-D-aspartic acid receptor），TPDKチャネル（two-pore-domain K$^+$ channel）と考えられている[2]。

　現在使用されているイソフルラン，セボフルラン，デスフルランなどの揮発性麻酔薬や，バルビタール酸類（チオペンタール，チアミラール）およびプロポフォールなどの静脈麻酔薬はGABA_Aレセプターの作用を増強させることによって麻酔作用を発揮しているとされている。ベンゾジアゼピン系薬剤はGABA_Aレセプターに存在するベンゾジアゼピン結合部位に結合することで麻酔作用を発揮するが前者とはやや異なった振る舞いをする。一方，亜酸化窒素やケタミン，キセノン

COLUMN

　麻酔薬は同時に多くのチャネルやレセプターに作用する。個々の麻酔薬によってそれぞれのチャネルやレセプターへの作用は異なるため，結果として麻酔薬による脳波変化は麻酔薬によって異なる。しかしながら揮発性麻酔薬やプロポフォールなどのGABA_Aレセプターの作用を増強させる麻酔薬では，その濃度依存性変化の概要は類似している。NMDAレセプターに拮抗する麻酔薬による脳波は麻酔薬ごとにかなり異なる。

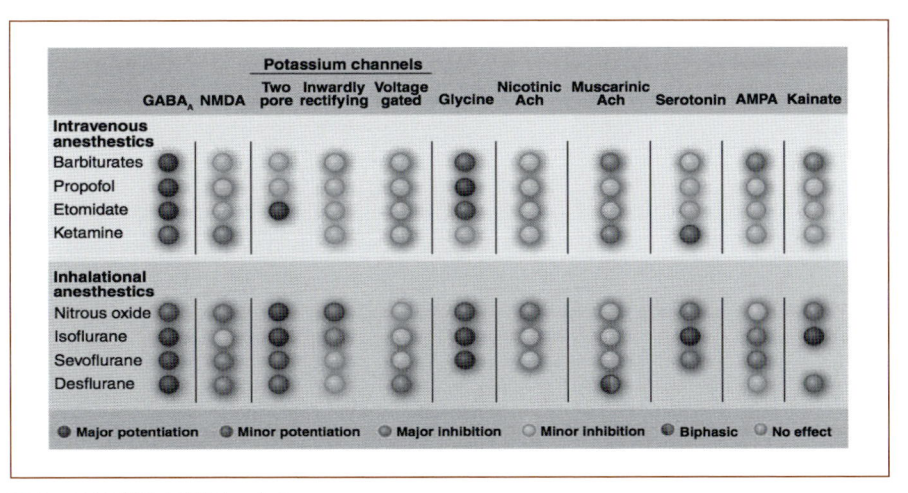

図1 麻酔薬と各種チャネル

（Alkire MT, Hudetz AG, Tonini G. Consciousness and anesthesia. Science 2008; 322: 876-80 より引用）

(xenon：Xe)などの麻酔薬はNMDAレセプターに拮抗することで麻酔作用を発揮するとされている。

　基本的には麻酔薬による脳波変化は麻酔薬ごとに異なるが、先に述べたGABA$_A$レセプターの作用を増強させる麻酔薬ではそれらの濃度変化に対する脳波の変化の概要はほぼ同一と考えてよい。ベンゾジアゼピン系薬剤による脳波変化はやや特異的であるがこれに関しては後述する。一方、NMDAレセプターに拮抗する麻酔薬による脳波変化は個々の麻酔薬ごとに異なる。

脳波に関する基礎知識

　Creutzfeldtら[3)]は脳波と大脳皮質錐体細胞の細胞内電位の同時記録によって錐体細胞のシナプス後電位と脳波が同期することを示している。錐体細胞は第V層に細胞体をもち、その樹状突起を大脳表面方向に伸ばしており、同方向に配列された錐体細胞群は電気的に1つの双極子(dipole)と見なすことができる。数多くの錐体細胞のシナプス後電位が同期的に変化することによりその総和が頭皮上でも電位差として観察されるのが脳波であるとされている。

　このように脳波の電位を作っているのは大脳皮質のニューロンであるが、脳波のリズムの多くは視床に由来することが知られている。特に麻酔中や自然睡眠時など意識レベルが低下したり、意識が消失している場合には脳波は視床のリズムに同期するようになる。

　一般に脳波は導出によりその波形が異なる。通常の脳波検査では国際10-20法に基づく電極配置で8～16チャネル程度の脳波を記録し診断に用いている。両耳朶(A1, A2)を基準電極とした単極導出もしくは、局在した脳波異常を検出する目的で隣り合う2つの電極からの導出を見る双極導出が用いられる。現在のところBISモニター(bispectral index monitor)をはじめとした麻酔の効果を見るモニターのほとんどは前額部の双極導出のみを用いている。

　頭皮上から観測される脳波はμVオーダーの微弱な電位であり、さまざまなアーチファクトの影響を受けやすい。したがって、脳波モニターを使用する際にはアーチファクトの影響を受けていないかどうかを判断することが重要である。特に電極のインピーダンス(抵抗値)が高い場合には交流電源のノイズなど、高周波のノイズが混入しやすい。一般的には電極のインピーダンスは5kΩ未満程度になるように心掛ける。BISモニターなどの麻酔モニターでは電極のインピーダンスを計測して基準値以下にならなければモニタリングが開始されないように作られていることが多い。電極のインピーダンスを低くするためには皮脂をアルコール綿で拭き取り、場合によってはスキンピュア®(日本光電)などを使用して皮膚の角質を少々削るとよい。BISモニターのBIS QUATROセンサーなどの専用センサーの電極にはマイクロニードルが装備されていて、誰が使用しても容易に電極のインピーダンスを低くできる点が優れている。ただし、まれに皮膚の障害を生じさせることがあるため注意が必要である。最近利用できるようになったSEDLine®モニター(Masimo)の電極にはこのようなマイクロニードルは付いていない。

COLUMN

脳波波形は導出により波形が異なるが、麻酔のモニターとして脳波を用いる場合には一般的に前頭の一側の導出が用いられている。これは頭髪がなく電極の装着が容易であるためである。ノイズの少ない脳波を得るためには電極のインピーダンスを低くすることが重要であり、そのために各種脳波モニターは電極に工夫を凝らしている。インピーダンスを低くするための前処置も重要である。

睡眠と脳波

　脳波は一般に周波数によって分類されている。周波数の遅い順にデルタ波（δ：$1\sim4\,\mathrm{Hz}$），シータ波（θ：$5\sim8\,\mathrm{Hz}$），アルファ波（α：$9\sim13\,\mathrm{Hz}$），ベータ波（β：$14\,\mathrm{Hz}$以上）に分類されている。$30\,\mathrm{Hz}$以上のガンマ波（γ）は意識に関係するといわれたこともあるが，現在では否定的である。これら周波数による分類とは別に特異的な波形に関してはいくつかの名前が付けられている。覚醒閉眼時に後頭葉優位に認められるアルファ波は正確にはアルファ律動と呼ばれる。このアルファ律動は開眼により消失する。徐波睡眠のⅡ期には睡眠紡錘波と呼ばれる波形が出現する。睡眠紡錘波はアルファ周波数帯の波であり漸増漸減を繰り返す特徴的な形態をしている。$GABA_A$レセプターの作用を増強させる麻酔薬による麻酔中にも臨床麻酔レベルでは特に優位に認められる。覚醒時のアルファ律動が後頭葉優位であるのに比べ睡眠紡錘波は前頭優位である[4]。したがってBISモニターなどでは観察されやすい。

　さて，睡眠のステージについて解説する。睡眠のステージは脳波によって分類されており，徐波が主体となる徐波睡眠と速い眼球運動が認められるレム睡眠に大きく分けられる。徐波睡眠はステージⅠからⅣまでに分類されており，入眠期に認められるような低振幅波が主体の状態がステージⅠ，それに加えて上記の睡眠紡錘波やk complexと呼ばれるような波形が認められるのがステージⅡである。ステージⅢとⅣはシータ波やデルタ波が主体であるが，デルタ波が50％未満である場合をステージⅢ，50％以上である場合をステージⅣとしている。徐波睡眠時の脳波変化は$GABA_A$レセプターの作用を増強させる麻酔薬による麻酔中の脳波と類似している。

麻酔薬の種類，濃度と脳波変化

　基本的には麻酔薬による脳波変化は麻酔薬ごとに異なる。しかしながら先に述べたように，$GABA_A$レセプターの作用を増強させる麻酔薬ではその概要はほぼ同一である。図2にセボフルラン麻酔時の脳波波形を示す。浅い鎮静レベルでは低振幅の速波（$15\sim20\,\mathrm{Hz}$程度）が主体であるが（図2a, b），麻酔薬濃度の上昇とともに振幅は大きくなり徐波化する。臨床麻酔レベルではα周波数帯の睡眠紡錘波が優位となり（図2c），さらに深いレベルではシータ波やデルタ波が優位となる（図2d, e）。やがて平坦脳波と高振幅速波が交互に出現するburst and suppressionパターンを示すようになる（図2f）。このパターンが出現するときには明らかな深麻酔である。麻酔薬濃度を上昇させると平坦部分が増加し，やがて平坦脳波となる。なお，脳波が平坦化しても脳の電気的活動がすべて静止するわけではない。脳波は脳の電気的活動を頭蓋骨や頭皮を通して見たものであり，脳の電気活動の一部を見ているにすぎない。脳表に直接電極を置いて観測される皮質脳波は通常の脳波が平坦化しても残存している。麻酔薬濃度が高くないと考えられるときにburst and suppressionパターンが認められた場合には脳虚血の可能性を考慮する必要がある。

II 手術中の脳波モニタリング

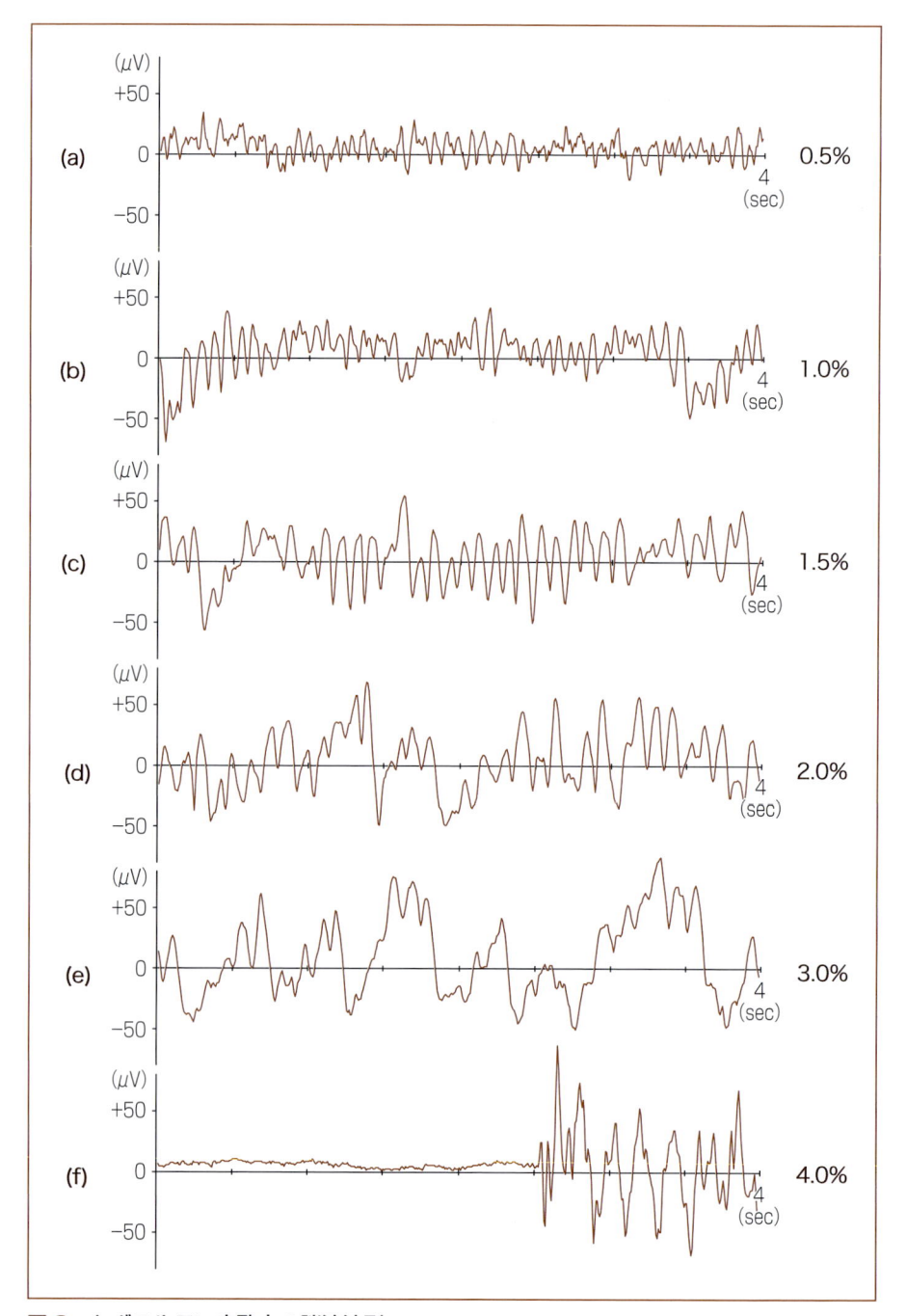

図2 セボフルラン麻酔中の脳波波形

　では，GABA_Aレセプターの作用を増強させる麻酔薬間での脳波の差異に関して解説する．イソフルランやセボフルランなどの揮発性麻酔薬による麻酔中の脳波のパワースペクトル（図3）では麻酔薬濃度の上昇とともに5 Hz前後（デルタとシータの境界領域）のパワーは大きくなり，一方で臨床麻酔レベルよりやや深いレベルになってくると睡眠紡錘波のパワーは小さくなるが，プロポフォールによる麻酔の場合にはこの領域のパワーは揮発性麻酔薬の麻酔時のように増大せず，常に低値を

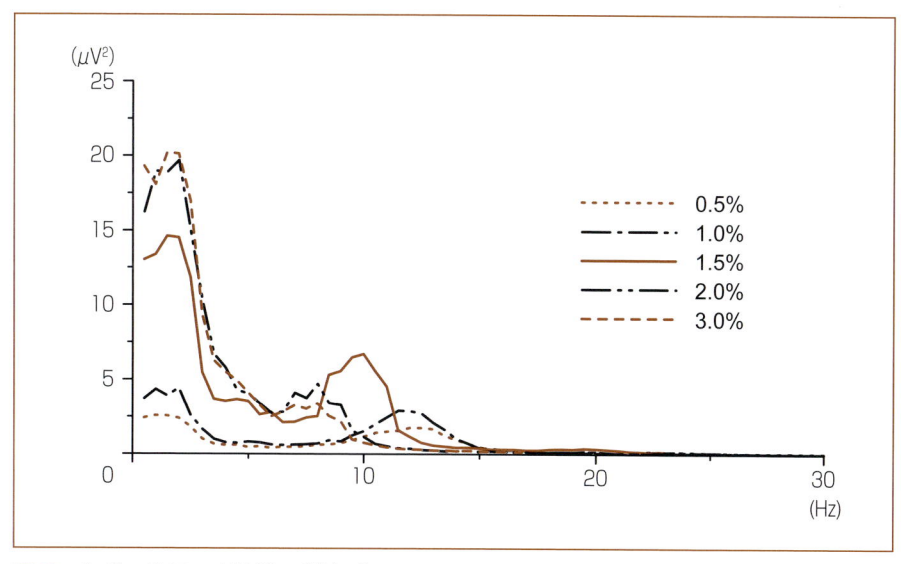

図3 セボフルラン麻酔時の脳波パワースペクトラム

示す。揮発性麻酔薬による麻酔の場合には麻酔薬の濃度上昇とともに脳波の振幅も増大していくが，プロポフォールによる麻酔の場合には臨床麻酔レベルから burst and suppression が出現するまでのレベルでは脳波の振幅はあまり変化しないか，もしくはやや減少する。デルタ波の波形の重畳が認められる場合にはある程度深いと判断できるが，ノイズなどによる基線の揺れを判別できなければ麻酔効果の判定を誤る可能性もある。この点では揮発性麻酔薬のほうが脳波波形の判読は容易であることが多い。もちろん脳波にはかなりの個人差があるため判読に難渋する症例もいくらか存在する。後述するように高齢者では適切な麻酔レベルと考えられるレベルでも脳波の振幅が小さいままで判読に苦労する症例が増加するが，必ずしもすべての高齢者で脳波の判読が困難であるとはかぎらない。

ミダゾラムなどのベンゾジアゼピン系薬剤は $GABA_A$ レセプターに存在するベンゾジアゼピン結合部位に結合することでその作用を発揮する。つまり揮発性麻酔薬やプロポフォールとは異なる部位に作用するということである。ミダゾラムを投与すると脳波はシータ波が主体の低振幅徐波となる（図4c）。睡眠紡錘波は認められない。また，揮発性麻酔薬のように濃度が高くなっても burst and suppression パターンにはならない。

続いて，亜酸化窒素，ケタミン，キセノン（Xe）などの NMDA レセプターに拮抗する麻酔薬による脳波変化について述べる。これらの麻酔薬による脳波は基本的に麻酔薬によってかなり様相が異なる。

亜酸化窒素は弱い鎮静作用と中等度までの鎮痛作用を有するが，基本的に亜酸化窒素による麻酔だけで手術を行うことは困難である。かつては揮発性麻酔薬との併用による麻酔が主流だったこともあるが，残念ながらこの麻酔では多くの場合，十分な鎮痛は得られていなかったと考えられる。亜酸化窒素を単独で吸入させた場合の脳波は基本的に低振幅速波である。Yamamura ら[5]は，亜酸化窒素を単独で吸入させた場合の脳波パワースペクトラムでは 34 Hz にピークが出現したと報告している。揮発性麻酔薬による浅い鎮静時の脳波とはやや異なり基本周波数は速く，睡眠

COLUMN

$GABA_A$ レセプターの作用を増強させる麻酔薬を使用した場合の脳波波形は，浅い鎮静レベルでは低振幅の速波が優位であるが，臨床麻酔レベルではアルファ周波数帯の睡眠紡錘波が優位となる。さらに深いレベルでは睡眠紡錘波の活動性は低下し，シータ波やデルタ波が優位となる。やがて平坦脳波と高振幅波が繰り返される burst and suppression と呼ばれる特徴的な波形となり，やがて平坦脳波となる。

II 手術中の脳波モニタリング

紡錘波は認められない．亜酸化窒素と揮発性麻酔薬を併用した場合には，脳波は複雑な変化を示す．筆者ら[6]は，揮発性麻酔薬に後から亜酸化窒素を加えた場合について検討した．亜酸化窒素付加後，間もなく巨大なデルタ波が出現し，時には10～20程度までBIS値は低下する．SEF95（spectal edge freqnency：SEF）も同様に低下する．このような変化は一過性であり，やがてシータ波とデルタ波が主体の波形と速波が交互に出現するようになる．このような状況ではBIS値やSEF95は亜酸化窒素付加前よりもやや低値を示す程度である．亜酸化窒素の投与を中止すれば5分ほどでもとの波形に復帰する．基本的な変化としては臨床麻酔レベルの揮発性麻酔薬に亜酸化窒素を加えると睡眠紡錘波は消失し，脳波の振幅は小さくなる．

ケタミンは古くからある麻酔薬であるが，他の麻酔薬と異なり十分な鎮静作用と鎮痛作用を併せもつ特異的な薬物である．ケタミンを単独でボーラス投与した場合にはシータ波や巨大なデルタ波が出現するが，やがて通常のベータ波よりもさらに

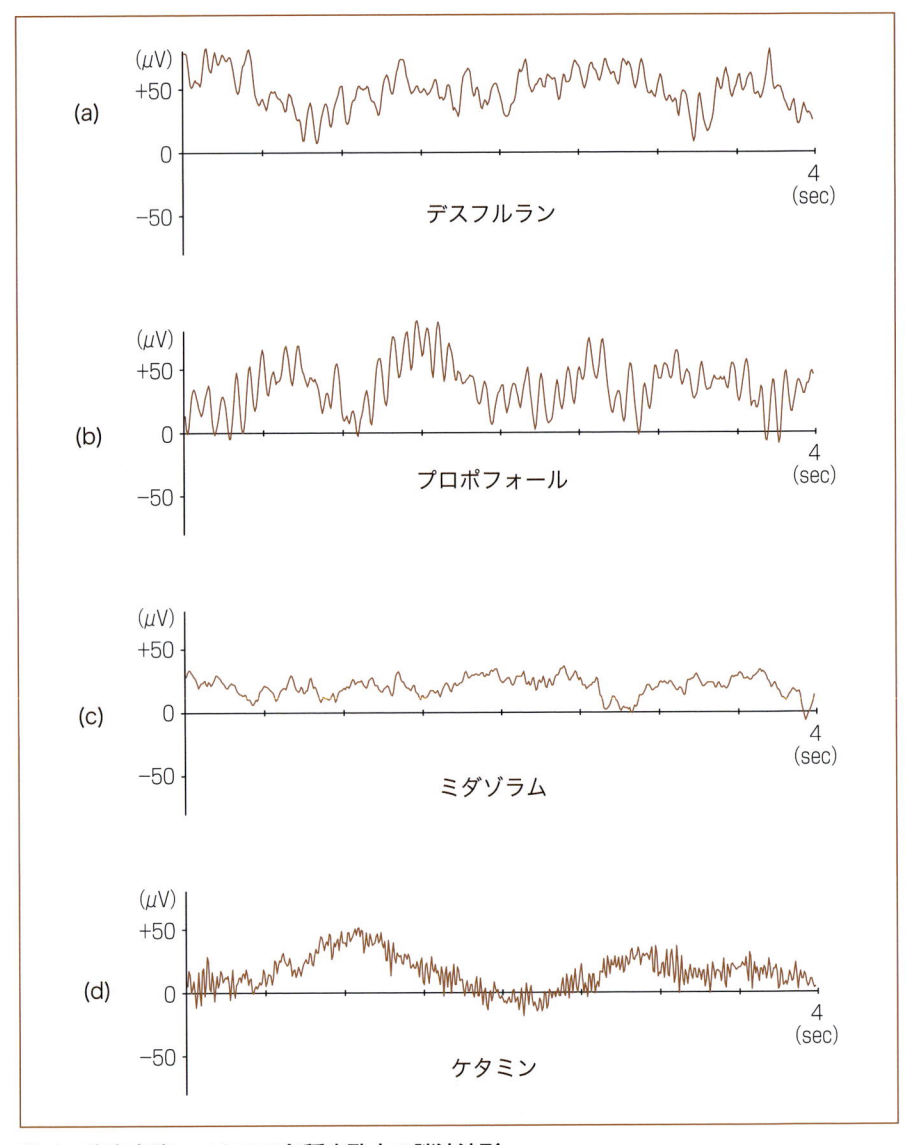

図4 臨床麻酔レベルでの各種麻酔中の脳波波形

速い低振幅速波となる(図4d)。筆者のもっているデータでは，このときのピーク周波数は症例によりまちまちであり特定の周波数になることはなかった。この高周波成分のために，BIS値やSEF95は無意識状態であっても高値を示す。Tsudaら[7]はプロポフォール麻酔時に後からケタミンを投与した場合の脳波変化を観察している。彼らの報告ではケタミンの投与によりプロポフォールによって形成されていた睡眠紡錘波の基本周波数が速くなったことが示されている。ケタミンは亜酸化窒素と異なり睡眠紡錘波を消失させるのではなく，その基本周波数を速くする作用をもっている。このようにNMDAレセプターに拮抗する麻酔薬の場合には薬剤ごとに脳波への作用がかなり異なっている。低用量であってもケタミンを併用した場合にはBIS値やSEF95は通常の麻酔時よりも高値を示す。

キセノン(Xe)は欧州では臨床使用されているようであるが，わが国では麻酔薬として臨床では使用されていない。キセノンは亜酸化窒素と似た性質を示すとされている。Morrisら[8]の報告ではキセノン麻酔中の脳波はシータ波やデルタ波が主体であるとされている。Gotoら[9]はキセノン麻酔の0.8 MAC (minimum alveolar concentration)ではBIS値は40程度まで低下したが，被験者11名中4名はその後キセノン濃度を下げてもBIS値は40～50のままであり，覚醒時にもBIS値は上昇しなかったと報告している。

区域麻酔やICUでの鎮静に使用されるデクスメデトミジンによる脳波波形は徐波睡眠時のそれに類似している。中枢のノルアドレナリン性神経系は覚醒および徐波睡眠に関与し，一方でレム睡眠を抑制する作用をもっている。デクスメデトミジンがα_2作動薬であることからも，それによる脳波が徐波睡眠に類似するのは頷ける話である。浅い鎮静時には低振幅速波であるが，鎮静が深くなるとシータ波やデルタ波が優位となる。BIS値も徐波睡眠時と同様に低下するが，脳波的にはかなり深い鎮静レベルと判断されても軽い刺激を与えると覚醒することもある。このような状況はGABA$_A$レセプターの作用を増強させる麻酔薬による鎮静や麻酔時とはかなり異なる。基本的にBIS値やSEF95による鎮静度判定はGABA$_A$レセプターの作用を増強させる麻酔薬でしか活用できるものではない。

図4に各種麻酔薬による臨床麻酔レベルでの脳波波形を示す。

脳波パラメータに関して

麻酔の指標としてもっとも一般的に用いられているのはBISモニターの算出するBIS値である。BISモニターの詳細に関しては別項を参照していただきたい。

BIS値以外では，スペクトル解析で得られた30 Hz以下のパワーの分布をもとにMF (median frequency；パワーの中央値)，SEF95 (パワー全体の95%がこの周波数以下に存在する)などが麻酔の指標として用いられている。SEF95はburst and suppressionパターンが認められるような深い麻酔レベルや覚醒直前の浅いレベルでは麻酔レベルをうまく反映しないような挙動を示す。なお，数値演算の面からいえば，burst and suppressionのような不連続な波形に対してはスペクトル解析を行うこと自体に問題がある。また，SEF95の絶対値は脳波の個人差のために同じ鎮静レベルであってもある程度の幅ができる。しかしながら臨床麻酔レベルでは麻

酔薬濃度に鋭敏に追従して変化するため，各患者においてそのトレンド変化を見ることは有用であると考えている．計算方法も単純であるため特異的な変化を示したときにも，原因は分かりやすい．

GE社のエントロピーモニターはSE（state entropy），RE（response entropy）という2つのパラメータを算出している．エントロピーモニターに関しても別項を参照していただきたい．

近年利用できるようになったMasimo社のSEDLine®モニターの算出するPSI（patient state index）はもともとPhysiometrix社が開発したPSA4000というモニターに搭載されたアルゴリズムを買い上げたものであり，演算そのものに手を加えていないとされている．PSIの算出アルゴリズムに関してはDroverら[10]の論文に記載されている．これによるとBIS値に近いアルゴリズムを用いているようであるが，特徴的であるのはFP$_1$, FPzという前頭導出の脳波に加えてPz, Czといった頭頂から後頭にかけての導出の脳波も用いている点である．残念ながらSEDLine®の電極は前頭部のみであるため，もともとのPSA4000と同じような数値が算出されるのかどうか不明である．なお，術中のPSIの適正値はBIS値と異なり25～50に設定されている．BIS値と異なりPSI値算出の脳波データベースにはセボフルランもデスフルランも含まれているとされている．

侵害刺激，オピオイドと脳波

侵害刺激は脳波を変化させる．しかもその変化は麻酔薬濃度の変化に伴うものに比べ非常に複雑であり予測不可能なものである．筆者ら[11]はイソフルランを呼気濃度1.0％で，もしくはセボフルランを呼気濃度1.5％で維持し，執刀前後および執刀5分後に3.0μg/kgのフェンタニルを投与し，その5分後の脳波波形およびBIS値とSEF95の変化を観察した．執刀前には睡眠紡錘波が優位な状態であったが，すべての症例で執刀後には睡眠紡錘波は消失した．そして，いくらかの症例では低振幅速波が主体となりBIS値とSEF95が上昇し，ほかのいくらかの症例では巨大なデルタ波が出現しBIS値とSEF95は低下した．残りの症例では低振幅速波に巨大なデルタ波が混在した波形となりBIS値とSEF95は変化しなかった．侵害入力により脳波はこのように多様な変化を示したが，フェンタニル投与後には脳波波形はいずれの場合も執刀前のパターンに復帰し，BIS値とSEF95もほぼ前値に復帰した．この結果から，脳波から鎮痛度を知ることは困難であること，さらには鎮痛が十分でなければ脳波から適切に鎮静度を推定できないこと，が示された．つまり，脳波モニターを用いて鎮静の調節を行うには適切な鎮痛が必須であるということが明らかとなったのである．なお，侵害刺激により本来意識レベルは上昇すると考えられるが，巨大なデルタ波が出現すると鎮静の指標であるBIS値やSEF95が逆に低下することから，この現象は"paradoxical arousal"と呼ばれている．

なお，執刀前にフェンタニルを投与した場合についても検討したが，この場合にはフェンタニルによる脳波変化は認められず，また執刀後も脳波波形は執刀前の形状のままであった．つまり，侵害刺激のない状態ではフェンタニル自体は脳波にほとんど影響しないが，侵害入力を抑制することで脳波波形を変化させないことも

COLUMN

麻酔薬だけでなく侵害刺激によっても脳波は変化する．その変化は予測不能であり鎮痛が不十分であるときには脳波から鎮静度を判定することは困難である．つまり脳波モニターを活用するためには十分な鎮痛が必須である．なお，臨床濃度のオピオイドは脳波にほとんど影響しないが，侵害刺激を抑制することで脳波を本来の形に戻す作用がある．高濃度のオピオイドは脳波を徐波化させるが，この場合脳波と鎮静度は乖離することがあるため注意が必要である．

示された。この結果からも示されたように，侵害刺激のない状態では通常の臨床麻酔レベルのオピオイドの脳波への影響はわずかである。しかしながら，かつて行われた大量フェンタニル麻酔のような高濃度（フェンタニルやレミフェンタニルでは10 ng/ml 以上）の場合にはオピオイドは脳波を徐波化させる[12),13)]。実際にはこの徐波化作用は臨床麻酔レベルでも生じているが，高濃度でなければ顕著化しないというのがより正確な表現であるといえる。$GABA_A$ レセプターの作用を増強させる麻酔薬の場合には脳波の高振幅徐波化は意識消失を示唆するが，オピオイドによる徐波化は必ずしも意識消失を伴わない。一見意識が消失しているようでも軽い刺激で開眼することもある。Miller の教科書[14)]でも"オピオイドは完全な麻酔薬ではない"と書かれている理由はここにある。さらにこれまでの研究では，オピオイドは記憶にもほとんど作用しないようである。したがって，全身麻酔の重要なエンドポイントである無意識，無記憶を高濃度のオピオイドで得ることは保証されない。

オピオイドによるものであっても脳波が徐波化すればBIS値やSEF95といった脳波パラメータは低下する。しかしながら，先に述べたようにこのような状況での脳波パラメータの低下は，その数値どおりの鎮静度を示すとはかぎらないため注意しなければならない。BIS値算出のアルゴリズムにオピオイドの併用は含まれているが，高濃度のオピオイドの単独使用もしくは併用の麻酔は含まれていないと考えられる。したがって，レミフェンタニルをたとえば 0.3 μg/kg/min 以上で持続投与しているような場合には，BIS値やSEF95が低くても適切な鎮静が得られている保証はできない。

体温と脳波

　低体温人工心肺中などのような低体温下での脳波変化は，麻酔薬による脳波変化とは異なる。脳波は脳細胞の電気活動の結果であり，脳細胞の電気活動は細胞膜に存在するイオンチャネルを通したイオンの出入りの結果である。これらはすべて化学的なものであるからその速度は温度によって決定される。つまり体温が低くなれば，すべての脳波成分の周波数が同等に遅くなる。麻酔薬による脳波変化では，麻酔薬が関与するチャネルのみに影響が出るため麻酔薬濃度の上昇時には特定の成分のみ周波数が遅くなるが，低体温の場合にはすべての成分で周波数が遅くなる。中枢温が30℃を下回るようになると脳波全体の徐波化がはっきりしてくる。25℃前後になってくると burst and suppression パターンも認められるようになるが，常温時と異なり burst 波の周波数も低下している。人工心肺中には機械からのアーチファクトも増えるため，注意しなければ周波数の遅い burst 波を見誤ることもあるため注意が必要である。

　一方，高体温に関しては，その原因が脳に直接関係ない場合には脳波には明らかな変化は現れない。これは低体温と異なり，高体温の場合には正常体温より上昇してもせいぜい2～3℃しか上がらないからであると推察される。

過換気や低換気と脳波

　脳波は脳代謝に影響するさまざまな要因によって鋭敏に変化する。過換気により脳血流が低下すると脳波は徐波化する。また，低換気による高二酸化炭素血症の場合にも脳波は徐波化する。したがって，脳波モニターから鎮静度を判定する際には適切な換気を保つことも重要な条件となる。

脳虚血と脳波

　先に述べたように，脳虚血が生じると脳波は徐波化し，burst and suppressionパターンを示すようになる。さらに虚血の程度が強くなれば，脳波は平坦化する。心停止が生じれば，脳波は数秒以内に平坦化する。左右の導出の脳波を同時に観測すれば，片側の脳虚血を診断できるようになる。近年BISモニター用としてBIS™ Bilateralセンサーが発売されており，脳虚血の検出が可能となっている。ただし，BISモニターをはじめとした脳波モニターは，前頭導出の脳波のみを利用しているため，これらの領域の脳虚血しか検出することができないことに注意しておく必要がある。

発達や加齢と脳波

　ヒトの脳は出生後も最初の1年の間に大きく発達する。これに伴って睡眠−覚醒サイクルや睡眠時の脳波も大きく変化する[15]。麻酔中の脳波も同様に新生児から乳児期にかけて大きく変化する。なお，ヒトの発達を考えるという点では出生後の週数ではなく，胎生からの週数で考えるほうがより的確である。つまり同じ1カ月児でも32週で出生した児と40週で出生した児は同じようには扱えない。新生児では覚醒していても不規則な徐波が主体であり，比較的低濃度の麻酔薬によってもtracé alternant（トラセ アルテルナン）と呼ばれるburst and suppressionに類似のパターンが出現する。近年，麻酔薬を小児（新生児）に投与すると脳細胞のアポトーシスが生じるということが報告されているが，脳波から考えた場合，新生児や少なくとも6カ月未満の乳児には高濃度の麻酔薬は必要ないと筆者は考えている。十分な鎮痛が得られれば，セボフルランならせいぜい呼気で1.0%程度もあれば十分ではないかと思われる。未熟児の場合にはさらに低い濃度でも十分であろう。もちろん，これは筆者の個人的な意見であり，あくまでも脳波的に考えた場合の話である。今後データを積み重ねる必要があるが，この濃度が適切かどうかの検証は現実には難しいと思われる。

　6カ月前後から麻酔中の脳波には睡眠紡錘波様のアルファ周波数帯の波形が認められるようになるが，はっきりした睡眠紡錘波が認められてくるのは2〜3歳くらいである。1歳を超えてくると麻酔薬濃度の上昇とともに脳波の振幅は大きくなるが，その大きさは成人の2倍以上にもなる。この時期になると脳波の振幅を頼り

COLUMN

　脳波は脳の発達や加齢とともに変化する。6カ月未満の新生児や乳児では脳波モニターの意義は少ない。2歳を過ぎてくると成人に近い脳波変化を示すようになるが，小児では脳波の基本周波数は成人のそれより速く振幅も大きい。高齢になると睡眠紡錘波の活動性は低くなり脳波の基本周波数は遅くなる。麻酔中でも振幅が大きくなりにくくなるが，この変化にはかなりの個人差が存在する。睡眠紡錘波の活動性が高いときには脳波パラメータはそれなりに信頼できる。

に麻酔薬の効果を判断することが可能となってくる。幼児や学童では脳波の基本周波数が成人のそれより速いためBIS値やSEF95が成人と同じ基準では判断できない。一般に小児では成人より高いBIS値で適切な麻酔レベルとなっている。思春期以後脳波波形は成人のそれに近づくが，この時期の脳の発達にも大きな個人差が存在するため，脳波による麻酔効果判定には注意が必要である。思春期から30歳くらいまでの症例では，脳波が小児に近い周波数の速い波形を示すこともあれば，周波数が遅く振幅の大きな徐波が優位となることもある。前者のような波形を示す場合には，BIS値やSEF95は小児と同様に適切と考えられる麻酔レベルでも高値を示すために，これらを指標として麻酔を管理すると深麻酔になってしまう。一方で後者のような波形を示す場合には，比較的浅い鎮静レベルのうちからBIS値は35〜40まで低下してしまうために，BIS値のみを頼りに麻酔管理を行うと浅麻酔ひいては術中覚醒の危険性がある。しっかりと脳波波形を見極めることが重要である。

　一方，高齢者では臨床麻酔レベルであっても睡眠紡錘波が優位となってこない場合が増加する。ただし加齢性変化には大きな個体差があり，60〜70歳代（もしくはそれよりも若い年代）でも睡眠紡錘波が目立たないこともあれば85歳を超えていても明瞭な睡眠紡錘波が認められる場合もある。一般に明瞭な睡眠紡錘波が認められる場合にはBIS値の信頼性は高くなり，そうでない場合には誤差が大きくなる。

脳障害と脳波

　脳に器質的な疾患が存在する場合には，その疾患による脳波変化が認められることもある。広範な脳梗塞の既往のある患者では，患側から導出される脳波が覚醒時も徐波であったりすることもあり，脳波を麻酔のモニターとすることが難しくなることもある。先天性の代謝性疾患などでも正常な脳の発達が妨げられた結果，脳波を麻酔のモニターとして使用できないこともある。

　一方で，脳性麻痺のように出生時に脳障害が生じているような場合では，その後の脳の発達に問題がなければ脳波そのものは健常者と変わらない。筆者の経験では，脳性麻痺であっても，てんかんなどが合併していなければ脳波を麻酔のモニターとすることが可能であった。

まとめ

　脳波を麻酔のモニターとして使用するためには，麻酔薬による脳波変化だけでなく種々の生理的要因などによっても脳波が変化することを知っておかなければならない。また，本項で解説したように，適切な鎮痛が得られていなければ脳波モニターの算出する鎮静度は無意味なものになることも理解しておかなければならない。

●参考文献
1) Alkire MT, Hudetz AG, Tonini G. Consciousness and Anesthesia. Science 2008; 322: 876-80.
2) Franks NP. General anaesthesia: from molecular targets to neuronal pathways of sleep and arousal. Nat Rev Neurosci 2008; 9: 370-86.
3) Creutzfeldt OD, Watanabe S, Lux HD. Relations between EEG phenomena and potentials of single cortical cells. II. Spontaneous and convulsoid activity. Electroenceph Clin Neurophysiol 1966; 20: 19-37.
4) Purdon PL, Pierce ET, Mukamel EA, et al. Electroencephalogram signatures of loss and recovery of consciousness from propofol. PNAS 2013; 110: E1142-51.
5) Yamamura T, Fukuda M, Takeya H, et al. Fast oscillatory EEG activity by analgesic concentrations of nitrous oxide in man. Anesth Analg 1981; 60: 283-8.
6) Hagihira S, Takashina M, Mori T, et al. Electroencephalographic bicoherence is sensitive to noxious stimuli during isoflurane or sevoflurane anesthesia. Anesthesiology 2004; 100: 818-25.
7) Tsuda N, Hayashi K, Hagihira S, et al. Ketamine, an NMDA-antagonist, increases the oscillatory frequencies of $α$-peaks on the electroencephalographic power spectrum. Acta Anaesthesiol Scand 2007; 51: 472-81.
8) Morris LE, Knott JR, Pittinger CB. Electro-encephalographic and blood gas observations in human surgical patients during xenon anesthesia. Anesthesiology 1955; 16: 312-9.
9) Goto T, Nakata Y, Saito H, et al. Bispectral analysis of the electroencephalogram does not predict responsiveness to verbal command in patients emerging from xenon anaesthesia. Br J Anaesth 2000; 85: 359-63.
10) Drover DR, Lemmens HJ, Pierce ET, et al. Patient State Index. Titration of delivery and recovery from propofol, alfentanil, and nitrous oxide anesthesia. Anesthesiology 2002; 97: 82-9.
11) Hagihira S, Takashina M, Mori T, et al. The impact of nitrous oxide on electroencephalographic bicoherence during isoflurane anesthesia. Anesth Analg 2012; 115: 572-7.
12) Scott JC, Cooke JE, Stanski DR. Electroencephalographic quantification of opoid effect: comparative pharmacodynamics of fentanyl and sufentanil. Anesthesiology 1991; 74: 34-42.
13) Egan TD, Minto CF, Hermann DJ, et al. Remifentanil versus alfentanil: comparative pharmacokinetics and pharmacodynamics in healthy adult male volunteers. Anesthesiology 1996; 84: 821-33.
14) Stanski DR, Shafer SL. 麻酔深度の測定. Miller's Anesthesia 第5版（日本語版）. 東京：メディカル・サイエンス・インターナショナル；2007. p.967-8.
15) 大熊輝雄. 臨床脳波学 第5版. 東京：医学書院；1999. p.103-19.

（萩平　哲）

II 手術中の脳波モニタリング

術中覚醒と脳波解析モニタリング

術中覚醒とは？

　"術中覚醒（intraoperative awareness）"という語は，字面からは"全身麻酔下に行われる手術中に患者が覚醒すること"と理解されがちである。しかし最近では"全身麻酔中の偶発的覚醒（accidental awareness during general anaesthesia：AAGA）"として，時期を手術中に限定しない，拡大された定義に変わりつつある。"全身麻酔"の3要件，鎮静（意識消失），鎮痛，筋弛緩（不動化）のうち，必須要件は鎮静と鎮痛の2つである。つまり本来なら患者の意識が消失しているべき"全身麻酔"の最中に，覚醒してしまう状態がAAGAである。では"意識が消失しているべき"状況とはどのようなときだろう。それは"意識がある"ときには絶対に投与すべきでない薬物を使用している状況である。"意識がある"場合に絶対に投与すべきでない薬物は筋弛緩薬である。したがって麻酔導入時に筋弛緩薬を投与した時点から，手術終了後，筋弛緩効果を完全に〔少なくとも四連反応比（train-of-four ratio：TOFR）が90％以上〕拮抗するまでは決して患者に"意識がある"べきではない。麻酔導入直後の気管挿管時や，手術終了後，筋弛緩薬残存効果の拮抗前に麻酔薬の絶対的あるいは相対的投与不足が原因で患者が"覚醒"した場合，狭義の"術中覚醒"とはいえなくともAAGAであることは明らかである。

なぜAAGAが生じるのか？

　なぜ意図せずに，全身麻酔中に患者が覚醒する事態が起こりうるのか。患者側の要因，麻酔管理の要因など，これまで多くの因子が検討されているが，ある臨床状況においてその時点の刺激（必ずしも侵害的刺激とはかぎらない）が惹起する反応を抑制するのに十分な薬物濃度が得られていないことが根本原因である。簡単に言えば，"薬が効いていない"のである。ではなぜ"薬が効かない"のだろう。これは薬物の絶対的不足と相対的不足に大別できる。

薬物の絶対的不足

　絶対的不足とは，麻酔薬が患者の体内に投与されない場合である．揮発性麻酔薬の気化器が空になっている，インフュージョンポンプが停止している，静脈麻酔薬の輸液バッグ内への逆流，薬物調製の誤り（レミフェンタニルの溶解を忘れて，溶媒のみを投与），薬物誤投与（導入時，鎮静薬投与前に誤って筋弛緩薬を投与する）など，多くはヒューマンエラーが関与しており，麻酔科医が手術室看護師，薬剤師などとともに確認することで，かなりの事例は回避できる可能性が高い．デスフルランの気化器は麻酔薬残量が低下すると警報が鳴る．インフュージョンポンプも流量設定を変更した後，一定時間"投与開始"ボタンが押されないと警報を発する．しかし騒々しい手術室環境では警告音が常に認知されるとはかぎらない．薬物の投与忘れを防ぐため，吸入麻酔の場合は揮発性麻酔薬呼気濃度下限アラームを0.7 MAC（minimum alveolar concentration：MAC）程度以上の値に設定することを徹底する．残念ながら静脈麻酔薬については同様の警報が存在しないのが現状である．麻酔薬・鎮痛薬を投与する前から脳波モニタリングを開始することで，呼びかけや身体に触れるなどの刺激に対する反応の有無を見るだけでなく，客観的に薬物効果の発現を確認できる．脳波の変化がインデックス値に反映されるまでには数十秒の遅れがあることに注意が必要である．

薬物の相対的不足

　相対的不足とは，麻酔薬（鎮静薬・鎮痛薬）は確実に患者体内に投与されており，臨床徴候や中枢神経モニターが表示する指標からは，鎮静のレベル不十分とは判断されなかったにもかかわらず，実際には覚醒していた場合である．麻酔薬・鎮痛薬が確実に投与されていても，侵襲の中枢刺激作用を抑制するのに必要な濃度が維持されていなければ AAGA が起こりうる．"中枢刺激作用を抑制する"濃度には当然個体差がある．しかも実際には個々の患者において，その濃度を精確に知ることは困難である．揮発性麻酔薬以外の薬物はリアルタイムで濃度を実測できないことも，"薬物濃度"と"効果"の関係の考察をいっそう困難にしている．

現代のバランス麻酔の問題点

　現在広く使用されている麻酔薬はどれも投与を中止すると急速に濃度が低下する．血液ガス分配係数が小さいデスフルラン，多数の酵素によって分解されて薬理活性のない代謝物に変化するレミフェンタニルがその代表である．これらの薬物動態の特徴は context-sensitive half-time（CSHT；薬物濃度を一定に維持してきた持続投与を中止後，濃度が半減するまでの時間）がきわめて短いと表現できる．したがって，迅速な覚醒を得るために手術終了前から薬物濃度を漸減する必要はほとんどない．

　一方，必ずしも"全身麻酔"に必須でない筋弛緩はスガマデクスで急速に拮抗可能なため，手術終了直前まで"深い"筋弛緩状態を維持する状況がしばしば見られる．重要なのはロクロニウムの筋弛緩効果は，スガマデクスを投与しないかぎり

（自然に）急速に減弱消失するわけではないことである。よって万一デスフルランやレミフェンタニルの投与が中断した状況で，筋弛緩効果だけが維持されていると，短時間のうちに麻酔薬，鎮痛薬濃度が激減して意図せぬ覚醒が起こる。短時間作用性薬物を多用する現代のバランス麻酔は，本質的に AAGA の危険性を内包している。英国とアイルランドで行われた AAGA の全国調査（The 5th National Audit Project：NAP5）総括によると，AAGA を経験した患者の 75% において，覚醒していた時間は 5 分未満であったが 51% が苦痛を感じており，41% の患者では長期にわたる有害事象を認めた。たとえ短時間の AAGA であっても，その影響は決して軽視できない[1]。

筋弛緩薬

ブチリルコリンエステラーゼ〔butyrylcholinesterase：BChE（偽性コリンエステラーゼ）〕が遺伝的に欠損あるいは酵素活性が低下している患者は，スキサメトニウムや mivacurium 投与後に筋弛緩作用が著しく遷延する。BChE 欠損症の手術患者 70 名に電話インタヴューを行い AAGA と 心的外傷後ストレス障害（post-traumatic stress disorder：PTSD）発症の有無を調査したデンマークの研究によれば 35 名の患者は筋弛緩状態のままで覚醒しており，その 80% には筋弛緩モニターが装着されていなかった[2]。他方，筋弛緩状態下での意識がなかった残り 35 名のうち，筋弛緩モニターが未装着だったのは 49% であった。覚醒していた患者はPTSD のスクリーニングテストのスコアが有意に高かった。この研究の著者らは客観的な筋弛緩モニタリングの欠如は AAGA のリスクであると結論している。

Schuller ら[3]は，ボランティアの麻酔科医（29〜52 歳）10 名に完全覚醒したままスキサメトニウムあるいはロクロニウムを投与して脳波の変化を検討した。筋弛緩効果発現後，BIS 値（bispectral index：BIS）は 40 台まで低下し，体動が出現するまで投与前の値には戻らなかった。本研究は，意識清明な状態の脳波が 100 に近いBIS 値に変換されるには，筋肉の正常な電気活動が必要な可能性を示唆している。麻酔導入時，誤って筋弛緩薬を就眠鎮静薬より先に投与すると，患者に意識があるにも関わらず，十分な麻酔深度であるかのような BIS 値が表示され，麻酔科医が誤投与に気づかないおそれがある。意識のある状態で筋弛緩薬が投与されて体動できなくなることは疼痛の有無によらず患者にとって非常にストレスが大きく[1]，絶対に回避すべきである。

薬物動態の理解

AAGA の防止上重要なのは"効果部位"の薬物濃度である。プロポフォールのTCI（target-controlled infusion）投与では，インフュージョンポンプ画面に効果部位濃度の予測値が表示される。日本ではレミフェンタニルの TCI 投与が可能なポンプはいまだ承認されていないが，シミュレーションソフトを用いてオピオイドの効果部位濃度は予測できる。一方，揮発性麻酔薬は濃度を実測できる点が優れている。しかし新鮮ガス流量が少ない場合，気化器の設定濃度と呼気終末濃度は大きく乖離する。特に MAC が高いデスフルランを使用する場合，低流量麻酔は有用な投

与法であるが，吸入麻酔薬の動態の理解が必須である．NAP5[4]によれば，AAGAの相当数は麻酔導入から気道を確保するまでの間に起こっている．プロポフォールの単回静注で導入，筋弛緩薬投与後に気道確保，吸入麻酔薬による維持に移行する定型的な場合，静脈麻酔薬の効果部位濃度低下および吸入麻酔薬濃度上昇の時間的推移を十分に考慮しないと一時的に麻酔薬濃度が下がりすぎる状況が生じうる．導入薬と筋弛緩薬を投与後，予想外の気管挿管困難例に遭遇すると，複数の気道確保手段を試みている間に揮発性麻酔薬の投与を忘れやすい．この点は2015年秋に公表されたDifficult Airway Societyガイドライン最新版も言及している[5]．適切な麻酔レベルの維持がおろそかになりやすいので特に注意が必要である．

薬物相互作用

現代の麻酔の主流は，鎮静薬と各種の鎮痛手段を併用するバランス麻酔である．オピオイド鎮痛薬は鎮静薬（プロポフォール，揮発性麻酔薬）と相乗的に作用して，麻酔維持に必要な鎮静薬濃度を有意に減少させる．相乗的な薬物相互作用は，鎮痛薬・鎮静薬の濃度を両軸にとる平面上で原点に凸の曲線（アイソボログラム）として描かれる．何を薬理効果の指標とするかによってアイソボログラムの位置，形が変わることが臨床的に重要である．フェンタニルと揮発性吸入麻酔薬の相互作用を呼名に対する開眼の有無，および手術侵襲に対する循環系反応抑制の観点で描いた曲線が，それぞれ MAC awake と MAC BAR（blocking adrenergic responses）のアイソボログラムである．フェンタニル濃度が約 5 ng/ml で，MAC awake と MAC BAR を表すアイソボログラムが交差する[6]．イソフルランとレミフェンタニルの相互作用を検討した研究で，レミフェンタニル 1 ng/ml とフェンタニル 1.2 ng/ml は等価と考えられている[7]．レミフェンタニルを 0.2 μg/kg/min で投与すると，定常状態の血中濃度は約 5 ng/ml になるので，臨床的な投与速度の範囲内で MAC awake が MAC BAR を上回ることがありうる．循環動態が安定していても併用する揮発性麻酔薬の濃度を下げすぎないことが重要である．

術中覚醒の疫学とリスク

AAGAがどのような患者，状況で起こりやすいかについていくつかの知見がある．医学的理由で十分な麻酔薬投与が難しい場合と，麻酔方法自体がAAGAを生じやすい場合に大別できる．

十分量の麻酔薬を投与しにくい場合

循環血液量不足（例：出血性ショック状態の外傷患者），重度の心疾患（例：大動脈弁狭窄症）を合併して心機能が低下している患者は，循環抑制を最小限にするため，麻酔薬の投与量は少なくなる傾向がある．全身麻酔下の帝王切開では，胎児への影響を考慮して，児娩出までは鎮静薬・鎮痛薬の投与量が少なくなりがちである．

麻酔方法自体に起因する AAGA

　筋弛緩薬を併用する麻酔法は，併用しない方法と比べて有意に AAGA の発生率が高まる。体動，自発呼吸の所見を麻酔レベルの判定に活用できないので，当然予想されることである。全静脈麻酔（total intravenous anaesthesia：TIVA）は，適切な鎮静レベルを得るプロポフォール濃度が，揮発性麻酔薬の維持濃度と比べて個体間の差が大きい。プロポフォール，オピオイド（多くの場合レミフェンタニル）が静脈内に確実に投与されているかを知るモニターはないのが現状である。理論上は呼気中の微量なプロポフォール濃度測定は可能であり，血中濃度とよい相関を示すことが知られている[8)～11)]。この技術が実用化されるか否か，2015 年時点では不透明である。

心臓外科手術と AAGA[12)]

　鎮静薬を使用せずモルヒネやフェンタニルのみを投与する大量オピオイド麻酔は歴史的な方法になっているが，低心機能の患者においては麻酔薬による循環抑制の懸念から，投与量を少なくする傾向は今もある。わずかの血圧低下も許容できない重症大動脈弁狭窄症の患者は特に AAGA の危険が高い。今後，低侵襲の経カテーテル大動脈弁留置術（transcatheter aortic valve implantation：TAVI）の普及に伴い麻酔薬の必要量も変化する可能性がある。一方，従来どおり心肺バイパスを要する術式は人工心肺回路内容積，低体温，血清蛋白結合率変化などの影響で，麻酔薬や鎮痛薬濃度が有意に変動するため，体外循環中の AAGA 防止が重要であることは変わらない。

術中覚醒による心的外傷後ストレス障害（post-traumatic stress disorder：PTSD）

　不幸にして AAGA を経験した患者は，術後に PTSD を発症することがある[13) 14)]。PTSD 全症例を麻酔科医が把握することは現実的でない。大規模臨床研究 B-Aware trial の解析によれば PTSD 症状は早い例では術後 7 日目に出現し，発症中央値は 14 日である。一方，最長は術後 243 日目に発症した症例もあり，麻酔科医が気づかなければ適切な心理的，精神科的ケアを受けられないまま，患者は長期間 PTSD 症状に苦しむことになる[15)]。不眠，悪夢，医療拒否などの症状は長い場合，数年以上続く。

術中覚醒を防ぐための脳波モニタリングの意義

　AAGA は侵害刺激の入力が十分に抑制されないために生じる。AAGA を防止する観点からは，筋弛緩薬を投与された患者で麻酔薬，鎮痛薬の効果をどのように評価するかが重要になる。複数の薬物を併用するバランス麻酔の適否を判定するのに"麻酔深度"という一次元の概念を適用するのは無理である。鎮静，鎮痛それぞれを

別個に評価すべきである。導入時は名前を呼ぶ，肩を叩くなどの弱い刺激に対して患者が開眼するか否かで意識の有無を判定するが，筋弛緩薬を投与すると体動や開眼の有無は臨床徴候として利用できなくなる。AAGAが生じたときに血圧や心拍数が増加する可能性はある。しかし，血圧，心拍数は循環血液量や循環作動薬の影響を受けるため，AAGAの特異的徴候にはならない。そのため意識レベルを大脳皮質表層脳波によって推定することが現実的対応となる。

　BIS，エントロピー，聴性誘発電位(auditory evoked potential：AEP)など，複数のモニターが臨床応用されている。各モニターの詳細な解説は別章に譲る。いずれのモニターも脳波あるいは誘発電位波形，および波形を数学的に解析して得られる人為的数値(index)を表示する。モニターごとに固有の，麻酔中に維持すべきインデックスの"推奨範囲"が示されているが，決してインデックス自体が意識レベルを表すわけではない。インデックス値が推奨範囲内にあったのに手術中に患者が覚醒していた報告がある[16]。各種の脳波(誘発電位)モニターを直接的な"意識"モニターと捉えるのではなく，薬物が脳細胞に及ぼす効果を微小電気活動の変化として観察する"薬力学的"モニターと考えるのが合理的である。

術中覚醒を防ぐ理想的モニターとは？

　脳波モニターはAAGAを防止できるだろうか。理想的モニターには下記の要件が求められる。

■明らかに意識がある状態，意識消失状態それぞれで得られる波形，index値の範囲が重ならない

　プロポフォールを10名の健常被験者に投与して鎮静／覚醒／再鎮静を交互に繰り返した研究で，呼名に対する反応消失時点のBIS値は24〜75(中央値58)，覚醒時のBIS値は51〜85(中央値67)で両者は重なり合っていた[17]。局所浸潤麻酔あるいは区域麻酔下に小手術を受けた患者にセボフルラン／ミダゾラム／プロポフォールを投与して鎮静度とBISの関連を調べた研究がある[18]。呼びかけに対する反応の有無で患者を2群に分けたところ，両群の平均BIS値には有意差が認められたが，重なり合う範囲が大きくBIS値のみによる鎮静度の正確な評価は困難であった。

■麻酔薬濃度の増減に伴い，インデックス値が一相性に変動する

■脳波波形の変化がインデックス値の変化として反映されるまでの時間が短い

　AAGAが切迫しているとき，鎮静薬の追加投与が可能な時点で(患者の覚醒前に)脳波波形，インデックス値が有意な変化を示すことが実用上，重要である。

■意識に影響しないと考えられる薬物によってインデックス値が変動しない

　覚醒したまま自分自身に筋弛緩薬を投与してBIS値の変化を調べた画期的な研究がある[19]。非脱分極性筋弛緩薬アルクロニウム2mgに続いて，スキサメトニウム1.5mg/kgを投与すると，顔面筋電図の消失に伴いBIS値は3名の被験者にお

いてそれぞれ33，57，64まで低下した。わずか3名の被験者であるが，今後この研究（意識下の筋弛緩薬投与）を手術患者対象に行うことは不可能と考えられるため，筋弛緩薬投与がBIS値を著明に低下させることを示した本研究はユニークで興味深いものである。

脳波モニター（特にBIS）とAAGAに関する大規模研究

術中覚醒を防ぐ可能性のあるモニターとして，大規模な無作為試験が行われたのは2015年時点ではBISのみである。Ekmanら[20]はスウェーデンの2つの病院において，BISをモニターした患者4,945名と，BIS導入以前の手術患者7,826名を比較して，術中覚醒の頻度が0.18%（対照群）から0.04%（BISモニター群）に減少したと報告した（P < 0.038）。しかし，本研究は呼気中の吸入麻酔薬濃度モニタリングの使用頻度が両群間で大きく異なり（対照群80%，BISモニター群99%），術中覚醒症例が減少した理由をBISモニター使用と結び付けることは困難である。その後，大規模前向き研究がいくつか行われている。オーストラリアと香港で実施したB-Aware trialは術中覚醒のリスク因子（帝王切開，高リスク心臓外科手術，外傷，術中覚醒の既往，挿管困難，ベンゾジアゼピン・オピオイドの長期使用など）をもつ患者約2,400名を対象にBIS値を指標とする麻酔薬投与が術中覚醒を減らすか否かを検討した[21]。BIS使用群および通常ケア群合計で13名の患者が術中覚醒していた（頻度 1:190）。BIS値を指標に麻酔薬投与を調節した群は，一般的な麻酔管理群と比べて術中覚醒の発生を82%（95%信頼区間 17〜98%）減少させた。本研究の弱点は吸入麻酔で維持した群とTIVAで維持した群をまとめて解析していることである。一方，BIS値による管理群と，呼気中揮発性麻酔薬濃度（end-tidal anaesthetic gas：ETAG）を0.7 MAC以上に維持した群を比較した米国B-Unaware trial（対象患者約1,900名）では，全患者における術中覚醒頻度は1/485で，両群間で術中覚醒の発生に関して差を認めなかった[22]。さらに，B-Unaware trialを追試する形で米国とカナダの3施設で行った術中覚醒ハイリスク群（心臓手術，オピオイドやベンゾジアゼピン常用者，ASA分類PS 4）5,700名における検討（BAG-RECALL trial）でも術中覚醒の発症は，BIS群とETAG群の間に有意差を認めず，発生頻度は1:635である[23]。術中覚醒が確実と考えられた9症例中，5症例は術中BIS値が60未満で，かつ0.7 MAC以上の揮発性麻酔薬濃度が保たれていたことは注目すべきである。術中覚醒のハイリスク因子をもつ患者に限定せず，BISあるいは麻酔薬濃度に基づいて薬物投与を調節したMichigan Awareness Control Studyも群間差を認めず，術中覚醒の頻度は1:990であった[24]。BIS使用が術中覚醒頻度を減らすか否かは，これらの相反する結果が示すように明確な結論は出ていない。日本麻酔科学会「安全な麻酔のためのモニター指針（2014年7月改訂）」は"脳波モニターは必要に応じて装着すること"と記載している。必要性の判断は麻酔科医に委ねられており，残念ながら2015年秋の時点でエビデンスに基づく選択は困難である。英国のNational Institute for Health and Care Excellence（NICE）は2012年11月，"麻酔深度"モニター3種（BIS，エントロピー，Narcotrend）に関するガイダンスを公表した[25]。このガイダンスは主としてモニターの技術的評価であって臨床指針ではないが，発表時点の"麻酔深度"評価法に関して何が確実で，何

が不確実であるかを示した点が興味深い[26]。ランダム化比較試験31件のメタ解析は，術中覚醒リスクが高い患者群においてBISを指標とする麻酔管理は，標準的管理と比べて術中覚醒の頻度を減らせると結論している[27]。術中覚醒予防に関してBISと呼気終末揮発性麻酔薬濃度モニターは同等である可能性があるが，これについての明確なエビデンスはいまだ存在しない。後者は非侵襲的で簡便な方法であるが，あくまでも"濃度"をモニターして患者体内に麻酔薬が投与されていることの確認手段にすぎず，"効果"を評価するものではないことを認識すべきである。

■ accidental awareness during general anaesthesia（NAP5）[4]

英国とアイルランドの麻酔科学会が2012年6月から1年間，麻酔中の偶発的覚醒事例を全国調査した結果が2014年秋に公表された。約276万件の全身麻酔症例中，141名の患者が麻酔中に意識があったことを自発的に医療従事者に訴えた。術中覚醒の頻度は19,600症例に1症例と計算され，従来一般的に考えられている値0.1％よりも有意に低い。筋弛緩薬使用例における術中覚醒頻度は8,200症例に1症例，筋弛緩薬非使用例では136,000症例に1症例と両者間に大きな差が認められた。これらの値は前述した大規模試験の報告とは少なくとも一桁違う低さであり，術中覚醒の検出方法の違い（Briceプロトコール[28]を用いた系統的なインタヴューあるいは患者自身の申告）による可能性が指摘されている[29)30]。NAP5は意図せぬ術中覚醒に関して行われた最大規模のプロジェクトであるが，AAGAの正確な頻度を得るには至っていない。NAP5の結果を，術中覚醒頻度の最新データと考えるよりは，術後数週間にわたって積極的に調査しないかぎり，患者の自発的申し出のみでは術中覚醒例の多くは検出不能であると解釈すべきである。

The Balanced Anaesthesia Study

全身麻酔が鎮静，鎮痛，筋弛緩など複数の要素からなる以上，一次元の"麻酔深度"は適用できないが麻酔薬の至適投与量を決めるうえでBISなどの処理脳波モニターが果たす役割は無視できない。しかし，過少あるいは過量投与の弊害を最小限に抑える最適なBIS値がいくつであるのかは，いまだ明確な指針がない。オーストラリア，ニュージーランド，香港で進行中の大規模前向き試験 The Balanced Anaesthesia Study はこの疑問に対する解答を見出そうとするものである[31]。6,500名の患者を対象に，麻酔中のBIS値を35あるいは50に維持する2群に分けて追跡し，術後1年経過時点の死亡率を主たる評価項目とする。2015年9月末の段階で約3,000名の患者が割り付けられている。最終結果の公表は数年先となるが，麻酔中の至適BIS値に関する新たな知見が期待される。

術中覚醒の防止方法

AAGAを100％防ぐ方法は残念ながら存在しない。手術医療が大きな収入源の今日，手術台の効率的運用が麻酔科医に要求されているが，手術終了後の迅速な

覚醒を求めるあまり，麻酔薬投与量を過度に減らさないことが重要である．多少，患者の覚醒が遅延したところで外科医から文句を言われる程度ですむが，AAGAのなかでも，特に筋弛緩状態で強い疼痛を伴った場合，患者は年単位の長期間，PTSDに苦しむことになる．前述のとおり，AAGAを回避するために脳波モニタリングのみに頼るのは現実的ではない．以下の諸注意を払うことが重要である．

脳波モニタリングはいつ開始するか？

　ディスポーザブル脳波電極を皮膚に貼付する際，軽い痛みを訴える患者もいるが，原則として麻酔薬投与を始める前に電極を貼付すべきである．導入前に意識清明な患者のBIS値は大多数で95以上である．しかし意識があってもBIS値が極端に低い症例も報告されているので，個々の患者で麻酔導入前の対照値を把握することは有意義である．冠動脈バイパス術中のBIS値が47と推奨範囲にあったにもかかわらず，覚醒していた28歳の患者の経過が報告されている[16]．この論文をBISモニターが役に立たない証左と読み取るべきではない．BIS値は意識の消失確率を表す数値にすぎないので，生物学的に多様な母集団におけるこのような症例の存在は，驚くべきことではない．

麻酔薬濃度の下限アラーム

　術中にBIS値をモニターして60以下に保った群と，揮発性麻酔薬の呼気終末濃度を0.7 MAC以上に維持した群間に，AAGAの有意差は認められなかった[23]．リアルタイムで濃度測定が可能という吸入麻酔薬の特徴を活かして，必ず呼気終末濃度の下限アラームを設定すれば少なくとも，気化器の充填忘れ，再充填後の投与忘れのような人為的ミスに起因するAAGAは予防できる．多くの麻酔器で呼気中揮発性麻酔薬濃度警報下限の初期（デフォルト）設定はOFFになっているが，簡単に実施可能で有効な麻酔薬濃度アラーム設定を習慣づけるべきである[32]．一方，TIVAではプロポフォール，レミフェンタニルいずれも血中濃度の実測は不可能である．導入に際し，意識消失（呼名反応や睫毛反射の消失）した時点の予測効果部位濃度はある程度参考になるが，手術侵襲の大きさ如何によっては術中この濃度を保っていても覚醒する可能性はある．麻酔科医や看護師が静脈確保部位を頻回に観察してインフュージョンポンプから血管内に薬液が持続的に注入されていることの確認が必須である．両側の上肢が体幹に沿う体位では静脈路の看視が困難な場合もありうるので，TIVAの選択は慎重に行う．

筋弛緩効果モニタリング

　"筋弛緩"は必ずしも"全身麻酔"に必須の要件でないと強調してきたが，開腹，開胸手術や顕微鏡下に行われる微細手術では多くの症例で筋弛緩薬が併用されるのが現状である．筋弛緩薬はAAGAの徴候を捉えにくくするばかりでなく，PTSD発症の危険を高める．筋弛緩薬を投与する時は定量的モニタリングを用いて効果を評価しながら使用する必要がある．TOFRやPTC（post-tetanic count）のモニターが

一般的であり，効果を評価せずに一定時間間隔で投与するといった安易な方法は厳に慎むべきである。麻酔薬，鎮痛薬濃度が十分であれば，多くの手術ではPTC＝0のような深い筋弛緩は不要である。脳動脈瘤をクリップする瞬間のような，手術の"山場"においては患者の危険な体動を抑制するために筋弛緩薬を追加投与することは正当化されるが，同時に麻酔薬，鎮痛薬濃度も高めることでAAGAの予防をより確実なものにできるであろう。

複数のモニタリングの併用

　従来から"麻酔深度"を推定するモニターとして脳波由来の指標(BIS，エントロピーなど)と揮発性吸入麻酔薬濃度が比較されてきたが，両者の優劣はいまだ明確でない。どちらがより精確でAAGA防止に有効かの議論を続けるのは現実的ではない。標準的なモニターで得られるバイタルサイン(血圧，心拍数など)と脳波指標の組み合わせが，それぞれの単独モニタリングよりも"麻酔深度"を精確に反映する可能性が大きい[33]。

まとめ：現状での術中覚醒防止方法

　麻酔中に投与される薬物の作用は，鎮痛効果を除けば術後には不要であるばかりか，多くは有害なものである。長時間作用性局所麻酔薬以外の薬物は，いずれも投与終了後，短時間で効果が消失する。短時間作用性薬物は濃度調節性に優れ，変動する手術侵襲への対応が容易である反面，これらの薬物の組み合わせによるバランス麻酔はAAGAのリスクを伴う方法である。中枢神経に作用する薬物は脳波を変化させるが，波形およびそれを解析して得られるインデックス値は麻酔薬の効果のみを反映するものではない。表示される数値を過信すると，誤った臨床判断を下すおそれがある。各脳波モニターの特性と限界を正しく理解することが大切である[34]。

　脳波や誘発電位波形を利用した，いわゆる"麻酔深度"モニターはAAGAを防止する完全無欠の機器ではない。したがって，脳波／誘発電位モニターに全面的に頼るのではなく，下記の多面的アプローチによってAAGA発生を最小限に抑えることが現実的な対処法となるであろう[35]〜[38]。

1. 薬物の周到な準備(気化器の充填，静脈麻酔薬の正確な調製：可能なら複数人で確認)
2. 定量的モニターに基づく筋弛緩薬の適切な投与(不要な筋弛緩を避ける)[34]
3. 揮発性麻酔薬濃度のモニタリング[39]
4. 揮発性麻酔薬濃度の下限アラーム設定[32]
5. TIVAの薬物投与経路，インフュージョンポンプ動作状況の定期的な観察と看視
6. 循環動態が不安定で十分量の鎮静薬を投与できない場合，鎮痛薬を十分に投与する
7. 血圧低下には循環作動薬の投与で対処する(麻酔薬を反射的に減量しない)
8. 脳波モニター用の電極は麻酔導入前に貼付する

9．脳波モニター表示を過信しない（インデックス値のみに頼って鎮静薬投与量を極端に減らしすぎない）
10．インデックス値だけでなく，脳波の原波形を観察する

●参考文献

1) Cook TM, Andrade J, Bogod DG, et al. 5th National Audit Project (NAP5) on accidental awareness during general anaesthesia: patient experiences, human factors, sedation, consent, and medicolegal issues. Br J Anaesth 2014; 113: 560-74.
2) Thomsen JL, Nielsen CV, Eskildsen KZ, et al. Awareness during emergence from anaesthesia: significance of neuromuscular monitoring in patients with butyrylcholinesterase deficiency. Br J Anaesth 2015; 115 Suppl 1: i78-i88.
3) Schuller PJ, Newell S, Strickland PA, et al. Response of bispectral index to neuromuscular block in awake volunteers. Br J Anaesth 2015; 115 Suppl 1: i95-i103.
4) Pandit JJ, Andrade J, Bogod DG, et al. 5th National Audit Project (NAP5) on accidental awareness during general anaesthesia: summary of main findings and risk factors. Br J Anaesth 2014; 113: 549-59.
5) Frerk C, Mitchell VS, McNarry AF, et al. Difficult Airway Society 2015 guidelines for management of unanticipated difficult intubation in adults. Br J Anaesth 2015; 115: 1-22.
6) Katoh T, Kobayashi S, Suzuki A, et al. The effect of fentanyl on sevoflurane requirements for somatic and sympathetic responses to surgical incision. Anesthesiology 1999; 90: 398-405.
7) Lang E, Kapila A, Shlugman D, et al. Reduction of isoflurane minimal alveolar concentration by remifentanil. Anesthesiology 1996; 85: 721-8.
8) Hornuss C, Praun S, Villinger J, et al. Real-time monitoring of propofol in expired air in humans undergoing total intravenous anesthesia. Anesthesiology 2007; 106: 665-74.
9) Takita A, Masui K, Kazama T. On-line monitoring of end-tidal propofol concentration in anesthetized patients. Anesthesiology 2007; 106: 659-64.
10) Perl T, Carstens E, Hirn A, et al. Determination of serum propofol concentrations by breath analysis using ion mobility spectrometry. Br J Anaesth 2009; 103: 822-7.
11) Kreuer S, Hauschild A, Fink T, et al. Two different approaches for pharmacokinetic modeling of exhaled drug concentrations. Sci Rep 2014; 4: 5423.
12) Smith D, Goddard NG. Awareness in cardiothoracic anaesthetic practice—where now after NAP5? Anaesthesia 2015; 70: 130-4.
13) Whitlock EL, Rodebaugh TL, Hassett AL, et al. Psychological sequelae of surgery in a prospective cohort of patients from three intraoperative awareness prevention trials. Anesth Analg 2015; 120: 87-95.
14) Vulser H, Airagnes G, Lahlou-Laforet K, et al. Psychiatric consequences of intraoperative awareness: short review and case series. Gen Hosp Psychiatry 2015; 37: 94-5.
15) Leslie K, Chan MT, Myles PS, et al. Posttraumatic stress disorder in aware patients from the B-aware trial. Anesth Analg 2010; 110: 823-8.
16) Mychaskiw G, 2nd, Horowitz M, Sachdev V, et al. Explicit intraoperative recall at a Bispectral Index of 47. Anesth Analg 2001; 92: 808-9.
17) Barr G, Anderson RE, Owall A, et al. Being awake intermittently during propofol-induced hypnosis: a study of BIS, explicit and implicit memory. Acta Anaesthesiol Scand 2001; 45: 834-8.
18) Ibrahim AE, Taraday JK, Kharasch ED. Bispectral index monitoring during sedation with sevoflurane, midazolam, and propofol. Anesthesiology 2001; 95: 1151-9.
19) Messner M, Beese U, Romstock J, et al. The bispectral index declines during neuromuscular block in fully awake persons. Anesth Analg 2003; 97: 488-91.
20) Ekman A, Lindholm ML, Lennmarken C, et al. Reduction in the incidence of awareness using BIS monitoring. Acta Anaesthesiol Scand 2004; 48: 20-6.
21) Myles PS, Leslie K, McNeil J, et al. Bispectral index monitoring to prevent awareness

during anaesthesia: the B-Aware randomised controlled trial. Lancet 2004; 363: 1757-63.
22) Avidan MS, Zhang L, Burnside BA, et al. Anesthesia awareness and the bispectral index. N Engl J Med 2008; 358: 1097-108.
23) Avidan MS, Jacobsohn E, Glick D, et al. Prevention of intraoperative awareness in a high-risk surgical population. N Engl J Med 2011; 365: 591-600.
24) Mashour GA, Shanks A, Tremper KK, et al. Prevention of intraoperative awareness with explicit recall in an unselected surgical population: a randomized comparative effectiveness trial. Anesthesiology 2012; 117: 717-25.
25) National Institute for Health and Care Excellence. Depth of anaesthesia monitors–Bispectral Index (BIS), E-Entropy and Narcotrend-Compact M http://www.nice.org.uk/guidance/DG6 (accessed on February 7, 2015)
26) Smith D, Andrzejowski J, Smith A. Certainty and uncertainty: NICE guidance on 'depth of anaesthesia' monitoring. Anaesthesia 2013; 68: 1000-5.
27) Punjasawadwong Y, Phongchiewboon A, Bunchungmongkol N. Bispectral index for improving anaesthetic delivery and postoperative recovery. Cochrane Database Syst Rev 2014; 6: CD003843.
28) Brice DD, Hetherington RR, Utting JE. A simple study of awareness and dreaming during anaesthesia. Br J Anaesth 1970; 42: 535-42.
29) Absalom AR, Green D. NAP5: the tip of the iceberg, or all we need to know? Br J Anaesth 2014; 113: 527-30.
30) Pryor KO, Hemmings HC Jr. NAP5: intraoperative awareness detected, and undetected. Br J Anaesth 2014; 113: 530-3.
31) Short TG, Leslie K, Campbell D, et al. A pilot study for a prospective, randomized, double-blind trial of the influence of anesthetic depth on long-term outcome. Anesth Analg 2014; 118: 981-6.
32) Helwani MA, Saied NN. End-tidal anesthetic concentration audible alert setup to minimize intraoperative awareness. J Clin Anesth 2015; 27: 87-9.
33) Schneider G, Jordan D, Schwarz G, et al. Monitoring depth of anesthesia utilizing a combination of electroencephalographic and standard measures. Anesthesiology 2014; 120: 819-28.
34) Schneider G, Pilge S. Restrict relaxants, be aware, and know the limitations of your depth of anaesthesia monitor. Br J Anaesth 2015; 115 Suppl 1: i11-i12.
35) Shanks AM, Avidan MS, Kheterpal S, et al. Alerting thresholds for the prevention of intraoperative awareness with explicit recall: a secondary analysis of the Michigan Awareness Control Study. Eur J Anaesthesiol 2015; 32: 346-53.
36) Mashour GA, Avidan MS. Intraoperative awareness: controversies and non-controversies. Br J Anaesth 2015; 115 Suppl 1: i20-i26.
37) Avidan MS, Sleigh JW. Beware the Boojum: the NAP5 audit of accidental awareness during intended general anaesthesia. Anaesthesia 2014; 69: 1065-8.
38) Bischoff P, Rundshagen I, Schneider G. Unerwünschte Wachphänomene ("Awareness") während Allgemeinanästhesie. Anaesthesist 2015; 64: 732-9.
39) Schneider G. Bispectral index aware or minimum alveolar concentration aware?: Alerting thresholds for prevention of awareness. Eur J Anaesthesiol 2015; 32: 301-2.

〈木山　秀哉〉

II 手術中の脳波モニタリング

BISモニター

BISモニター

これまでの処理脳波モニターと異なりBISモニター（bispectral index monitor）が爆発的に普及した理由として，以下の事項が挙げられる．まず，頭髪の生えていない前額部にセンサーを貼付することを標準化したことと，そのセンサーに微小な突起を設けたことである．これにより脳波電極の接触インピーダンスを低下させることが容易になり，ノイズの少ない脳波原波形を得られるようになった．次に，脳波処理方法としてパワースペクトラル解析のほかにバイスペクトラル解析，平坦脳波の情報を組み入れたことである．これまでは単一の解析方法しか用いられていなかったが，初めて鎮静深度に応じて複数の解析方法を用いたのがBISモニターである．さらに，鎮静深度を表す目的でBIS値（bispectral index）と呼ばれる独自の指標を創造し，これを0～100（正しくは0～98）までの数値で表したことが大きな特徴と考えられる．残念ながら詳細なアルゴリズムは公開されていないが，上述の3種類の解析手法を鎮静深度に応じて使い分け，さらに数千症例の臨床データベースと照合することによりBIS値を算出している[1]．このデータベースには，イソフルランやプロポフォール，ミダゾラム，麻薬であるアルフェンタニルを種々の濃度で使用した際の脳波情報が含まれている[2]が，それ以外の麻酔薬使用時においてもBIS値と臨床的鎮静度はよく相関することが確認されている（ただし，ケタミンと亜酸化窒素を除く）．これらの特徴ゆえに，脳波に精通していない一般臨床家でもセンサーを前額部に貼付するだけで簡単にBIS値を得られ，鎮静度を推定することが可能となった．

COLUMN
ケタミン麻酔中の BIS値

ケタミン単独投与では意識消失してもBIS値は低下しない．具体的には2mg/kgに引き続いて2mg/kg/minで持続静注し，呼名反応が消失した状態でもBIS値は90台を示す．プロポフォール麻酔（5～7mg/kg/hr）にケタミン（0.4mg/kg静注に引き続いて1.0mg/kg/hrで持続静注）を併用すると，BIS値はケタミン静注前よりも10～15上昇する．これらのことからケタミンは脳波原波形を速波化していることが分かる．

BISモニターから得られる情報

トップ画面には，BIS値だけではなく筋電活動（electromyogram：EMG），suppression ratio（SR），signal quality index（SQI），さらには種々のトレンド情報なども表示される（図1）．

BIS値は覚醒時にはおおむね90以上を表示する．そして，就眠薬投与後に就眠すると，BIS値は急激に50前後まで下降する．手術中に適切とされる鎮静深度は

II 手術中の脳波モニタリング

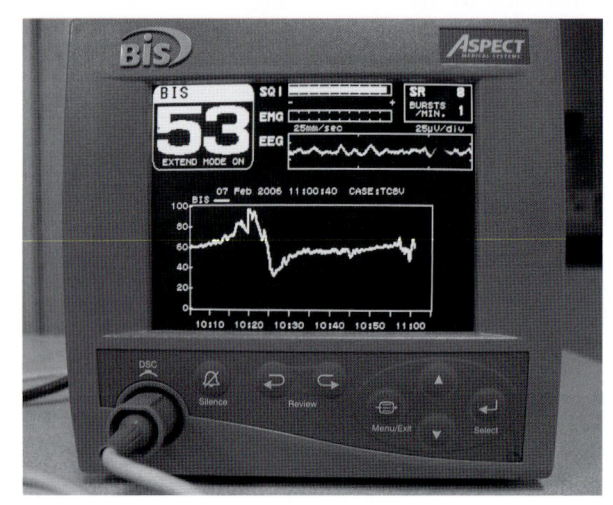

図1 BISモニター A-2000™ の外観
左上にBIS値，右上にSR，中段に脳波原波形，下段にBIS値のトレンドが表示される。

脳波原波形上，睡眠紡錘波が出現するレベル，すなわちBIS値でいうと45〜60とされている[3]。従来の麻酔管理では，患者の意識の有無を定性的に二者択一的に表しているだけであったが，BISモニターにより意識消失後の鎮静深度を定量的に表すことが可能となった。その結果，術中に適切な鎮静深度に麻酔を維持することが可能となり，不適切に深い鎮静深度で維持した場合と比較して麻酔薬の節減可能といった医療経済上の利点が生じた。さらに，術後の早期覚醒や，それに伴うリカバリールーム滞在時間の短縮，手術室の効率的な運用にもつながった[4]。また2005年には，術中の鎮静深度が深い患者，具体的にはBIS値が45未満になる時間が長い患者においては，術中の鎮静深度が浅い患者と比較して1年後の生存率が低いという研究も発表された[5]。それ以後，麻酔と長期予後の関係を検討する研究が行われるようになったが，深すぎる鎮静による予後の悪化を明確に示した研究は見当たらない。一方，米国では不適切に浅い麻酔による術中覚醒が大きな社会問題になっているが，BISモニターを使用することにより術中覚醒頻度を大きく減少させることが報告された[6]。しかし，反対意見もありBISモニターと術中覚醒についての詳細は他章を参照されたい。

次にEMGであるが，顔面筋などのBISセンサー近傍の筋肉の収縮活動が脳波原波形に混入すると，速波活動類似の波形となるため脳波の解析結果を修飾し，しばしばBIS値が誤上昇する（図2）。このとき，筋弛緩薬の投与により筋電活動が消失すると誤上昇していたBIS値は低下することから，筋弛緩薬の効果が消失している状態ではBIS値の解釈を誤らないことが重要である。

SRは直近1分間に平坦脳波が出現していた割合を表すことから，SRの上昇は基本的には過度の中枢抑制，すなわち深い鎮静状態を反映している。従来の揮発性麻酔薬であるエンフルランやハロタンでは臨床使用濃度では群発抑止を生じにくかったため，脳波解析上，平坦脳波や群発抑止の情報を組み込む必要はなかったが，近年の麻酔管理で用いられているセボフルランやイソフルラン，プロポフォールでは，臨床使用濃度で容易に群発抑止が出現し過度の中枢抑制を呈しうる。したがって，近年の麻酔では平坦脳波や群発抑止の情報も重要であり，この情報を組み込ん

COLUMN
BIS モニタ? or BIS モニター?

日本ではBISモニターと呼ばれることが多いと思われるので，本項においてもBISモニターで統一した。しかし，販売元に確認すると正式名称はBISモニタであるという。モニターの"ー"は長音符と呼ばれ，近年ではブラウザやプリンタなど，長音符を省略する言語がPC用語を中心としてしばしば見られる。一般的に英語の語尾に"er"や"or"などがつく場合には長音符を使うのでモニターと記載することになるが，厄介なことにJIS（日本工業規格）によって別途，規定されており，3音以上の場合には語尾にある長音符を省略する約束事になっている。このため，"モニタ"となるようである。

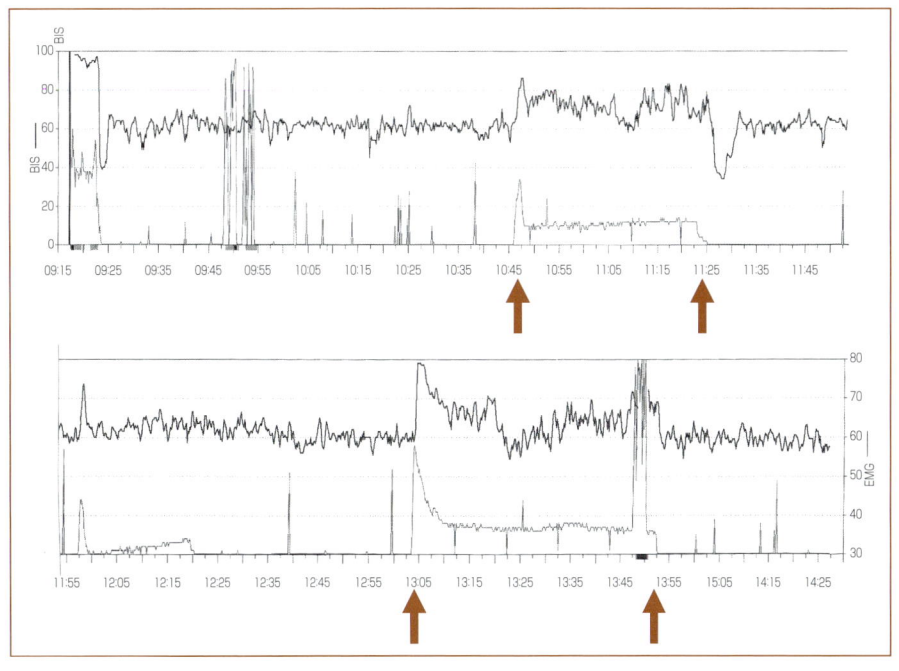

図2 筋電活動によるBIS値の修飾

BIS値とEMGのトレンドが表示されている。上段，下段ともに左の矢印の時点で患者が体動を示した。その直後からEMGレベルが上昇し，同時にBISも上昇している。右の矢印の時点で筋弛緩薬を投与したところ，EMGが消失しBIS値も元のレベルに回復した。このトレンドグラフより，過度の筋電活動がBIS値を誤上昇させていることが分かる。

でいるBISモニターが優れている一面を表している。

ところで，術中に過度の中枢抑制が生じていない場合でも急激にSRが出現し上昇することがある。人工心肺を用いない冠動脈バイパス手術中に，心臓を脱転させたところ急激にSRが増加しBIS値が低下した症例が報告されている[7]。この症例では，脱転解除によりSR, BIS値ともに前値まで急激に回復している（**図3**）。これは，心臓の脱転により急激に心拍出量が低下した結果，脳血流が減少したことに起因すると考えられる。一般的に脳虚血時には脳波が徐波化することから，BISモニターがグローバルな虚血を探知したことを示している。また，著者の施設において，遠位弓部大動脈瘤に対して右鎖骨下動脈送血を開始したところ，SRが増加しBIS値が極端に低下した症例を経験している。このとき，ただちに心臓外科医に依頼して左総頸動脈への送血ラインを追加したところ，これらの変化は回復した。以上のことから，鎮静深度以外にもグローバルな脳血流低下時の早期探知上BISモニターが有用である場面が期待される。

COLUMN
デスフルラン麻酔時の脳波

本邦でも使用症例数が増加しているデスフルランに関しては，1.5 MACくらいまで濃度を上昇させないと群発抑止は出現しにくい。しかも，その際には著明な循環抑制を来すことから，臨床使用濃度で群発抑止を生じにくい麻酔薬として位置づけられる。

脳波モニターの手術室外への応用と欠点

BISモニターにより鎮静深度を定量的に推測可能であることから，内視鏡検査の鎮静モニタリングや集中治療室における人工呼吸中の客観的鎮静度評価にBISモニターを応用している施設もある。

II 手術中の脳波モニタリング

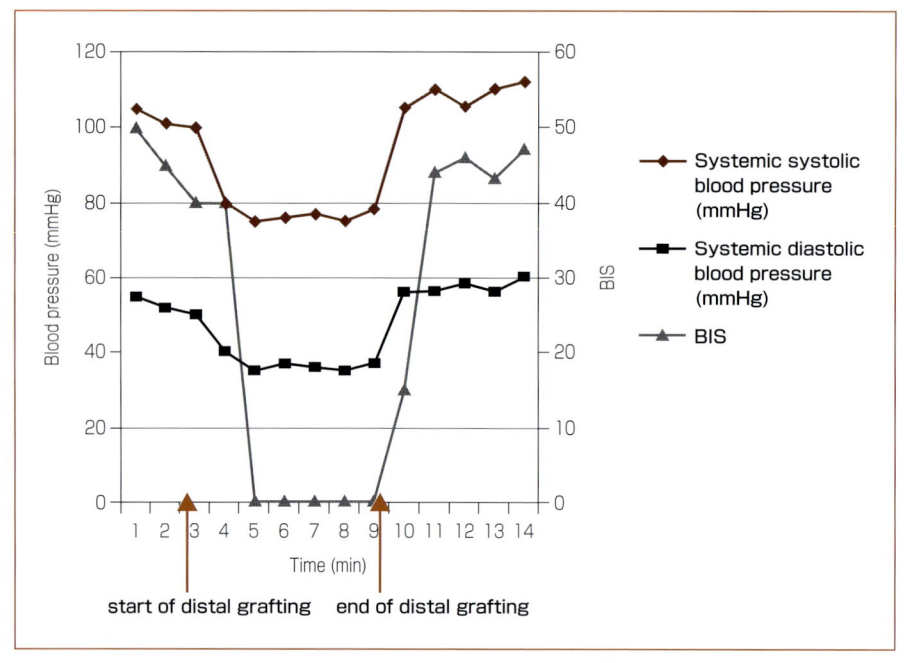

図3　オフポンプCABG術中のBIS値の突然の低下

吻合時に心臓を脱転させたところ血圧の低下とともに，BIS値が著明に低下した．脱転解除により血圧，BISともに回復していることより，心臓の脱転により急激に心拍出量が低下し，その結果，脳血流が減少し脳波が徐波化したと考えられる．

(Hemmerling TM, Olivier JF, Basile F, et al. Bispectral index as an indicator of cerebral hypoperfusion during off-pump coronary artery bypass grafting. Anesth Analg 2005; 100: 354-6 より引用)

　人工呼吸療法を受けている患者に対する客観的な鎮静度評価法の確立により，患者の不快感や過鎮静を避けるだけでなく[8]，重要諸臓器のストレスを軽減し合併症の頻度や死亡率を減少させることが期待されている[9]．しかし，米国のデータによると，人工呼吸中に鎮静されている患者の約70％が過鎮静，または浅鎮静であったという（図4）[10]．このことは，鎮静レベルの的確な評価が十分でないことを物語っている．鎮静レベルを評価する方法として，種々のスコアリングシステムを用い評価者が主観に基づいて評価する主観的評価法と，客観的評価法が臨床使用されている．客観的評価法の一つがBISモニターであるが，集中治療領域におけるBISモニタリングは全身麻酔中の鎮静度評価とは異なり，2002年に発行された米国集中治療医学会のclinical practice guideline[11]では，その有用性が証明されていないという理由からグレードCの評価を受けている．その後，2013年にも改訂版のガイドラインが発行された[12]が，そこにもBISを含む脳機能モニタリングを集中治療室（ICU）患者に適用することは推奨しないと記載されている．その理由として，後述の筋電活動がBIS値に負の影響を与えることが挙げられている．一方，好ましい状況としては筋弛緩薬投与中の人工呼吸患者や，頭蓋内圧亢進症などに対して行われるバルビツール療法時を挙げている．バルビツール療法では群発抑止の出現が目的とする鎮静深度の指標になることから，その探知にBISモニターが有用と考えられている．以下に，ICUにおいて鎮静レベルを評価するうえでBISモニターが抱えている問題点を考察し，BISモニター活用時に重要と考えられる注意

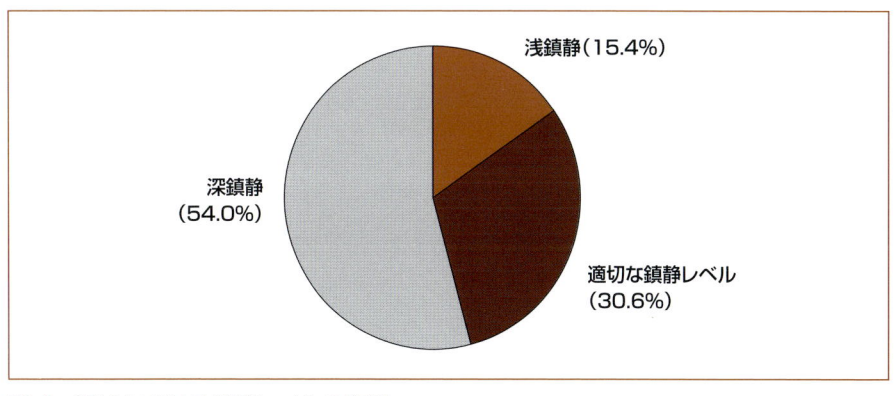

図4 ICUにおける鎮静レベルの実際
〔Kaplan LJ, Bailey H. Bispectral index (BIS) monitoring of ICU patients on continuous infusion of sedatives and paralytics reduces sedative drug utilization and cost. Crit Care 2000; 4: P190 より改変引用〕

点,およびその対策について解説する。

ICUにおけるBIS値と筋電活動(EMG)の関係

　全身麻酔中の鎮静レベルの評価では有用性が示されているBISモニタリングが,ICU領域で低く評価されている背景を以下に挙げる。まず,ICUにおける鎮静は全身麻酔中とは異なり浅いことから,容易にEMGやアーチファクトの混入によってBIS値が誤上昇する。Sackeyら[13]は,イソフルランまたはミダゾラムで鎮静されている患者においてBIS値とEMGとの相関関係を検討した。その結果,ばらつきがあるものの両者は直線関係で示され,EMGの上昇に伴い平均BIS値も上昇することが判明した(図5)。EMGは通常50 dB以下であることが要求されているが,気管吸引などの侵襲的処置により一過性にEMG値が50 dB以上に上昇した場合,BIS値がEMGによる修飾を受け上昇することは避けられない(図6)。図5でEMG 50 dBに相当するBIS値を見ると約80と,鎮静中であるにもかかわらずBIS値は覚醒に近い値を示しており,このような状況はBIS値を評価する適切な状況とはいえない。したがって,ICUにおいてBIS値を評価する際にはBIS値を評価する前にEMGレベルを確認する必要がある。具体的には,EMG値が50 dB以下でなければBIS値を鎮静度評価に用いないことが賢明である。

ICU環境で脳波信号にノイズが混入しやすい理由

　ICUでBISモニターの有用性が低く評価されている最大の理由は,前述のようにEMGやアーチファクト混入によるBIS値の誤上昇などの,値の低信頼性である。このようにノイズが混入しやすい背景には,ICUでは電気毛布や血液浄化装置,人工呼吸器など種々の電気機器を多用していることも含まれるが,全身麻酔中とは異なる特殊な鎮静状況も関係している。まず,鎮静に用いられる種々の薬

物の使用量や濃度が全身麻酔中の1/2～1/3程度と，少ない点にある．これにより Ramsay sedation score の3，4程度に鎮静を維持し，呼びかけにより患者が開眼することが可能となる．しかし，開眼動作や呼びかけに伴う覚醒反応が EMG レベルを容易に上昇させる素因になっている．次に，用いられる鎮静薬によってもたらされる脳波反応も考慮しなければならない．たとえば，ベンゾジアゼピンである

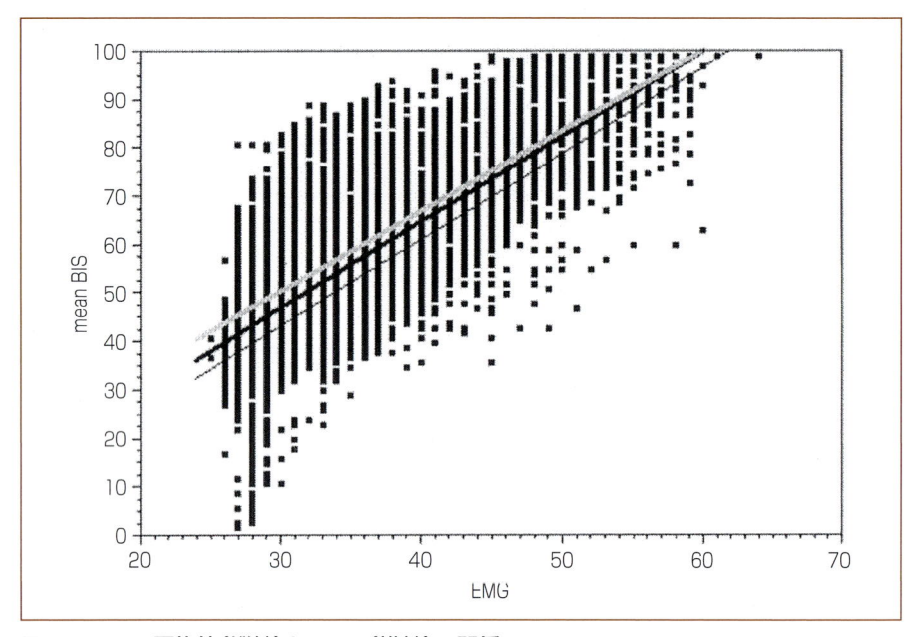

図5　BIS の平均値（縦軸）と EMG（横軸）の関係
　イソフルラン（灰色），またはミダゾラム（細い黒色）で鎮静中の両者の関係は相関関係にある．太い黒色の実線は両群を合わせた回帰直線．
　（Sackey PV, Radell PJ, Granath F, et al. Bispectral index as a predictor of sedation depth during isoflurane or midazolam sedation in ICU patients. Anaesth Intensive Care 2007; 35: 348-56 より引用）

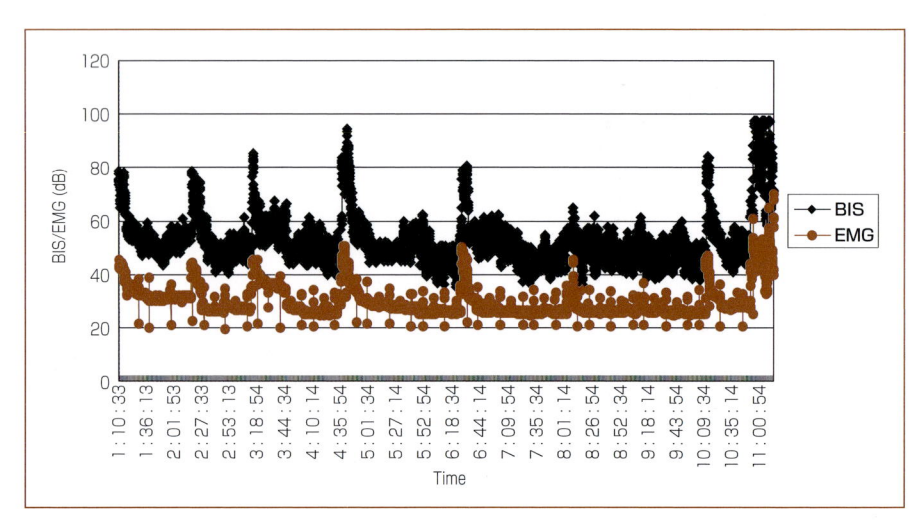

図6　食道がん術後患者の鎮静中の BIS 値，および EMG 値の推移
　全身麻酔効果の残存もあり比較的深鎮静状態であるが，1時間に1回程度の気管吸引に伴い，BIS，EMG 値がともに上昇している．このような状態では BIS 値を評価しない．

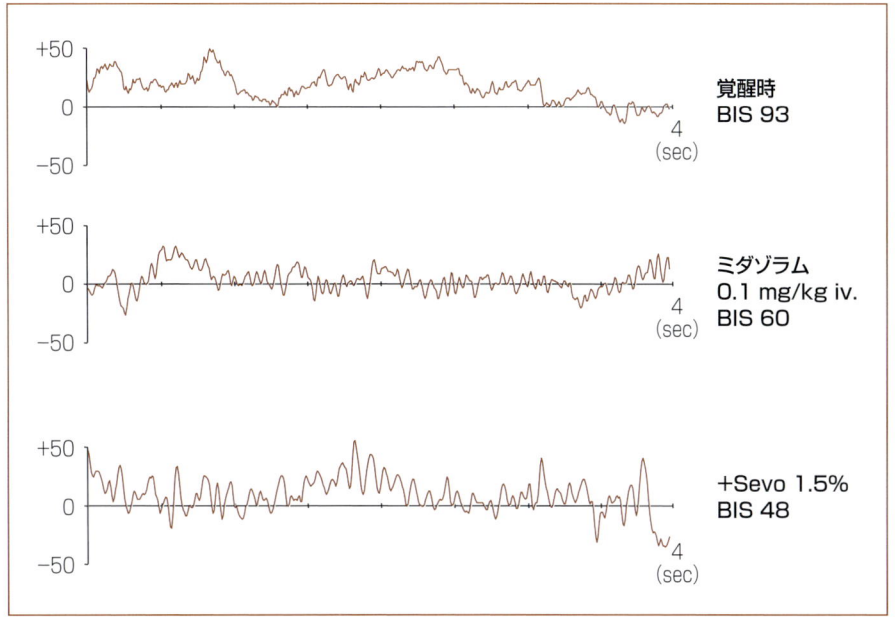

図7 ミダゾラムによる脳波原波形の変化
ミダゾラム単独では意識消失後も振幅が小さい。

　ミダゾラムは汎用されている鎮静薬の一つであるが，**図7**に示すように0.1 mg/kgを単回静注して患者が就眠しBIS値が60まで低下しても，脳波原波形の振幅は小さいままである。この状況で吸入麻酔薬であるセボフルランを併用すると脳波振幅は著明に増大する。すなわち，ミダゾラムによる脳波変化の特徴は，単独では振幅が小さいことにある。振幅が小さいということは，脳波原波形をEMGなどのノイズと区別しにくいことを表しており，これによってS/N比（信号ノイズ比）が低下しBISモニターがEMGを脳波信号上，速波活動と誤って認識し，BIS値が上昇する欠点を生じている。事実，Vivienら[8]によると，ミダゾラムで鎮静中にEMG，BIS値ともに高値であった状態で筋弛緩薬を投与すると，EMG，BIS値ともに低下した症例が示されている（**図8**）。
　それでは，筋弛緩薬を用いない浅鎮静中にEMGの影響を抑制しBISモニタリングを有効活用するコツは何であろうか。その答えは鎮痛である。腹部大動脈瘤術後の人工呼吸中の鎮静にプロポフォール2 mg/kg/hrを，鎮痛にはオフラベル使用ではあるがレミフェンタニル0.1 μg/kg/minを併用したところ，BIS値は70台で安定していた（**図9**）。この間のRichmond agitation-sedation scale（RASS）は－3であったが，翌朝，レミフェンタニルを中止（6時頃）すると10分ほどでBIS値が80〜90に上昇し（RASSは－1から0）患者は気管チューブの違和感を訴えた。このことから，2 mg/kg/hrのプロポフォールのみでは鎮静不十分であることが理解できる。本症例ではレミフェンタニルによる鎮痛が十分であったため人工呼吸器との調和性が向上し，結果的にEMGの混入が少なくBIS値が70台で安定していたものと考える。

II 手術中の脳波モニタリング

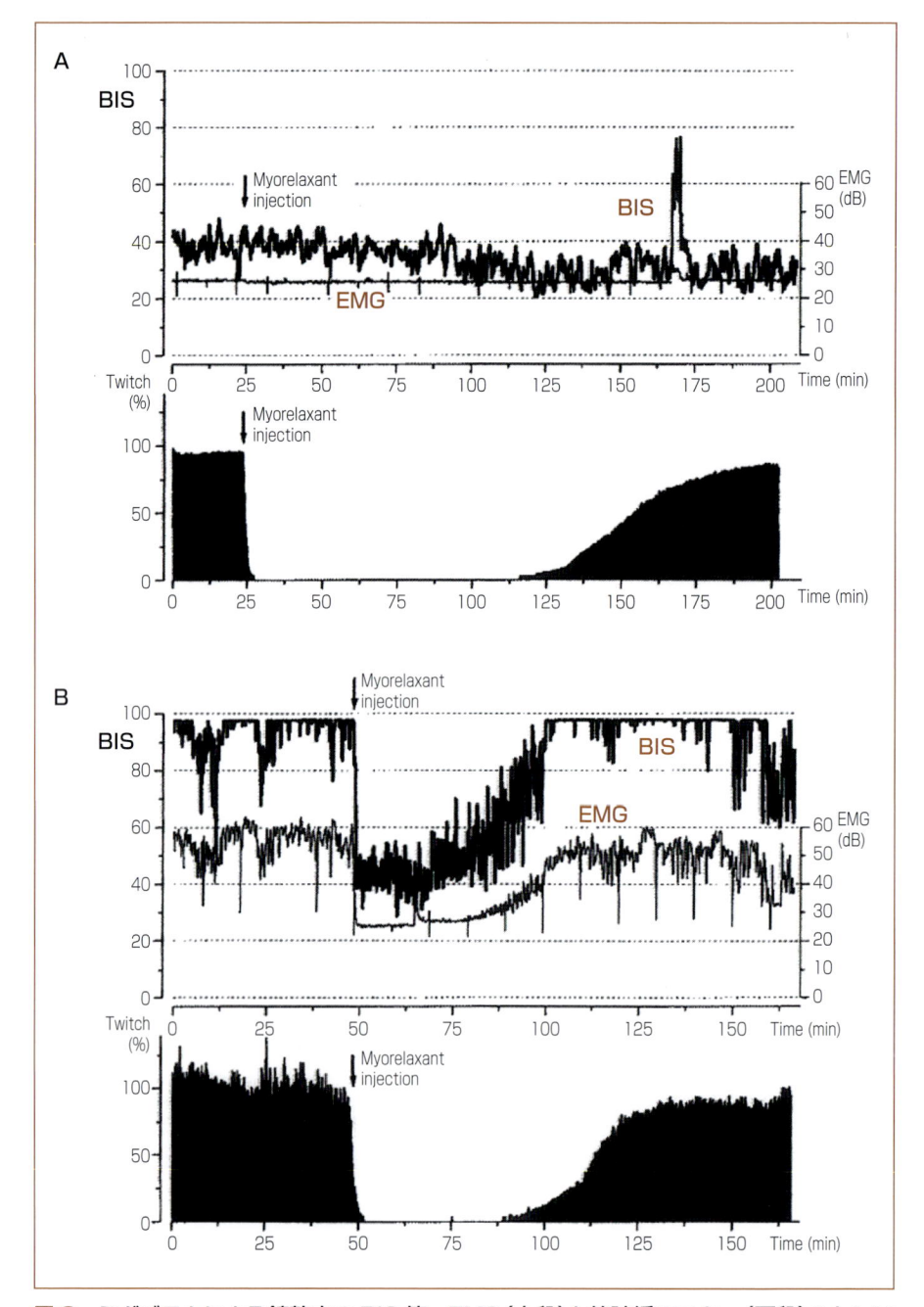

図8 ミダゾラムによる鎮静中のBIS値，EMG（上段）と筋弛緩モニター（下段）のトレンド

A，Bともにミダゾラムにより鎮静されているが，AではEMGがほとんど混入していないためBIS値が40前後を示している。BではEMG，BIS値ともに高値で，筋弛緩薬により筋弛緩するとEMGの低下とともにBIS値も低下し，EMGによりBIS値が誤上昇していたことが分かる。

(Vivien B, Di Maria S, Ouattara A, et al. Overestimation of bispectral index in sedated intensive care unit patients revealed by administration of muscle relaxant. Anesthesiology 2003; 99: 9-17 より引用)

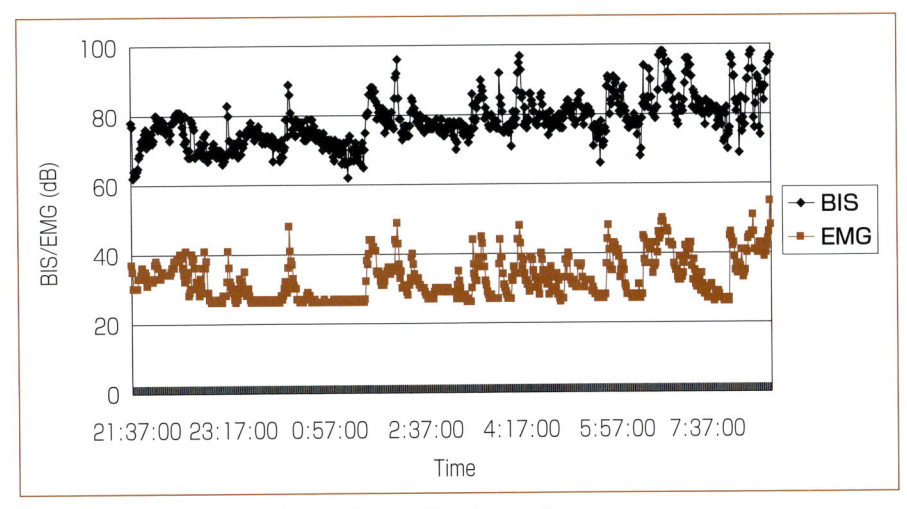

図9 人工呼吸中のBIS値およびEMG値のトレンド
プロポフォール2 mg/kg/hrとレミフェンタニル0.1 μg/kg/minの併用によりBIS値は70～80前後で推移し，EMGレベルも高くないことが分かる。

看護師から見たBISモニタリング

　上述のようにICUにおけるBISモニタリングには種々の制約や注意点があることから，実際にBISモニタリングをICUで実践している当院ICU看護師を対象として意識調査を実施した[14]。はじめに，当院で従来用いてきた主観的鎮静度評価法であるJapan coma scale (JCS)との相関について尋ねたところ，"JCSよりも勝る"と回答した者は半数以下であった。その主な理由は，予想どおり臨床所見とBIS値との乖離，すなわち低信頼性であった。この低信頼性の原因を含め，BISモニターをICUで用いる際の問題点を質問したところ，"センサーが発汗により容易に剥がれる"という回答が多かった。EMG混入に伴うBIS値自体の問題以上にセンサーが剥がれやすい点を挙げた者が多かったことは予想外であった。ICU患者では発熱はよく見られる事象であるが，その後には解熱する。その際，発汗を伴うことがセンサーが剥がれやすい状況の原因であることが判明した。これは術中使用の際には問題とならなかったことで，ICU領域特有の問題点と考えられ，今後センサーの改良が必要となる可能性を示している。一方，鎮静管理にBISモニターを用いる有用性について質問したところ，"浅すぎる，または深すぎる鎮静を避けられる点において有用である"との回答が90％以上であり，その理由としてはBISモニターの連続性，非侵襲性，利便性であった。以上のことから，当院ICUにおいては人工呼吸中の鎮静度評価にRASSに加えてBISモニターを併用するに至った。当初，主観的評価法として簡便に評価可能であることからJCSを用いていたが，厳密にはJCSはcomaのスケーリングであることから，この調査後よりRASSに変更した。

II 手術中の脳波モニタリング

BIS モニタリングと主観的鎮静度評価法の併用

客観的評価法である BIS モニターを主観的評価法と併用することによる利点は、それぞれの欠点を補える点である。ここで、sedation-agitation scale（SAS）と BIS 値の相関を見ると（図10）、SAS の 4 ～ 7 の時点における BIS 値はそれぞれ 95, 97, 98, 99 と、比較的浅鎮静レベルを BIS が区別しにくいことを示している。一方、SAS の 1 の時点における BIS 値は 34, 46, 56 と広い領域にわたっており、手術中の鎮静深度に近い中程度から深い鎮静領域は SAS では区別不能である。また、両者は本質的に異なった鎮静の側面を観察している点も重要と考えられる。主観的評価法は、ある時点において患者へ呼名や体動などの刺激を与えたことによる反射の程度を観察しているが、客観的評価法は鎮静薬により生じる脳波変化をもとに鎮静レベルや覚醒の危険性を表している。鎮静中の反応性と、鎮静・覚醒状態は本質的には異なる現象であることから、両者を併用することには意義があると考える。

次に、両評価法を併用することによる問題点も指摘されている[13]。BIS モニターの利点は値の連続性と非侵襲性であるが、主観的評価法を併用することによって患者を揺さぶるなどの刺激を与えることになり、これにより患者が覚醒し不穏状態になる可能性も有する。すなわち、BIS モニターの利点の一つを打ち消すことにもなる。特に、デクスメデトミジンの場合、体動刺激により容易に覚醒することから、鎮静レベルによって評価法を使い分ける必要も今後、検討すべきと考える。さらに、現在、BIS 値を算出するために用いられている smoothing rate は BIS モニター A-2000™ では 15 または 30 秒、BIS モニター VISTA A-3000™ では 10, 15 または 30 秒である。これは、0.5 秒ごとに得られる 2 秒間の脳波原波形を処理し算出された BIS 値を平均化する時間を表す指標で、ユーザーが選択可能である。すなわち、15 秒を選択した場合には直近 15 秒間の BIS 値が平均化された結果がモニターに表示される。全身麻酔導入時には 10 または 15 秒が、維持期や ICU では 30 秒が推奨されているが、Sackey ら[13]によると ICU 環境では smoothing rate を 1 分に設

COLUMN

BIS センサー Extend

これは日本には導入されていない BIS センサーで、ICU における使用を意図して作られている。このセンサーを用いると smoothing rate が 60 秒に設定され、画面に Burst rate と呼ばれる群発抑止における 1 分間のバースト数がカウントされ表示される（図1 の右上の四角内を参照）。

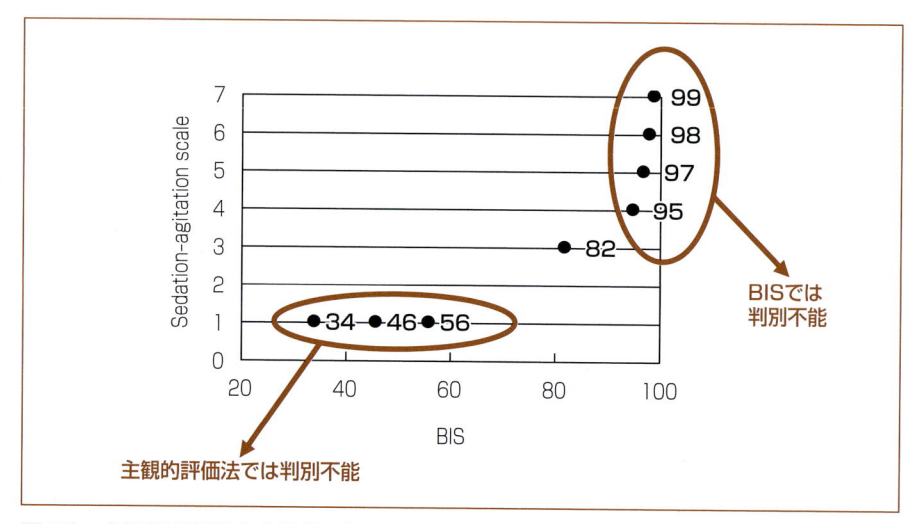

図10　主観的評価法と客観的評価法、それぞれの弱点
主観的評価法では深鎮静が、客観的評価法では浅鎮静が判別不能であることが分かる。

定しても BIS 値の変動率が 10〜15％と大きいことから，1 分ではなく 10 分が望ましいという。これにより種々の刺激に伴う覚醒反応の影響を減少可能であることから BIS モニタリングの信頼性が向上し，患者に刺激を与える主観的評価法を要しないと述べており，今後の検証しだいで smoothing rate を長く設定可能な BIS モニターの改良も必要になるかもしれない。

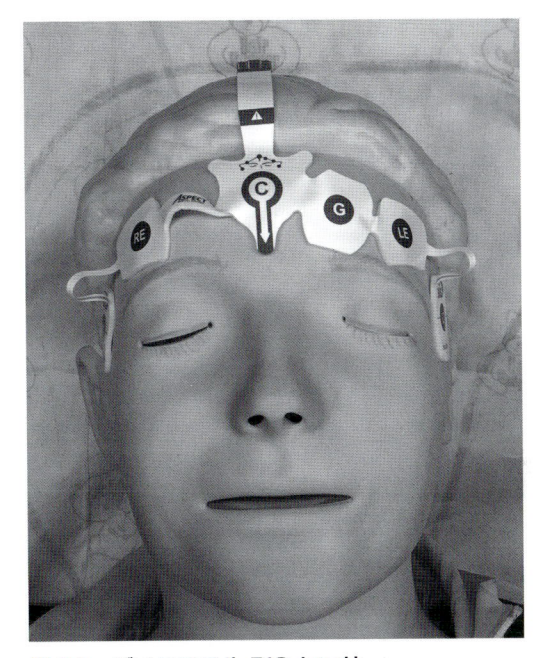

図 11　バイラテラル BIS センサー

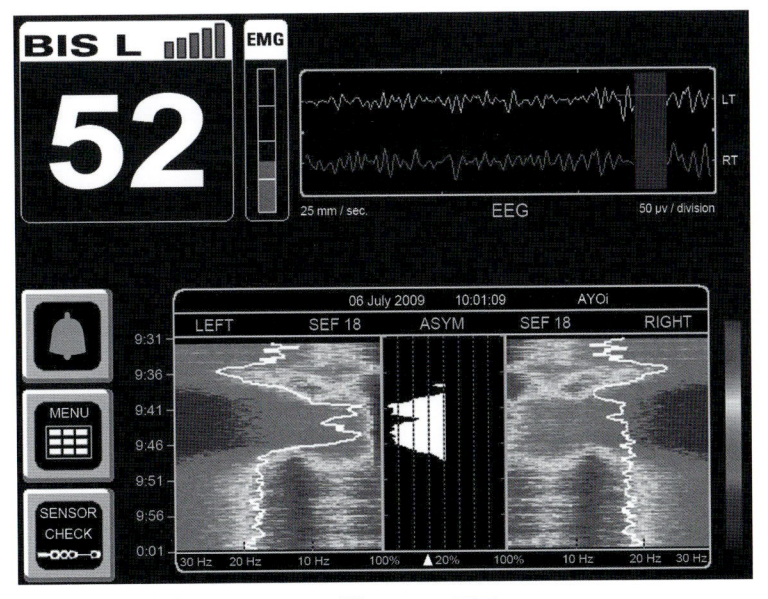

図 12　BIS モニター VISTA A-3000™ の DSA 画面
　左右の DSA 画面の中央に asymmetry（ASYM）がディスプレイされている。これは，脳波のトータルパワーに占める左右のパワーの大きさを示しており，徐波化すればパワーが増えることから片側の徐波化が一目で分かる。

ICUにおいてBISモニタリングが有用な場面

　　BISモニターは健常者の脳波に及ぼす数種類の鎮静・鎮痛薬の影響をもとに値を算出している。したがって，中枢神経障害を有する患者における動作は保証されておらず，中枢神経障害を否定するためには鎮静薬投与前にBIS値が90以上であることを確認する必要がある。しかし，中枢神経障害を有する患者に実際にBISモニタリングを適用し検討した研究によると，頭部外傷患者において意識が回復した患者よりも死亡した患者においてBIS値が低値で，BIS値はGlasgow outcome scaleとよく相関したことが示されており，中枢神経障害を有する患者におけるBISモニタリングの可能性を示している。また，当院でも経験しVivienら[15]も報告しているが，患者が脳死状態に陥った際には100％平坦脳波を示しBIS値が0を示したことから，BISモニタリングが重症中枢神経疾患の予後を予測する一助になる。しかし，平坦脳波を探知するアルゴリズムの詳細が公開されていないこともあり，脳死判定にBISモニターを用いることは適切ではなく，国際10-20法に基づいた脳波モニターによる判定が必要なことはいうまでもない。

　　次に，中枢神経障害を有する患者においてBISモニタリングを行う場合の注意点を述べる。正常または瀰漫性脳障害を有する場合にはBIS値の左右差は5以下であったが，CT所見で両側，または片側性に異常が見られる場合には左右差が5以上であり，これらの患者の83％で障害側のBIS値が低値であった。したがって，中枢神経障害を有する患者のBISモニタリングにおいて，障害側，健側のBIS値の解釈には注意を要する。近年，左右両側のBIS値を算出するためのバイラテラルセンサーが発売されている（図11）。痙攣のない昏睡状態の患者における脳波上の痙攣波の探知に有用であったとの報告[16]や，片側の内頸動脈狭窄を有する患者の術中低血圧時に，BIS値の左右差が生じ脳虚血の早期探知に有用であったとの報告[17]がなされている。図12に示すように両側のDSA画面の中央にasymmetry（ASYM）がディスプレイされている。これは，脳波のトータルパワーに占める左右のパワーの大きさを示しており，徐波化すればパワーが増えることから片側の徐波化が一目で分かる。片側の中枢神経障害を有する患者におけるモニタリング時や，心臓血管外科手術中の脳梗塞の早期探知に有用である可能性があり，今後の検討が待たれる。

●参考文献

1) Rampil IJ. A primer for EEG signal processing in anesthesia. Anesthesiology 1998; 89: 980-1002.
2) Glass PS, Bloom M, Kearse L, et al. Bispectral analysis measures sedation and memory effects of propofol, midazolam, isoflurane, and alfentanil in healthy volunteers. Anesthesiology 1997; 86: 836-47.
3) Johansen JW, Sebel PS, Sigl JC. Clinical impact of hypnotic-titration guidelines based on EEG bispectral index (BIS) monitoring during routine anesthetic care. J Clin Anesth 2000; 12: 433-43.
4) Gan TJ, Glass PS, Windsor A, et al. Bispectral index monitoring allows faster emergence and improved recovery from propofol, alfentanil, and nitrous oxide anesthesia. BIS utility study group. Anesthesiology 1997; 87: 808-15.

5) Monk TG, Saini V, Weldon BC, et al. Anesthetic management and one-year mortality after noncardiac surgery. Anesth Analg 2005; 100: 4-10.
6) Myles PS, Leslie K, McNeil J, et al. Bispectral index monitoring to prevent awareness during anaesthesia: The B-Aware randomized controlled trial. Lancet 2004; 363: 1757-63.
7) Hemmerling TM, Olivier JF, Basile F, et al. Bispectral index as an indicator of cerebral hypoperfusion during off-pump coronary artery bypass grafting. Anesth Analg 2005; 100: 354-6.
8) Vivien B, Di Maria S, Ouattara A, et al. Overestimation of bispectral index in sedated intensive care unit patients revealed by administration of muscle relaxant. Anesthesiology 2003; 99: 9-17.
9) De Deyne C, Struys M, Decruyenaere J, et al. Use of continuous bispectral EEG monitoring to assess depth of sedation in ICU patients. Intensive Care Med 1998; 24: 1294-8.
10) Kaplan LJ, Bailey H. Bispectral index (BIS) monitoring of ICU patients on continuous infusion of sedatives and paralytics reduces sedative drug utilization and cost. Crit Care 2000; 4: P190.
11) Jacobi J, Fraser GL, Coursin DB, et al. Clinical practice guidelines for the sustained use of sedatives and analgesics in the critically ill adult. Crit Care Med 2002; 30: 119-41.
12) Barr J, Fraser GL, Puntillo K, et al. Clinical practice guidelines for the management of pain, agitation, and delirium in adult patients in the intensive care unit. Crit Care Med 2013; 41: 263-306.
13) Sackey PV, Radell PJ, Granath F, et al. Bispectral index as a predictor of sedation depth during isoflurane or midazolam sedation in ICU patients. Anaesth Intensive Care 2007; 35: 348-56.
14) 小板橋俊哉, 印南靖志, 富永亜紀ほか. ICUにおけるBISモニター使用に関する意識調査. 日集中医誌 2007；14：613-4.
15) Vivien B, Paqueron X, Le Cosquer P, et al. Detection of brain death onset using the bispectral index in severely comatose patients. Intensive Care Med 2002; 28: 419-25.
16) Fernandez-Torre JL, Hernandez-Hernandez MA. Utility of bilateral bispectral index (BIS) monitoring in a comatose patient with focal nonconvulsive status epilepticus. Seizure 2012; 21: 61-4.
17) Estruch-Perez MJ, Soliveres-Ripoll J, Balaguer-Domenech JB, et al. Bilateral bispectral index differences in asymptomatic internal carotid stenosis. Eur J Anaesthesiol 2012; 29: 247-9.

（小板橋　俊哉）

II 手術中の脳波モニタリング

聴性誘発電位モニター

はじめに

聴性誘発電位(auditory evoked potential:AEP または auditory evoked response:AER)は，音刺激に誘発される電位を頭部皮膚電極から導出して記録する。潜時によって短潜時聴性誘発電位(short latency AEP:SLAEP)，中潜時聴性誘発電位(middle latency AEP:MLAEP)，長潜時聴性誘発電位(long latency AEP:LLAEP)に大別され，それぞれ麻酔・集中治療領域での利用が検討されてきた。SLAEP は脳幹の聴覚伝導路神経細胞に由来し，麻酔薬の影響を受けにくいので脳幹機能の評価や AEP 測定装置が動作していることを検証する指標として利用される。MLAEP は，皮質下神経細胞や第一次皮質聴覚野神経細胞に由来し，麻酔薬により強く抑制されるので麻酔薬の効果，麻酔深度を定量する指標として利用されてきた。LLAEP は第一次皮質聴覚野以降の聴覚情報を処理する神経細胞に由来し，大脳皮質の機能障害の定量化に利用できる。

本項では，麻酔深度モニタとしての利用を中心に記述するが，脳障害による昏睡患者の覚醒可能性を予測する指標としての利用についても言及したい。

聴性誘発電位モニターの歴史

ドイツの医師 Hans Berger がヒトの脳波を報告したのは 1929 年であった。その後，音や刺激で脳波が変化する多くの報告がなされた。音刺激に誘発される中枢神経の電位を AEP と呼ぶ。頭皮電極から導出する場合，皮質脳波の電圧は数 10μV であるが，皮質脳波に埋もれた電圧 1μV 程度の AEP を計測するためには，電子回路を用いて音刺激に同期させて加算平均する必要があった。ヒトの AEP は，1958 年にマサチューセッツ工科大学の Daniel Geisler がコンピュータを用いて初めて記録した。Geisler は，クリック音に誘発される潜時 30 ms の波形(現在は Pa と呼ばれる:後述)を検出し，皮質聴覚野を起源とすると推定した。これが現在の AEP 測定の原型となる研究である。1960 年代半ばから 1970 年代にかけては，AEP は聴覚障害の検出法として広く研究された[1]。麻酔薬による AEP の変化や，麻酔深度の指標として研究の対象となったのは，1980 年代以降である。英国の Christine Thornton[2] とドイツの Dierk Schwender[3] らが多くの研究成果を報告してきたが，

AEP波形のピークの潜時や振幅をオフラインで計測する研究方法であった．AEP波形をリアルタイムで解析して数値化し，麻酔深度モニターとして利用する研究は，英国グラスゴー大学のGavin Kennyによって1990年代に行われた[4]．Kennyの開発したAEPモニターは，aepEXモニターと命名され，EU諸国では2003年に，我が国でも2009年に市販され臨床使用されるようになった．

聴性誘発電位の基礎知識

音は物理的な振動として鼓膜と耳小骨を介して蝸牛管に入力される．蝸牛管のコルチ器は音の振動を電気的インパルスに変換し，第一次ニューロンである聴神経に接続されて橋の蝸牛神経核に入る．蝸牛神経核で二次，三次ニューロンに接続して，同側ならびに反対側の上オリーブ核，台形体核と連絡し，さらに外側毛帯を経由して中脳の下丘に至る．下丘からのニューロンは，視床の内側膝状体で中継され，聴放線を形成して側頭葉の第一次聴覚野に到達する．さらに音や言語の認知などの高次機能処理は聴覚連合野や他の大脳皮質で行われる．これらの過程で出現する電位変化を記録したものが聴性誘発電位である．聴覚刺激により誘発され頭頂電極から導出されるAEPは潜時によりSLAEP，MLAEP，LLAEPに分類される（図1）[5]．

SLAEPは聴覚刺激直後の8 msまでに出現する電位で，脳幹部に由来するために聴性脳幹反応（auditory brainstem response：ABR）とも呼ばれる．ABRは聴覚刺激に誘発される聴神経から下丘までを起源とする電位で，Ⅰ波からⅤ波が同定される．

ABRは麻酔薬による影響をほとんど受けないので，脳外科手術中の脳幹機能評価や脳幹死の判定に重要な役割を果たしている．麻酔深度モニターではABRは麻

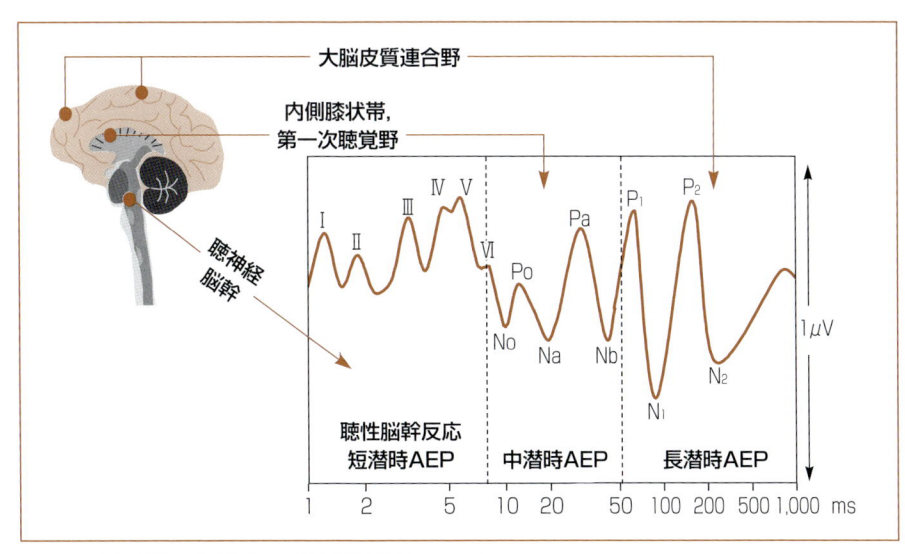

図1　聴覚刺激の伝導路と聴性誘発電位（AEP）
〔土井松幸．聴性誘発電位（auditory evoked potential：AEP）．佐藤重仁，鈴木利保編．周術期モニタリング．東京：克誠堂出版；2012. p.24-44より引用〕

II 手術中の脳波モニタリング

酔深度の指標とはならないものの，電位が大きく同定しやすいV波はAEPが正常に記録されている証拠として用いられ意義が大きい。

MLAEPはABRに続く潜時が数十msまでの電位で，下丘，内側膝状体，聴放線から第一次聴覚野に由来する。MLAEPでは潜時の短い順にN0，P0，Na，Pa，Nbと命名されるが，陽性波のPaと陰性波のNbが同定しやすい。N0とP0はABRに続く潜時10ms程度に約半数の被験者に出現する小さな波で，その起源と意義は不明であるが，後述する後耳介筋（postauricular muscle：PAM）筋電図の混入の可能性もある。Naは13〜15msに出現するMLAEPの最初の主要陰性波で，下丘から内側膝状体，第一次聴覚野に至る大脳皮質下の神経活動を起源とする。Naに続くPaは潜時25〜30msのMLAEP最初の主要陽性波で，側頭葉の第一次聴覚野が主な起源であるが皮質下の電気活動も関与している。Nbは30〜40msに出現するMLAEPの2番目の主要陰性波で，第一次聴覚野を主な起源とする。潜時50ms程度に出現する2番目の主要陽性波をPbとすることもあるが，この陽性波はP50とも呼ばれ，LLAEPのP1とも同一である。Pbの起源は側頭葉の第一次聴覚野から第二次聴覚野とされている。意識レベルの低下や鎮静薬や麻酔薬の濃度に依存して各ピークの潜時が延長し，振幅が減少するので，網様体賦活系の活動性がMLAEPの形成に関与していると考えられている。それゆえ，MLAEPは，麻酔深度の指標として検討されてきた[6]。

LLAEPはMLAEPに続く電位で皮質連合野に由来する。少量の麻酔薬によって消失したり出現が不安定となったりするので麻酔深度や鎮静度の指標としては利用していない。LLAEPは聴覚情報の認知・判断処理過程を反映すると考えられている。後述するミスマッチ陰性電位（mismatch negativity：MMN）は通常の刺激と比較照合して異なる刺激を自動処理する過程を反映すると考えられている。意識障害患者においてMMNの検出の有無が意識の回復の予測の指標として利用できる。

測定原理

市販のAEPモニターは，臨床使用にもっとも適する測定条件に固定されているが，正常に動作していることを確認したり動作不良の原因を検索したりするために測定原理を理解しておく必要がある。臨床検査に用いる汎用測定装置でAEPを記録する際の測定条件の決め方や注意点を知ることは，その一助となる。

音刺激

■イヤホン

聴覚刺激音を発生させる器具は，耳介を被うヘッドホン型，外耳道に挿入するイヤホン型のどちらも使用できる。長時間使用や，麻酔中モニターにはイヤホン型のほうが有利である。感染対策や組織への圧迫を避けるためにイヤピースがジェル状のディスポーザブルのものを選択し，片側刺激でよい。MLAEPは，骨伝導刺激でも測定可能である。

COLUMN

聴性誘発電位（AEP）の発生源

音刺激からの潜時でAEPの発生源を特定できる。潜時8msまでの短潜時AEPは脳幹，それに続く中潜時AEPは下丘，内側膝状体，聴放線から第一次聴覚野，さらに長潜時AEPは皮質連合野に由来する。

表1　音圧の表記

表記	基準値
dB nHL（normal hearing level）	測定環境における10名程度の健常聴力者の可聴域値の平均値
dB SL（sensational level）	各個人ごとに測定した最小可聴値
dB SPL（sound pressure level）	20 μPa（2 × 10 − 5N/m²）の音圧
dB peSPL（peak equivalent SPL）	クリック音のように短く，音圧が一定でない場合の最大音圧（SPL）
dB HL（hearing level）	JIS または ANSI（American National Standards Institute）の基準

■音の種類

　ABR や MLAEP の刺激音としてクリック音がもっともよく使われており，麻酔深度モニターでも用いられる。電気パルス発生装置で作った 0.1 〜 1 ms の矩形パルスの出力をイヤホンやスピーカーに通すとクリック音となる。クリックは音の立ち上がりが急峻で，5 kHz までの広い周波数帯域を持つので多くの聴神経細胞を同時に刺激することができる。MLAEP では，クリック音以外にもトーンバースト（tone burst）と呼ばれる持続時間が 10 ms から 40 ms で特定の周波数の純音が用いられる。トーンバーストは，周波数帯を限定した聴覚試験などに利用されるが，麻酔深度モニターでの使用例はない。

■音圧

　音圧は通常デシベル（dB）で表す。基準となる音圧 P0 と測定音圧 P との比の対数を 20 倍した以下の式で求める。

$$音圧（dB）= 20 \log_{10} P/P_0$$

　すなわち基準音圧に比べて 0 dB が等しく，20 dB は 10 倍，40 dB は 100 倍，60 dB は 1,000 倍の音圧となる。基準音圧として，**表1**に示す 5 種類が使用されるが，測定環境下で 10 人程度の正常聴力被験者の可聴閾値を平均して求める nHL（normal hearing level）と被験者個人の聴覚閾値である SL（sensation level）が臨床的によく用いられる。音圧が大きくなるに従い，AEP の潜時は短縮し，振幅は増大するが 60 dB SL 以上になるとほぼ安定する。麻酔深度モニタリングには 60 〜 80 dB nHL 程度が使用されるが，施行中の音圧が変化すると波形に影響することに留意する。

■刺激頻度

　通常の測定法では音刺激を一定間隔に設定するが，音刺激に誘発される AEP 波形を記録した後に次の音刺激を加えるため 100 ms までの MLAEP を記録する際の刺激頻度は 10 Hz 未満となる。刺激頻度を少なくすると，AEP の潜時が短縮し振幅が増大するが，必要回数を加算するための測定時間が延長するので麻酔深度モニターでは，刺激頻度を可能な範囲で多く設定する。また商用電源の周波数が整数倍となる刺激頻度を選択すると，電源からのノイズも加算されアーチファクトが出現するので，6.9 Hz のように 50 Hz や 60 Hz で割り切れない刺激頻度を選択する。

COLUMN
音圧
　音圧の単位としてデシベル（dB）が用いられ，基準音圧の何倍であるかを示す。60 dB は 1,000 倍，80 dB は 10,000 倍の音圧である。

AEP 波形記録

脳波のみならず心電図などの生体電気情報の記録には，差動増幅器が用いられる。増幅器には非反転入力(noninverting input)と反転入力(inverting input)の2つの入力端子がある。基準となる接地電極に対する非反転入力と反転入力の信号をまったく同じ増幅度をもつ2つの平衡型増幅器でそれぞれ増幅し，その出力を引き算することによって厳密に差分を得る。交流電源雑音のように同じ位相，同じ大きさで2つの入力端子に記録される同相入力信号は相殺され，2つの入力端子間に差のある差動入力信号のみが増幅されて出力される。同相信号除去比(common mode rejection ratio：CMRR)は差動入力信号と同相入力信号の増幅度の比で，差動増幅器の性能の一つである[7]。

■電極

差動増幅器の性能を活かすよう電極や電極コードを取り扱う。差動増幅器が交流雑音などの同相入力を消去できるのは，2つの入力端子に同じ大きさの信号が入力された場合のみであるので，電極やコードの条件を揃えるために以下の注意が必要である。

1. 3つの電極(非反転入力，反転入力，接地電極)の接触インピーダンスを5kΩ以下にし，電極間の差をなくす。
2. 電極コードを極力短くし，束ねて同じ条件で入力端子に接続する。
3. AEPが逆位相で記録できるよう非反転電極と反転電極を装着する。

臨床検査では4チャンネル程度を使用することがあるが，麻酔深度モニターでは通常1チャンネルの誘導で，以下のように電極を装着する(図2)。

・非反転電極(＋)：Fz(正中前頭部)またはCz(正中中央部)
・反転電極(－)：音刺激同側の乳様突起　または耳朶

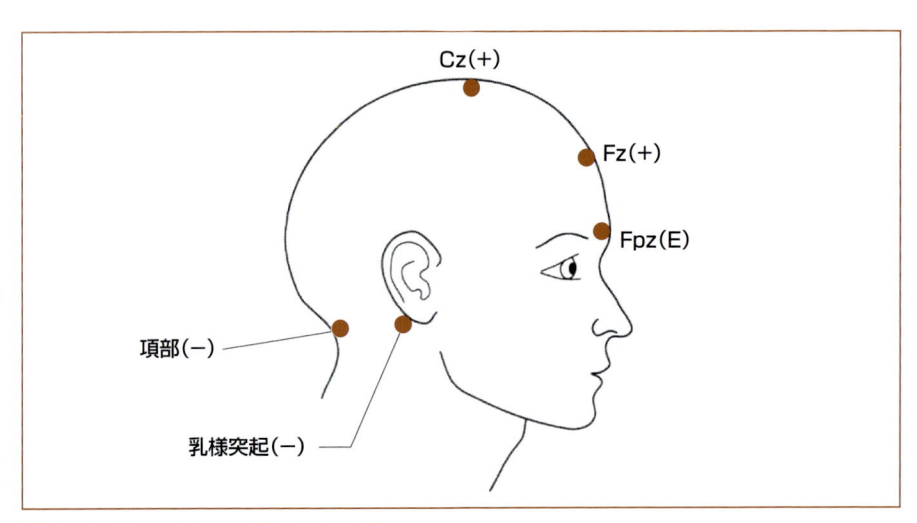

COLUMN

電極

聴性誘発電位を測定する現場で，もっとも注意すべきは電極の貼付である。皮質脳波の1/10程度の低電圧の情報を取り出すためには，各電極のインピーダンスを5kΩ以下にし，電極間の差をなくす必要がある。

図2　AEPモニターの電極設置位置

非反転電極(＋)：FzまたはCz，反転電極(－)：乳様突起または耳朶，後耳介筋筋電図が混入する場合は項部に移動，接地電極(E)：Fpz

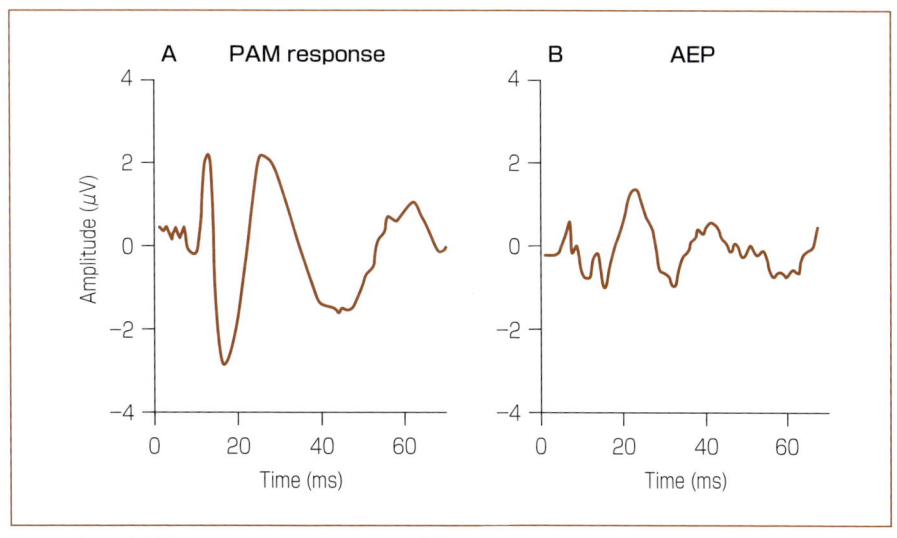

図3　後耳介筋（postauricular muscle）筋電図
混入のない右図に比較し，左図の潜時約15 msに混入する大きな電位。
(Bell SL, Smith DC, Allen R, et al. Recording the middle latency response of the auditory evoked potential as a measure of depth of anaesthesia. A technical note. Br J Anaesth 2004; 92: 442-5 より引用)

・接地電極（E）：Fpz（正中前額部）
手術体位などの関係で，上記が使用できない場合は適宜移動させてよい。

　電極に関連するアーチファクトとして後耳介筋（postauricular muscle：PAM）筋電図が重要である。70 dB nHL以上で音刺激を加えたときに，後耳介筋が脳幹を介する神経反射で収縮し，潜時15 msあたりに大きな筋電図が混入する（図3）。筋弛緩薬で消失するので，筋弛緩効果の減弱とAEP反応の増大と混同しやすい。反転電極を後耳介筋に近い乳様突起や耳朶に装着した場合に出現しやすい。反転電極を項部に移動させると回避できる（図2）。

■フィルタ
　不必要な基線変動を避け，スムーズな曲線を得るためにフィルタは必須であるが，設定によって導出される波形は大きく変化する。フィルタを強くかけて30〜100 Hzのみ通過できるように狭く設定すると，Paに一致する潜時にアーチファクトが出現する。
　ローカットフィルタ（ハイパスフィルタ）は1〜10 Hz，ハイカットフィルタ（ローパスフィルタ）は1〜3 kHzに設定する。交流電源ノイズを除去する50 Hzまたは60 Hzの帯域除去フィルタ（ノッチフィルタ，ハムフィルタ）は，重要な波形情報を失うので使用しないほうがよい。

■加算平均
　頭皮電極から導出されるAEPの電圧は1 μV程度で皮質脳波の1/10にすぎない。AEP波形（signal：S）を記録するために，反復する音刺激を起点として電位を加算することにより背景電位（noise：N）より抽出する方法が通常用いられる。S/N

II 手術中の脳波モニタリング

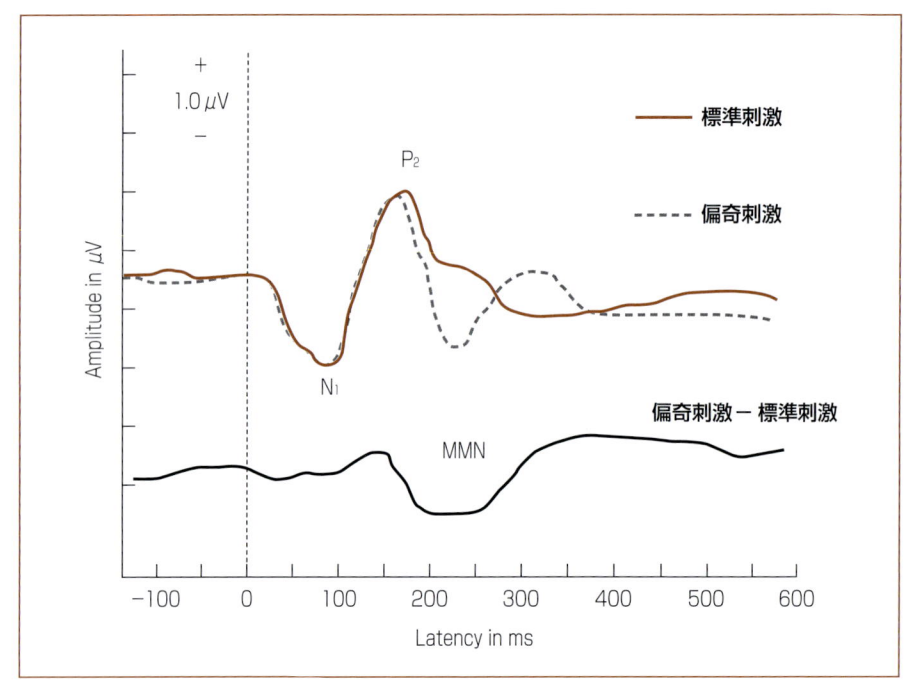

図4　ミスマッチ陰性電位の計測法
標準刺激の中に，偏奇刺激（周波数，長さ，音圧などが異なる）を低い頻度で挿入する。偏奇刺激から標準刺激を引き算すると，潜時100〜300 msに陰性波が検出される。

比は，加算回数の平方根倍に向上する。100回加算ではS/N比は10倍に，1,000回加算では31.6倍大きくなるが，AEP波形が小さいほど，背景電位が大きいほど，より多くの加算回数が必要となる。脳の機能検査としてAEPを記録する場合は1000回以上の加算を行うが，加算の頻度を10 Hzとしても100秒間の測定時間が必要となる。麻酔深度モニターは，より短い反応時間となるよう，S/N比を向上させたり[4]，autoregression modelを使用したり[8]して少ない加算回数で評価できるAEP波形を得られるよう工夫してある。

■ミスマッチ陰性電位(mismatch negativity：MMN)

LLAEPは情報処理や認知など高次脳機能を反映する。AEPを測定する際，通常の刺激（標準刺激）と異なる音刺激（偏奇刺激）を10〜20%程度の低頻度に加え，刺激の種類ごとに加算平均してAEPを記録すると偏奇刺激のAEPは潜時100〜300 msで標準刺激に較べて陰性にシフトする。偏奇刺激は音圧，周波数，刺激長のいずれを変化させてもよい。偏奇刺激AEPから標準刺激AEPを引算してMMNを記録する（図4）。

麻酔深度モニタ aepEX

わが国でも医療機器として認可された麻酔深度モニタaepEXは，グラスゴー大学のGavin Kennyが開発したAEPモニターを，英国Medical Device Management社が製品化したもので，ハードウェア，ソフトウエアの基本構成は1990年代の研

COLUMN
手術中脳波モニタリングの役割
術中覚醒の防止，すなわち意識の有無の判別がAEPモニターの最大の役割であり，AEPモニターはBISと同等以上の能力を示す。レミフェンタニルを併用する麻酔においては，体動の予測を脳波モニターに期待することは困難である。

$$\mathrm{aepEX} = k \sum_{i=1}^{256} \sqrt{|X_i - X_{i+1}|}$$

図5 aepEx の算出式

究用装置を踏襲している。

　aepEX は片側音刺激に誘発される 1 チャンネル 144 ms の脳波を 256 回加算して AEP 波形を計測する。クリックは持続時間 1 ms，刺激頻度 6.9 Hz である。音圧はプロトタイプでは 70 dB nHL であったが，製品化にあたり安全性の説明のために騒音評価に用いる A 特性 dB で 90 dB(A) と表示されている。ちなみに英国での iPod 最大音量は 115 dB(A) に相当する。また製品化にあたり新設された ICU モードでは，突然大きな音刺激を与えるより徐々に音量を上げたほうが内耳を傷害しづらいことから 7 秒間で音量が漸増するようにしてある。アンプには CMRR 180 dB のノイズの少ない差動増幅器を用い，1～220 Hz のバンドパスフィルタにて筋電図などの高周波ノイズを除去することで 256 回に制限した加算回数で AEP 記録を可能にしてある。その結果 40 秒程度で AEP 波形を完全更新するとともに，移動平均法を用いて 3 秒ごとに AEP 波形を部分更新し，変化をより早く検出できるよう設計されている[4]。なお 220 Hz 以上の周波数成分が除去されているため，ABR の各ピークは弁別できず V 波を中心とした 1 つの陽性波としてのみ観察できる。aepEX は図 5 の式で算出する。144 ms の AEP 波形を 256 のセグメントに分割し，隣り合うセグメントの電圧差の絶対値の平方根を足し合わせた値に係数 k を掛けて求める。完全な平坦波形で 0 となり，完全覚醒時 AEP を模した振幅 2.2 μV，55 Hz の正弦波で 100 を示すよう k を選択している。aepEX は BIS と同様に麻酔深度を 0 から 100 の単一数値で表示するので，麻酔中モニターとして取り扱いが容易であるが，アーチファクトによって値を大きく誤表示する可能性がある。ノイズ除去機能や加算によって消去できないアーチファクトの混入を判断するためには，aepEX の値に加えて AEP 波形を観察することが重要である。特に後耳介筋筋電図は特有の潜時に出現するので見落とさないよう注意する。

正常波形

　正常の MLAEP 波形の一例を図 1 に示す。先述のように，個体差も大きく，フィルタの条件によっても得られる波形は変化する。Na, Pa, Nb の 3 つが主要なピークである。中枢神経活動が抑制されると一般的に，各ピークの潜時が延長し電圧が減少する。

年齢

　ABR と同様に，MLAEP も新生児，乳児は潜時が長く，発現しづらいピークもある。特に刺激頻度が 5 Hz 以上の速さであると Pa が記録できないことがある。

年齢とともに潜時は短縮し振幅も大きくなり，10歳程度で成人と同様になる。10歳以下の小児のMLAEPで麻酔深度を評価するときには注意が必要である。高齢者では，MLAEPの主要ピークの潜時が延長し，振幅が増加する。

性差

女性に比べて男性のほうが，主要ピークの潜時が長く，振幅が小さい傾向があるが，麻酔深度評価では大きな違いとはならない。

睡眠

自然睡眠では，睡眠が深くなるに従ってMLAEPの振幅が小さくなるが，レム睡眠では覚醒時と類似した波形を示す。

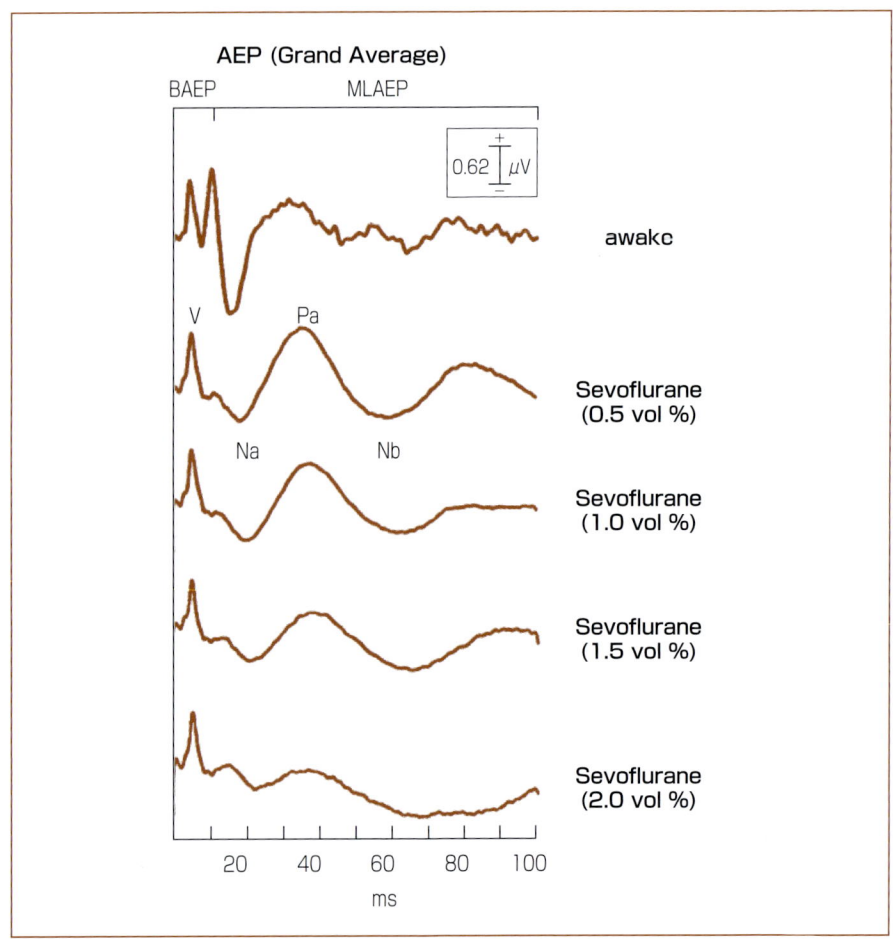

図6　呼気終末セボフルラン濃度とMLAEP波形の関係

（Schwender D, Conzen P, Klasing S, et al. The effects of anesthesia with increasing end-expiratory concentration of sevoflurane on midlatency auditory evoked potentials. Anesth Analg 1995; 81: 817-22 より引用）

麻酔深度指標としての評価

麻酔薬濃度と意識の有無の判別

　ABRは，麻酔薬によりほとんど影響を受けないが，MLAEPの主要ピークはほぼすべての麻酔薬で用量依存性に潜時が延長し振幅が減少する。麻酔用中枢神経モニターとしてもっとも強く期待される能力は意識の有無を明確に判別できることであり，これが可能ならば術中覚醒の防止に大きく貢献できる。また催眠の深さを定

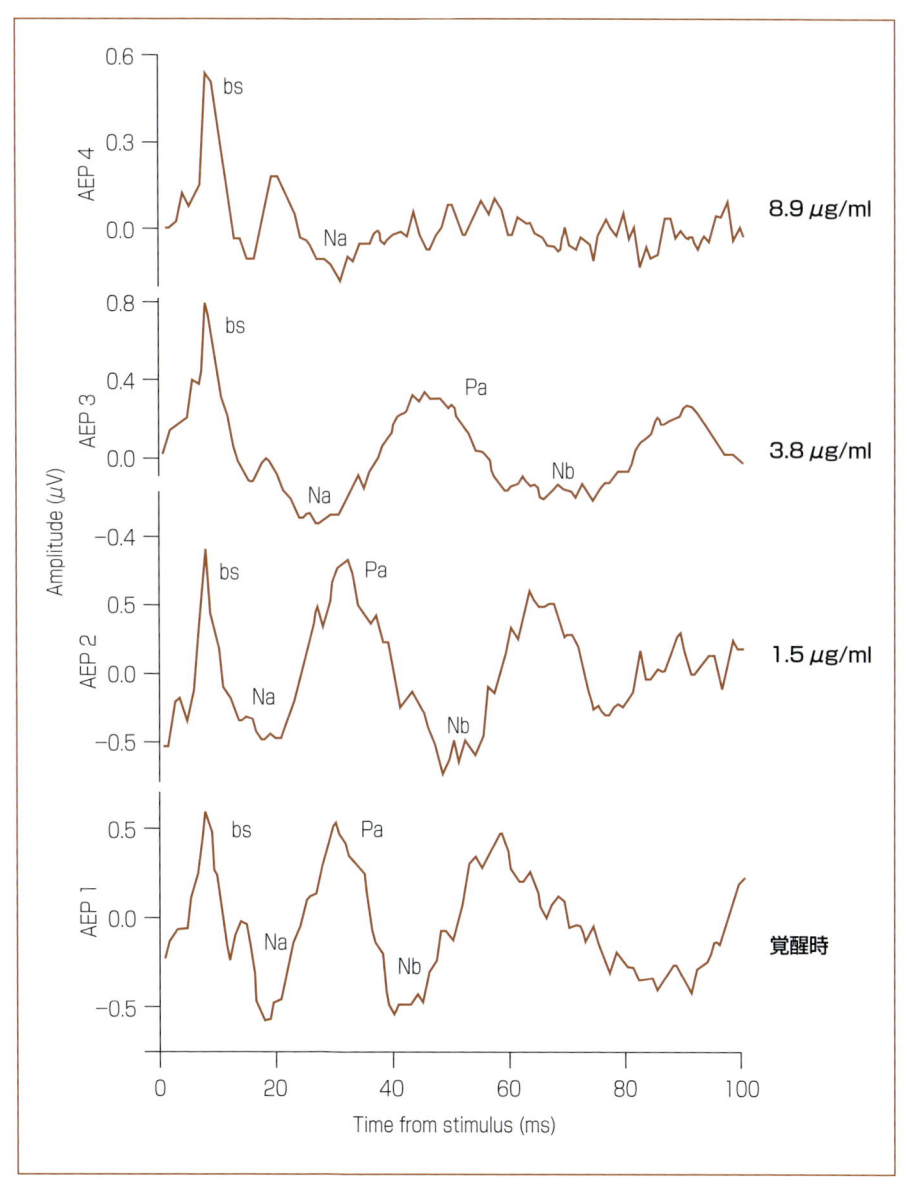

図7　血中プロポフォール濃度とMLAEP波形の関係
（Tooly MA, Greenslade GL, Prys-Roberts C. Concentration-related effects of propofol on the auditory evoked response. Br J Anaesth 1996; 77: 720-6 より引用）

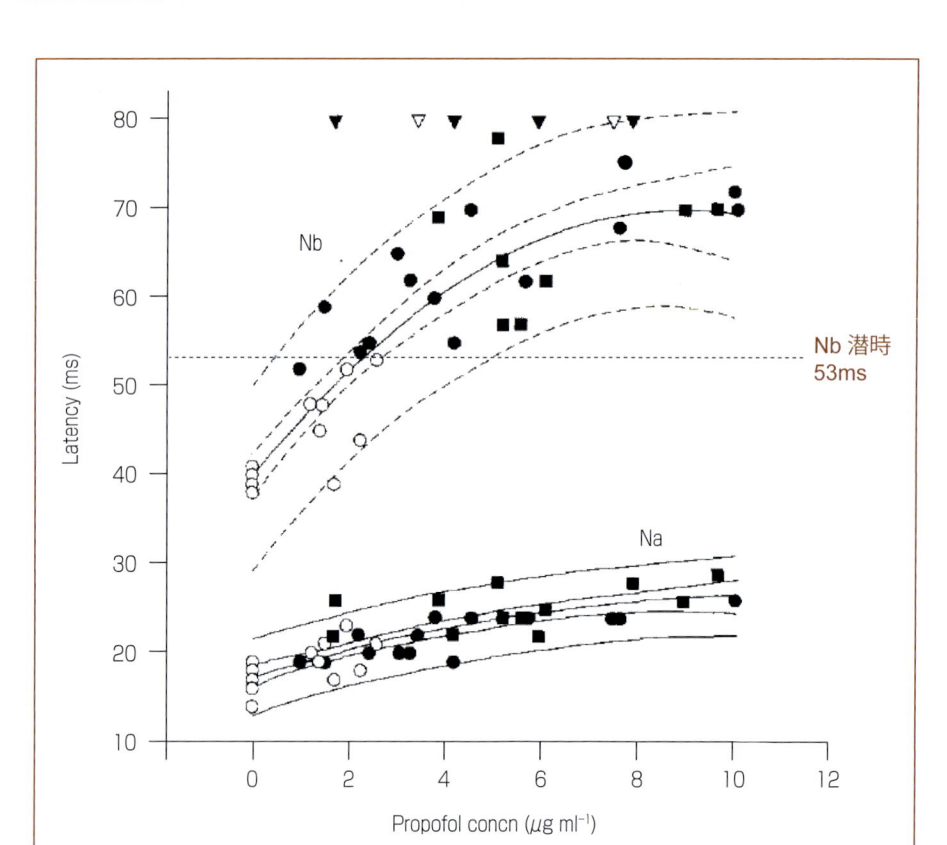

図8　血中プロポフォール濃度と Na, Nb 潜時との関係
○は睫毛反射陽性を示す。

(Tooly MA, Greenslade GL, Prys-Roberts C. Concentration-related effects of propofol on the auditory evoked response. Br J Anaesth 1996; 77: 720-6 より改変引用)

量できれば，患者が容易に覚醒する状態か否かを評価することが可能となり，覚醒遅延を防ぐうえで有用な情報を得ることができる。

　呼気終末セボフルラン濃度の上昇に伴って MLAEP 波形が平坦化し，ピークの潜時が延長する（図6）。MLAEP の主要ピーク Na, Pa, Nb の潜時と呼気終末セボフルラン濃度には強い相関関係が認められるが，ABR のピーク V はほとんど影響を受けない[9]。セボフルランのみならずハロタン，イソフルランと MLAEP との関係も同様である。

　静脈麻酔薬のプロポフォールについても同様に，血中濃度の上昇に伴って，MLAEP ピーク潜時の延長と波形の平坦化を認める（図7）。血中プロポフォール濃度と Na, Nb 潜時の関係を図8に示し，睫毛反射陽性者を○で表す。Nb 潜時は低い血中プロポフォール濃度で大きく延長し，Nb 潜時 53ms を閾値とすると睫毛反射の有無を 98% の精度で予測できた[10]。

　麻酔深度モニター aepEX と，プロポフォールの血中濃度との関係を図9に示す。プロポフォール麻酔からの覚醒過程で開眼前の aepEX 値（○）と，予測血中濃度との間に直線的な関係があるが，開眼直後（●）ならびに麻酔導入前（×）の意識がある状態では著しく高い aepEX 値を示し，aepEX は意識の有無を判別する能力が優れていることが示唆された[11]。

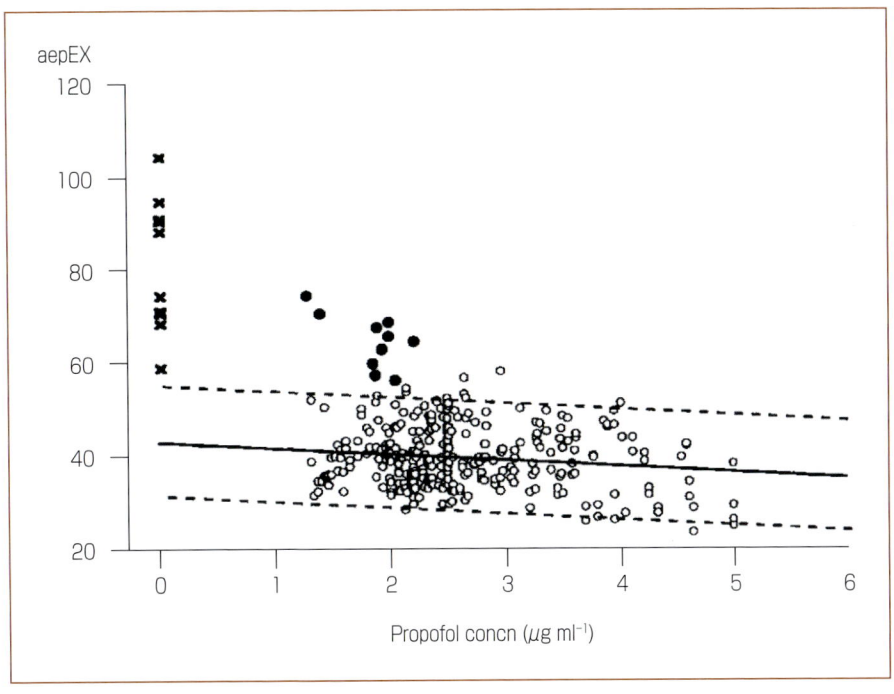

図9 予測血中プロポフォール濃度と aepEX
○麻酔覚醒前，●開眼後，×麻酔導入前

(Doi M, Gajraj RJ, Mantzaridis H, et al. Relationship between calculated blood concentration of propofol and electrophysiological variables during emergence from anaesthesia: comparison of bispectral index, spectral edge frequency, median frequency and auditory evoked potential index. Br J Anaesth 1997; 78: 180-4 より引用)

　脊髄くも膜下麻酔下に下肢手術を行う症例を対象にプロポフォール目標血中濃度を上下させ，意識の消失と出現を3回繰り返したときのBISとaepEXの変動を記録した[12]。ここでは指示に従い手をにぎれるか否かで意識の有無を定義している。BISもaepEXも意識の出現とともに値が急激に上昇し，意識の有無を判別することができたが，aepEXのほうが反応が速かった。BISもaepEXも意識の有無を判別することができたが，判別能力はaepEXのほうが高かった。
　ICUにて人工呼吸下にプロポフォールで鎮静中の40症例を対象に，Ramsayスコアと aepEX, BIS, spectral edge frequency 95%(SEF)との関係を比較検討した[13]。aepEXはBIS, SEFに比較してSpearman相関係数が大きく，Ramsayスコアの順位を予測する能力(prediction probability)が高かった。聴性誘発電位由来のaepEXは皮質脳波由来のBIS, SEFよりも鎮静度の定量に優れていることが示された。鎮静度評価に関して，aepEXはBISと同等以上の能力を持つ。

オピオイドの作用

　フェンタニルなどオピオイドはAEPの波形を変化させないと報告されてきた。0.9 MACの浅いイソフルラン，亜酸化窒素麻酔下に，レミフェンタニルを $1\,\mu g/kg$ または $3\,\mu g/kg$ 投与すると非侵襲下ではPa振幅は不変であったが，レミフェンタニル投与直後に気管挿管刺激を加えるとPa振幅の増大がレミフェンタニルの用

量依存性に抑制された[14]。侵襲によって覚醒しようとする力（arousal）が増大するとAEP波形の潜時が短縮し振幅が大きくなるが，レミフェンタニルの鎮痛作用がarousalを抑制することによってAEP波形を変化させる。したがってarousalが小さい場合にはオピオイドはAEP波形を変化させず，arousalが大きいときにはAEPを抑制すると理解する。

　レミフェンタニルとプロポフォールのaepEXへの相互作用を検討するために脊髄くも膜下麻酔群を対照に，レミフェンタニルの目標血中濃度を3 ng/mlと8 ng/mlの3群を比較した。レミフェンタニル単独ではaepEXの値は変化しなかった[15]。プロポフォールを追加投与して意識を消失させたが，レミフェンタニル投与量に依存して，プロポフォールの必要量が少なくaepEX値が高く個体差が大きかった。プロポフォール麻酔にレミフェンタニルを大量に併用するとaepEXの麻酔深度モニターとしての精度が低下する。

反応の予測

　麻酔中の体動など生体反応を予測できることは，麻酔深度モニターにとって望ましい能力の一つである。イソフルラン麻酔中の体動のないときのMLAEPとイソフルラン濃度が薄くなって体動が起こる8分前から1分ごとに記録した波形を図10に示す。体動がないときに比べて体動8分前には，MLAEPの主要ピークが明らかになり，体動が近づくにつれて各ピークの振幅が大きくなり潜時が短縮し

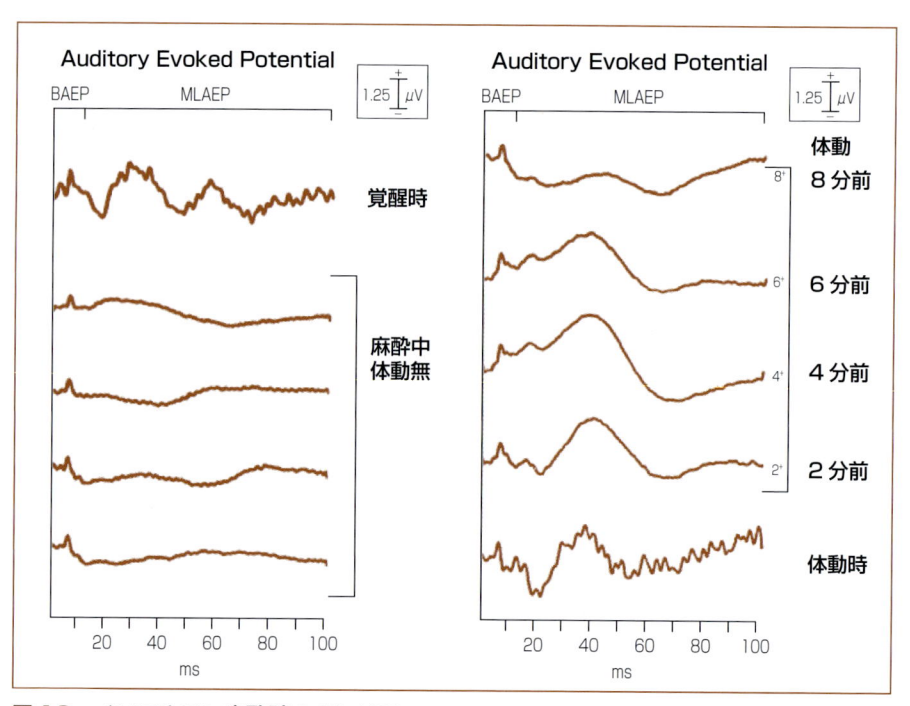

図10　イソフルラン麻酔時のMLAEP
　左列：上段は麻酔前，以下麻酔中体動なし．右列：体動8分前から体動時までのAEPの変化．
　(Schwender D, Daunderer M, Mulzer S, et al. Midlatency auditory evoked potentials predict movement during anesthesia with isoflurane or propofol. Anesth Analg 1997; 85: 164-73より引用)

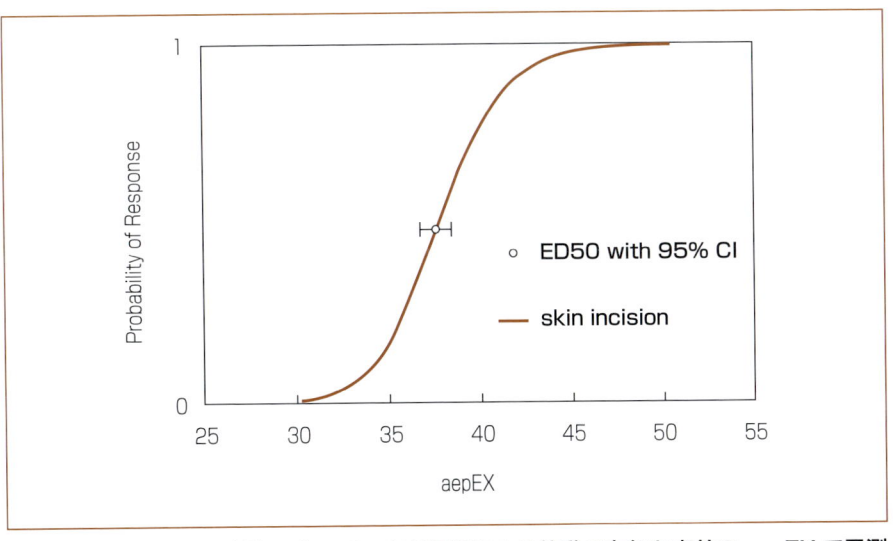

図11 セボフルラン麻酔において，皮膚切開による体動の有無を直前の aepEX で予測が可能であった

(Kurita T, Doi M, Katoh T, et al. Auditory evoked potential index predicts the depth of sedation and movement in response to skin incision during sevoflurane anesthesia. Anesthesiology 2001; 95: 364-70 より引用)

表2 aepEX と BIS の臨床的比較評価

	AEP	BIS
評価が容易	◎	◎
連続的	○	○
非侵襲的	○	◎
外来ノイズに対して安定	○	◎
取り扱いが容易	△	◎
鎮静レベルを定量できる	○	○
意識の有無を識別できる	◎	○
刺激に対する反応を予測できる	△	×

◎ きわめて良好
○ 良好
△ やや問題あり
× できない

た[16]。セボフルラン麻酔下に皮膚切開に誘発される体動の有無と aepEX の関係を図11に示す。直前に測定した aepEX の値により体動を予測できた[17]。またプロポフォールによる麻酔導入時のラリンジアルマスク挿入に対する体動出現の有無に関しても，直前の aepEX の値で予測が可能であった[18]。これらの体動反応は，BIS をはじめとする皮質脳波の指標では予測困難である。BIS が大脳皮質の活動性の情報のみを評価の対象としているのに対して，AEP では皮質下を含めたより広範囲の中枢神経の抑制の程度を反映することが，侵襲に対する生体反応の予測能力の差となって現れた可能性がある。

aepEX モニターの臨床的評価

　現在もっとも普及している BIS モニターを比較対照として，aepEX モニターを臨床的に評価する(表2)。

　麻酔深度モニターとして臨床で広く受け入れられるためには，評価が容易な単一数値として結果を提示することが必須である。両者とも0から100の数値で麻酔深度を表示するが，両者の値の意味づけは異なるので注意が必要である。また，数値と臨床的印象に差がある場合など，波形そのものを観察し異常なノイズなどと鑑別する必要があることも両者に共通である。

　両モニターとも，完全に連続的ではなく演算のための時間遅れがあるが，臨床的には許容できる頻度で情報を提供できる。侵襲性に関しては BIS のほうが優れている。90 dB (A) の AEP 測定は BBC のデータより8時間以内ならば安全であるとされているが，音刺激を長時間(数日にわたって)与え続けると内耳を傷害する可能性がある。ただし BIS もスパイク状の電極や，ディスポーザブルプローブのテープの端で皮膚を損傷する危険性があるので注意する。外来ノイズに関しても BIS のほうが有利である。AEP モニターは製品化にあたりノイズ除去機能が改善されたが，AEP は電位が小さいため除去すべきノイズが通過して加算されると測定値に影響を及ぼしやすい。取り扱いに関しては，イヤホンを正しく装着する手間の分だけ AEP モニターで負担が大きい。イヤホンがずれると音圧が変わってしまうので，取り扱いには多少の慣れが必要である。鎮静レベルの定量能力は一長一短である。AEP では鎮静度による波形変化が少なく aepEX の値も 30〜50 程度の狭い範囲で動くが，ほとんどすべての麻酔薬，鎮静薬において用量依存性の一相性変化を示す。BIS は，その反対に，鎮静レベルに応じて値が大きく変化するが，すでに多くの報告があるように時として麻酔深度と逆方向の動きをすることがある。意識の有無を識別する能力は aepEX のほうが優れている。術中覚醒の防止を麻酔深度モニターに期待するならば aepEX に利がある。吸入麻酔薬やプロポフォールにより刺激に対する反応を抑制できるか否かを予測する情報は，BIS をはじめ皮質脳波の指標からは得られがたく，aepEX のほうに可能性がある。しかし，レミフェンタニルが常用され強力なオピオイド鎮痛を実施できる近年の全身麻酔状態では，aepEX による反応予測能力は意義が薄くなった。

　以上をまとめると，聴性誘発電位を用いた麻酔深度モニターは，イヤホンを装着して持続的に音刺激を加える必要があり煩雑ではあるが，意識の有無の判別に関しては皮質脳波と同等以上の能力を期待できる。

意識障害患者の予後予測

　心肺蘇生後などの意識障害患者を管理する際，神経学的予後に基づいて治療方針を立てることができれば合理的である。しかし，意識の回復を含めた予後を予測する方法はいまだ確立されていない。聴性誘発電位は，神経学的予後を予測する有力な手法の一つとして検討されている。Rodriguez ら[19]は，昏睡患者においてSLAEP の V 波，MLAEP の Pa，LLAEP の N100 とミスマッチ陰性電位 (MMN)

COLUMN
昏睡患者の予後予測

聴性誘発電位の各波形の消失は，意識回復が困難であることを意味する。しかし波形の残存が，意識回復を保証するものではない。意識回復を予測する能力は潜時が長い波ほど高く，長潜時 AEP のミスマッチ陰性電位は優れた判別能力を示す。

の検出と，その後の意識回復の有無を調べ，それらの波形検出の予測能力を検討した。意識を回復した全症例で V 波, Pa, N100, MMN がすべて検出され，いずれかの波が検出されなかった全症例が意識を回復しなかった。意識を回復しなかった症例で各波が検出された頻度は V 波 90％, Pa 50％, N100 50％, MMN 20％であった。聴性誘発電位のいずれかの波形消失は，意識回復の可能性がきわめて低いことを予測できるが，波形の検出は意識回復を保証するものではなかった。4 つの波形の中では，MMN が意識回復の有無を予測する能力がもっとも優れていた。聴覚情報を処理する高次中枢機能が活動していることが，数日先に意識が回復する状態と類似していることが示唆される。

●参考文献

1）Hall III JW. New handbook of auditory evoked responses. Boston: Allyn and Bacon; 2007.
2）Thornton C, Sharpe RM. Evoked responses in anaesthesia. Br J Anaesth 1998; 81: 771-81.
3）Schwender D, Daunderer M, Mulzer S, et al. Midlatency auditory evoked potentials predict movements during anesthesia with isoflurane and propofol. Anesth Analg 1997; 85: 164-73.
4）Mantzaridis H, Kenny GN. Auditory evoked potential index: a quantitative measure of changes in auditory evoked potentials during general anaesthesia. Anaesthesia 1997; 52: 1030-6.
5）土井松幸．聴性誘発電位（auditory evoked potential: AEP）．佐藤重仁，鈴木利保編．周術期モニタリング．東京：克誠堂出版；2012. p.24-44.
6）Notley SV, Bell SL, Smith DC. Auditory evoked potentials for monitoring during anaesthesia: a study of data quality. Med Eng Phys 2010; 32: 168-73.
7）Bell SL, Smith DC, Allen R, et al. Recording the middle latency response of the auditory evoked potential as a measure of depth of anaesthesia. A technical note. Br J Anaesth 2004; 92: 442-5.
8）Urhonen E, Jensen EW, Lund J. Changes in rapidly extracted auditory evoked potentials during tracheal intubation. Acta Anaesthesiol Scand 2000; 44: 743-8.
9）Schwender D, Conzen P, Klasing S, et al. The effects of anesthesia with increasing end-expiratory concentration of sevoflurane on midlatency auditory evoked potentials. Anesth Analg 1995; 81: 817-22.
10）Tooly MA, Greenslade GL, Prys-Roberts C. Concentration-related effects of propofol on the auditory evoked response. Br J Anaesth 1996; 77: 720-6.
11）Doi M, Gajraj RJ, Mantzaridis H, et al. Relationship between calculated blood concentration of propofol and electrophysiological variables during emergence from anaesthesia: comparison of bispectral index, spectral edge frequency, median frequency and auditory evoked potential index. Br J Anaesth 1997; 78: 180-4.
12）Gajraj RJ, Doi M, Mantzaridis H, et al. Analysis of the EEG bispectrum, auditory evoked potentials and the EEG power spectrum during repeated transitions from consciousness to unconsciousness. Br J Anaesth 1998; 80: 46-52.
13）Doi M, Morita K, Mantzaridis H, et al. Prediction of response to various stimuli during sedation: a comparison of three EEG variables. Intensive Care Med 2005; 31: 41-7.
14）Wright DR, Thornton C, Hasan H, et al. The effect of remifentanil on the middle latency auditory evoked response and haemodynamic measurements with and without the stimulus of orotracheal intubation. Eur J Anaesth 2004; 21: 509-16.
15）Schraag S, Flaschar J, Schleyer M, et al. The contribution of remifentanil to middle latency auditory evoked potentials during induction of propofol anesthesia. Anesth Analg 2006; 103: 902-7.
16）Schwender D, Daunderer M, Mulzer S, et al. Midlatency auditory evoked potentials predict movement during anesthesia with isoflurane or propofol. Anesth Analg 1997; 85: 164-73.

17) Kurita T, Doi M, Katoh T, et al. Auditory evoked potential index predicts the depth of sedation and movement in response to skin incision during sevoflurane anesthesia. Anesthesiology 2001; 95: 364-70.
18) Doi M, Gajraj RJ, Mantzaridis H, et al. Prediction of movement at laryngeal mask airway insertion; a comparison of auditory evoked potential index, bispectral index, spectral edge frequency and median frequency. Br J Anaesth 1999; 82: 203-7.
19) Rodriquiz RA, Bussiere M, Froeschl M, et al. Auditory-evoked potentials during coma: do they improve our prediction of awakening in comatose patients? J Crit Care 2014; 29: 93-100.

〔土井　松幸〕

II 手術中の脳波モニタリング

エントロピー脳波モニター

はじめに

　エントロピー脳波モニターは bispectral index（BIS）と同様に前額部に貼付したセンサーからの信号（脳波＋筋電図）より患者の鎮静度を測定するモニターである。BIS は単体でも麻酔モニターと接続しても脳波モニタリングしたりすることが可能であるが，エントロピー脳波モニターは GE ヘルスケア社製麻酔モニター専用モジュールのため，単体での使用も他社製麻酔モニターへの接続もできない。そのため BIS ほど普及はしていないが，エントロピー脳波モニターでは response entropy（RE）と state entropy（SE）の2つのエントロピー値により鎮静だけでなく鎮痛の評価をしようとする試みが新しい。ここではエントロピー脳波モニターの原理，特徴，BIS との比較，解釈における注意点を説明する。

脳波とエントロピー

　エントロピーとは信号の"乱雑さ""不規則性""複雑さ"の指標として用いられる指標である。信号が脳波の場合，脳波を構成する波形の周波数を解析することにより周波数分布の"乱雑さ""不規則性""複雑さ"をエントロピーとして数値化できる。

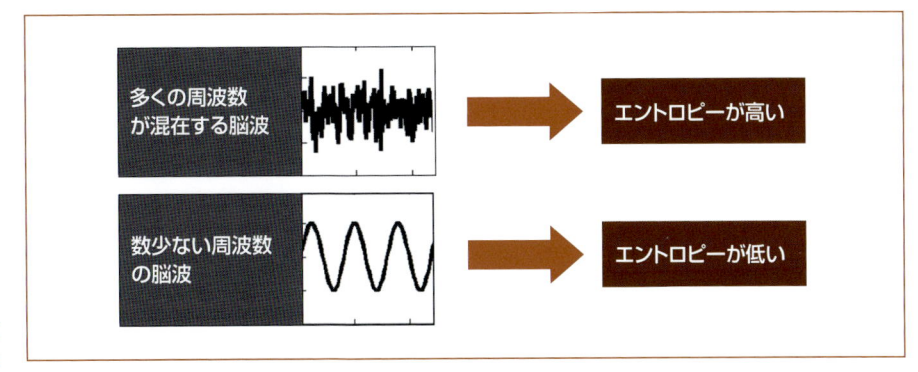

> 脳波は意識を失ったときに不規則なパターンから，より規則的なパターンへと変化する。つまり脳波のエントロピーは減少する。

図1　脳波とエントロピー
　脳波を構成する周波数の分布を見たとき，さまざまな周波数が混在する脳波ではエントロピーが高く，脳波に含まれる周波数が少ない場合エントロピーは低くなる。

II 手術中の脳波モニタリング

脳波が不規則で多くの周波数成分が混在している場合では周波数分布が"複雑"なためエントロピーは高く、周波数に偏りが生じてくると周波数分布の"複雑さ"は低下しエントロピーが低くなる（図1）。

麻酔と脳波エントロピー

> 麻酔深度が深くなるとともに脳波の周波数分布は規則的なパターンとなり、エントロピーは低下する。

覚醒時の脳波ではさまざまな周波数の脳波が混在している。つまり周波数分布は"複雑"であり、エントロピーが高い状態である。プロポフォールやセボフルランなどの麻酔により鎮静されると脳波の周波数は低下（徐波化）し、このとき脳波を周波数解析すると周波数分布に偏りが生じている。このことは周波数分布の"乱雑さ""不規則性""複雑さ"が低下していることを示していて、エントロピーは低下していく。このようにエントロピー脳波モニターは鎮静とともに生じる脳波の周波数分布の偏りを計算してエントロピーの値として算出する脳波モニターである。

エントロピー脳波モニターの構成

患者モニター

GEヘルスケア社製麻酔モニター（図2）にモジュールを接続する。エントロピーモジュールは他社製のモニターでは使えない。

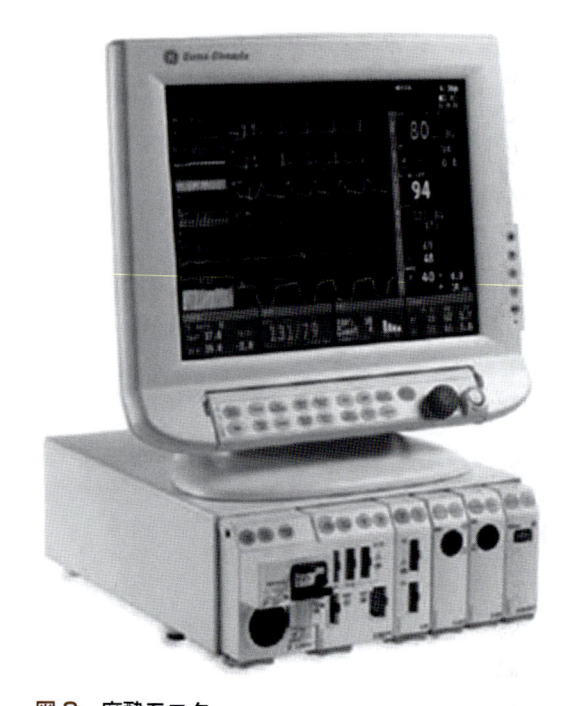

図2 麻酔モニター
GEヘルスケア社製麻酔モニター（S/5患者モニター）。

エントロピーモジュール

エントロピーモジュールはGEヘルスケア社製麻酔モニター専用のモジュールである（図3）。患者にセンサーを貼付し，センサーケーブルを介してエントロピーモジュールに接続すると麻酔モニター画面にエントロピーが表示される（図4）。モニターでは脳波波形，RE，SE，トレンド，バーストサプレッション比〔burst suppression ratio:BSR（脳波の測定時間全体に対する抑制期間の割合）〕を表示できる。波形フィールドでは脳波波形も表示できる（図5）が，数値フィールドではRE，SE，トレンドのみで（図6）脳波波形やBSR値は表示できない。独自のノイズ除去アルゴリズムにより手術中安定した脳波測定が可能となっている。

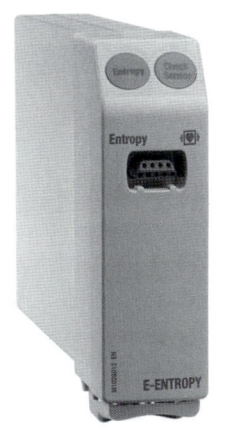

図3　エントロピーモジュール
GEヘルスケア社製麻酔モニター専用のエントロピーモジュール。他社製のモニターには使えない。

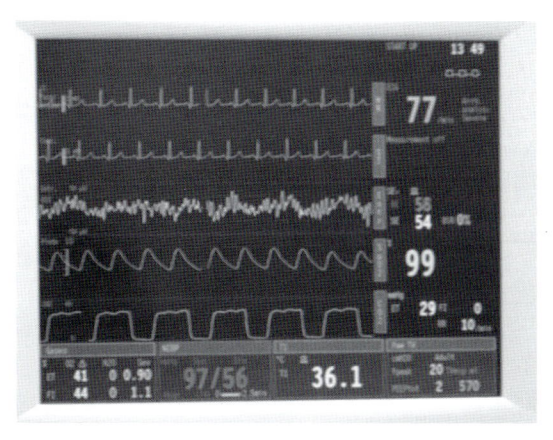

図4　麻酔モニター画面
実際のモニター画面。波形フィールドの中段にエントロピーが表示されている。

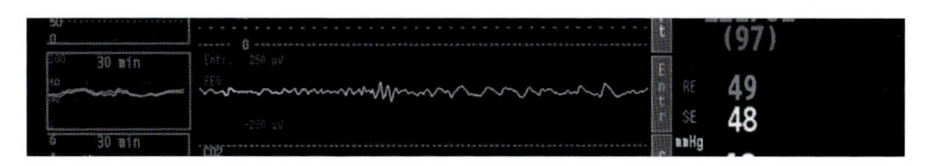

図5　波形フィールドでの表示
波形フィールドでは左からトレンド，脳波波形，REとSEが表示されている。

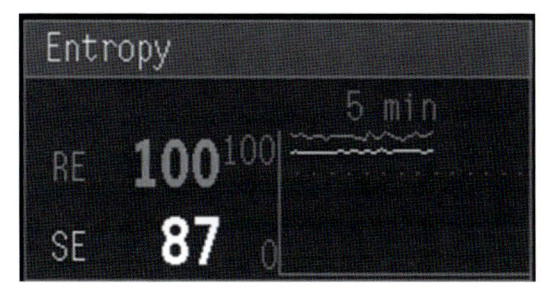

図6　数値フィールドでの表示
数値フィールドではREとSE，トレンドが表示されている。

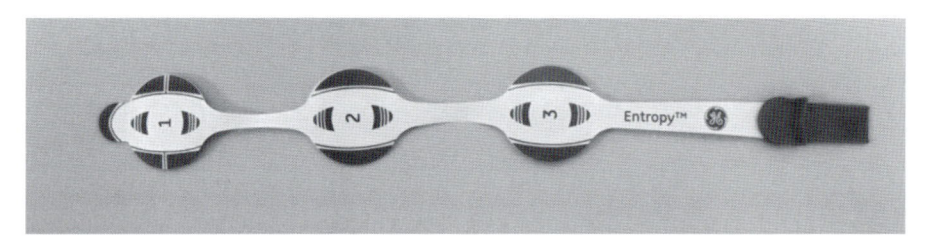

エントロピーセンサー

　エントロピーセンサーは術中の微弱な脳波測定に対応する低接触抵抗の専用センサーでエントロピーケーブルを用いてモジュールと接続する。一体型（図7）とセパレート型（図8）の2種類のセンサーが発売されている。電極1を鼻上4cmの前額部中央に，電極3を目尻と髪の生え際の間に，電極2を電極1と3の中間で電極1と水平になるように貼付する。このとき電極中央部を押さないように注意する（図9）。

図7　一体型エントロピーセンサー
　BISセンサーと同様な一体型のセンサー。ケーブル接続部はBISと異なり眼横の電極（電極3）から伸びている。

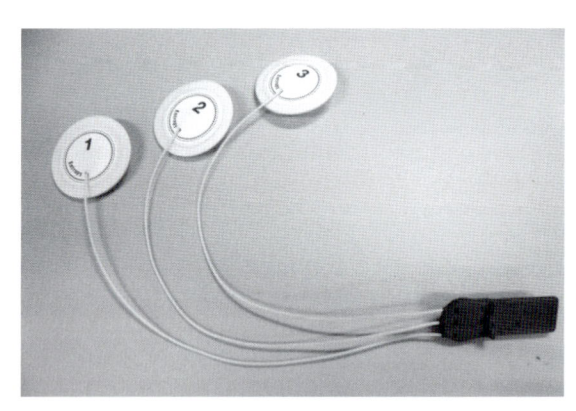

図8　セパレート型のエントロピーセンサー
　3個のセンサーが独立したタイプのセンサー。貼付位置の自由度が高い。

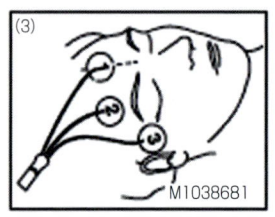

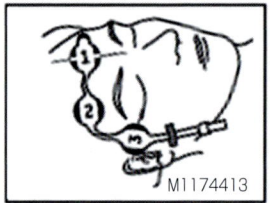

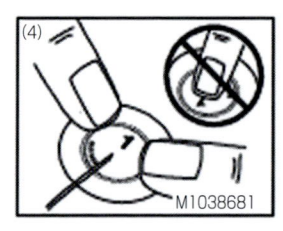

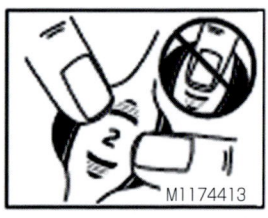

図9　センサーの貼付方法
　図に示す位置にセンサーを貼付する。電極中心部でなく周囲を押して粘着させる。
　（添付文書より）

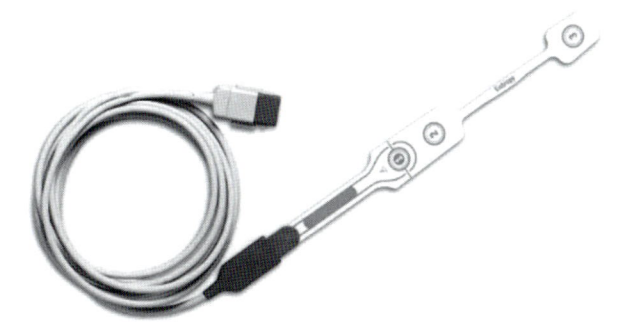

図 10　エントロピーケーブル
エントロピーセンサーとモジュールをつなぐケーブル。ケーブル長は 3.5m。

エントロピーケーブル

エントロピーモジュールとセンサーを接続するケーブル（図 10）。

エントロピーの計算

以下に示すエントロピーの計算アルゴリズムの詳細はすべて公開されている[1]。ここでは計算の流れを簡単に示す。

1. センサーから脳波波形が取り込まれる。
2. 脳波波形はフーリエ変換により周波数解析される。
3. 得られた脳波を構成する各周波数成分のパワー分布（パワースペクトラム）から周波数分布の偏り度合いをエントロピー関数で数値化し，0 から 1 のエントロピー値を算出する（平坦脳波のエントロピー値は 0 ゼロとする）。
4. 0 から 1 のエントロピー値はスプライン関数を用いて 0 から 100 までの数値に変換された後，モニターに表示される。

COLUMN
フーリエ変換では脳波を周波数成分に分解し，各周波数成分の振幅の大きさ（パワー）を解析する。

COLUMN
エントロピー関数を用いると脳波のパワースペクトラムから周波数の不規則性をエントロピー値として算出できる。

COLUMN
ここで用いられるスプライン関数は 0 から 1 のエントロピー値を 0 から 100 までの数値に変換する際，臨床において鎮静度の評価をしやすいように，つまりエントロピー 40 から 60 が全身麻酔中の適正値となるように配慮された関数を用いているようである。

2 つのパラメータ：RE と SE

センサーから得られた波形には脳波と筋電図が含まれる。脳波と筋電図を明確に区別することはできないが，脳波成分は比較的低周波数域に分布し，筋電図成分

II 手術中の脳波モニタリング

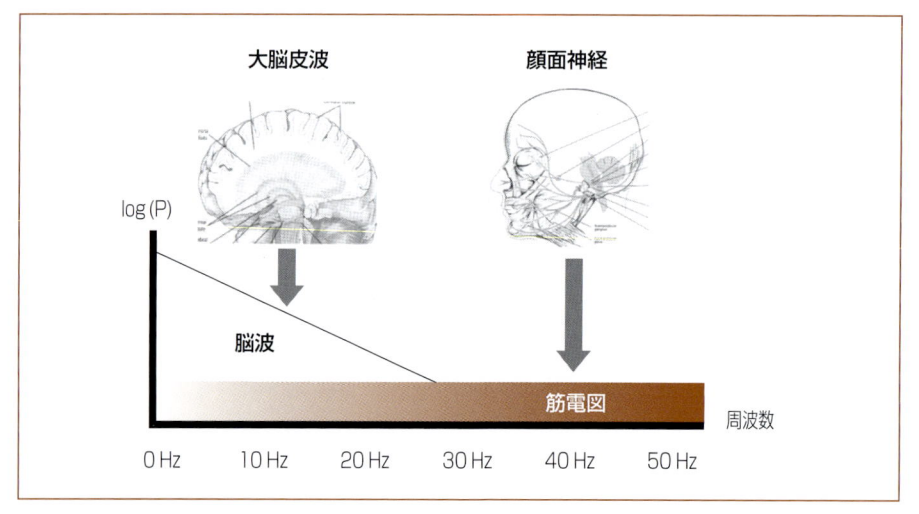

図11 脳波と筋電図
主に脳波の周波数は30 Hz以下，筋電図の周波数は脳波より高周波数帯に分布するが，30 Hzで分離することはできない。

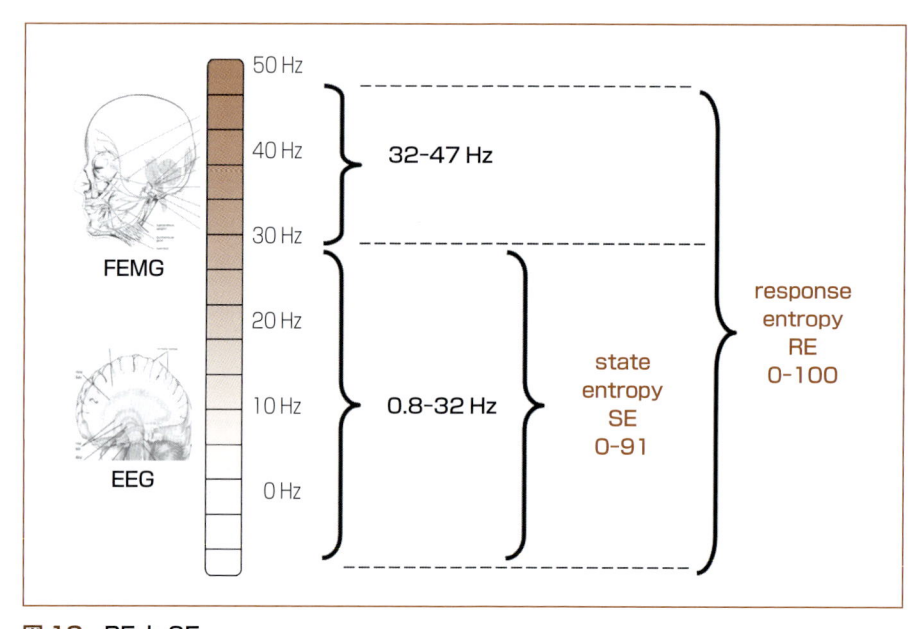

図12 REとSE
REは脳波と筋電図ともに含む0.8〜47 Hzの周波数帯から，SEは主に脳波成分が含まれる0.8〜32 Hzの周波数帯から算出される。

は主に脳波よりも高い周波数帯に分布する(図11)。エントロピー脳波モニターでは0.8から47 Hzの周波数成分から計算され，もとになる周波数帯域の違いによりREとSEの2つのパラメータを算出する(図12)。

1. REは0.8から47 Hzの周波数成分全体から計算され0から100までの数値で表される。32 Hz以上の高周波数成分も含むため，脳波だけでなく筋電図の成分も含まれる。REの算出時間は最短で約2秒である。

2. SEは32 Hz以下の周波数成分から計算され0から91の数値で表される。

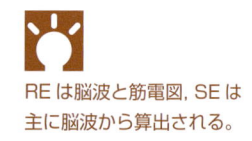

> REは脳波と筋電図，SEは主に脳波から算出される。

COLUMN

気管挿管時にSEは上昇し，筋弛緩薬によってこのSEの上昇は抑制される[2]（図13）。このことはSEの周波数帯域にも筋電図成分が含まれていることを示している。つまり脳波と筋電図は単純にSEの最大周波数32Hzでは分離されず，オーバーラップしていると考えられる。SEが筋電図の影響をまったく受けないということはできない。

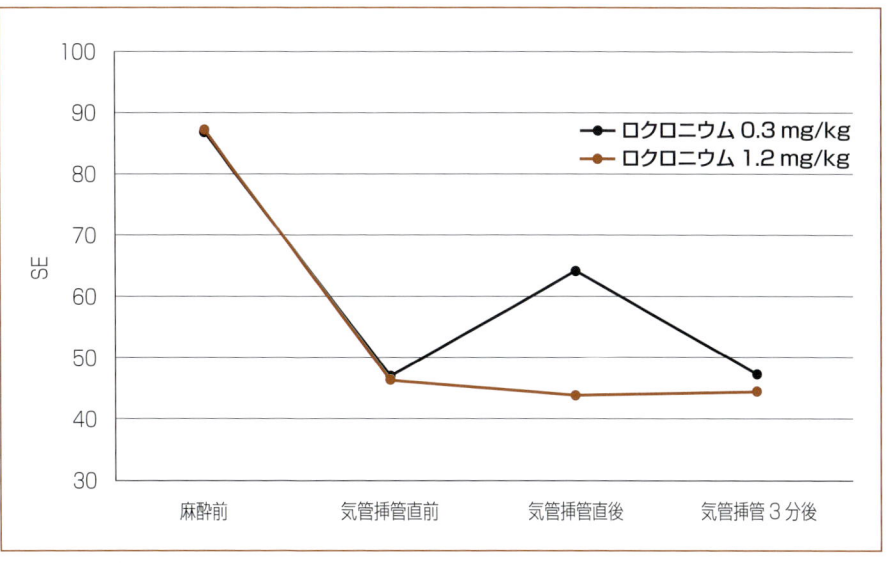

図13　気管挿管時のSEの変化と筋弛緩薬の影響
気管挿管によりSEは増加したが，深い筋弛緩状態では増加が抑制された。SEにも筋電図成分が混在していると考えられる。

表1　エントロピーの基準

RE	SE	状態
100	91	完全に意識がある
		浅い麻酔
60	60	
|	|	覚醒する可能性が低い全身麻酔
40	40	
		深い麻酔
0	0	脳波の平坦化

BISとほぼ同様にエントロピー40～60が全身麻酔に適している。

32Hz以上の高周波数成分を含まないため，主に脳波の成分から算出される。SEの算出時間は最短でも約15秒を要する。

鎮静とエントロピー

エントロピーはBISとほぼ同様に数値解釈ができる。

エントロピー値は覚醒時にもっとも数値が高く，鎮静度が深くなるほど数値が小さくなる（表1）。

1. RE100・SE91では完全に意識がある。
2. 麻酔により鎮静されると徐々に数値は低下し，RE・SEが60から40の範囲では覚醒する可能性が低く，全身麻酔中はこの範囲が適切と考えられる。
3. さらに鎮静が深くなるとエントロピーは低下していき，電気的活動がゼロ（完全に平坦脳波）になるとエントロピーも0となる。

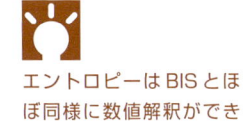

侵害刺激とエントロピー

侵害刺激が加わるとREとSEの値は解離する。
1. 侵害刺激が加わると顔面筋の筋電図が増加する。
2. 筋電図は周波数が高いため，筋電図の増加は高周波数成分を含まないSEより含むREを増加させる（図14）。
3. REとSEの値は解離する。侵害刺激によりREとSEの値は解離し，鎮痛薬の投与で侵害刺激による値の解離は抑制される（図15）。REとSEの値の解

> 顔面筋は他の骨格筋と比べて筋弛緩に抵抗性であり，全身麻酔中に筋弛緩薬を使用していても深い筋弛緩状態でなければ侵害刺激により筋電図の増加が認められる。

> REとSEの値の解離は数値よりもトレンドに注目すると分かりやすい。

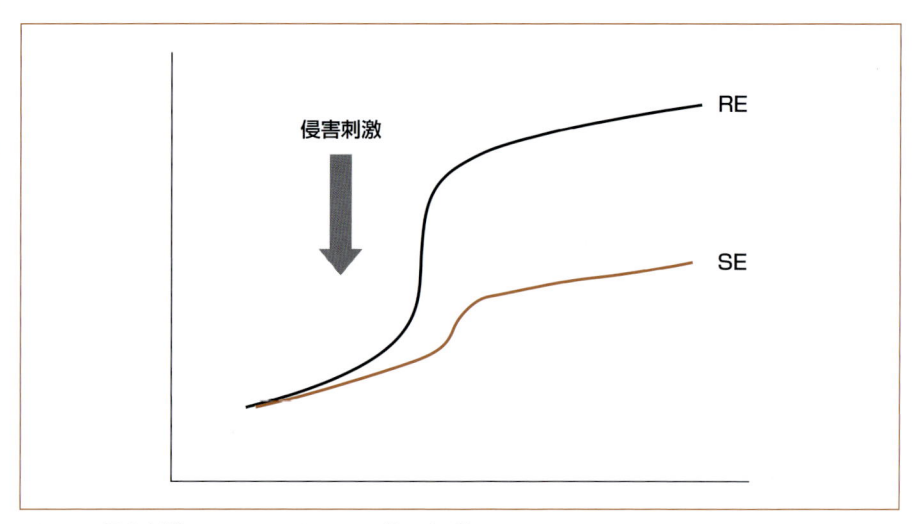

図14 侵害刺激によるREとSEの値の解離
侵害刺激は筋電図を増加させ，SEよりもREを上昇させる。これによりREとSEの値は解離する。

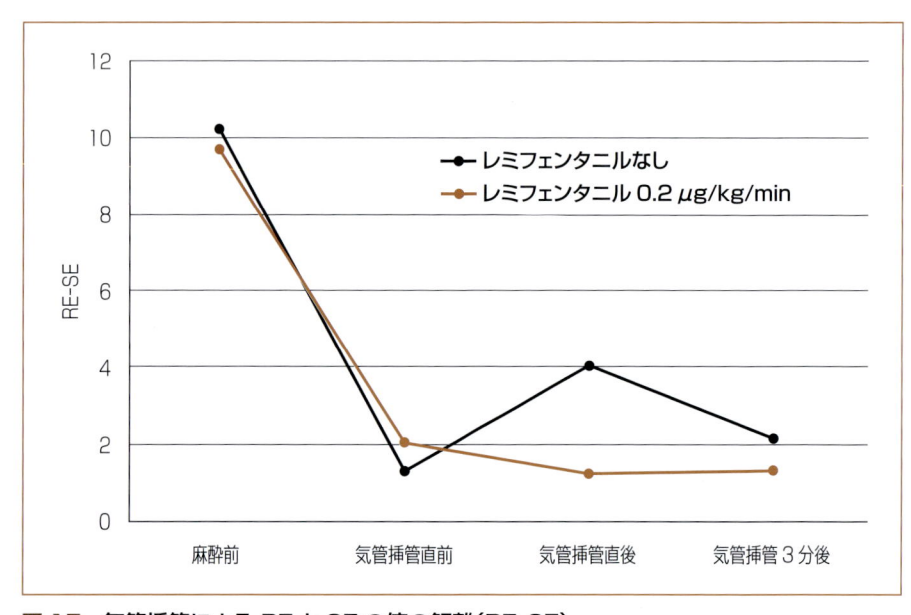

図15 気管挿管によるREとSEの値の解離（RE-SE）
侵害刺激（気管挿管）によりREとSEの値は解離し，鎮痛薬（レミフェンタニル）は値の解離を抑制した。

COLUMN

顔面筋は筋弛緩薬に抵抗性であるが，深い筋弛緩状態下では筋電図は認められなくなってしまう[3]。その場合REとSEの値は解離しないが，鎮痛が十分とは必ずしもいえない(図16)。筋弛緩薬使用下ではREとSEの値の解離によって鎮痛状態を定量化することはできない。

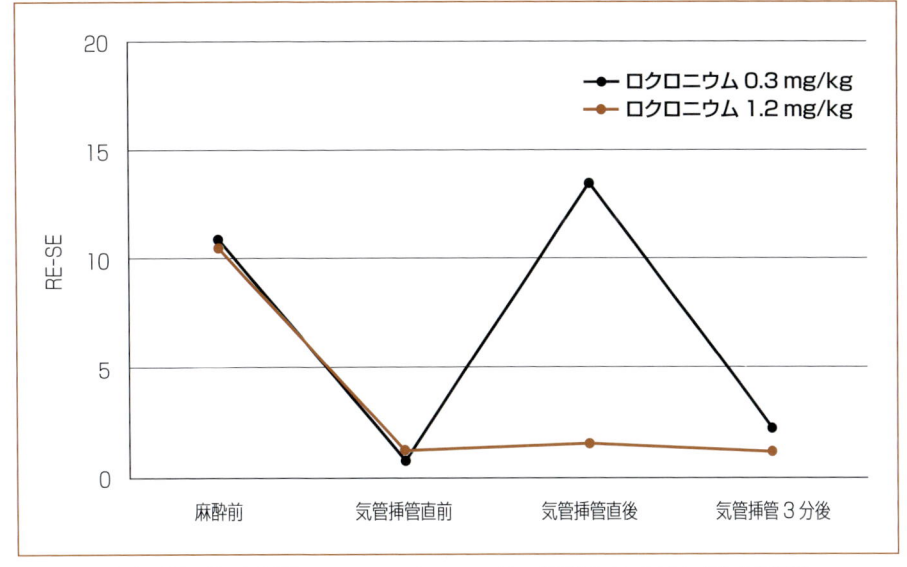

図16 筋弛緩薬が侵害刺激によるREとSEの値の解離(RE-SE)に及ぼす影響

侵害刺激(気管挿管)によるREとSEの値の解離は筋弛緩薬により抑制された。深い筋弛緩状態ではREとSEの解離で鎮痛状態を判断できないと考えられる。

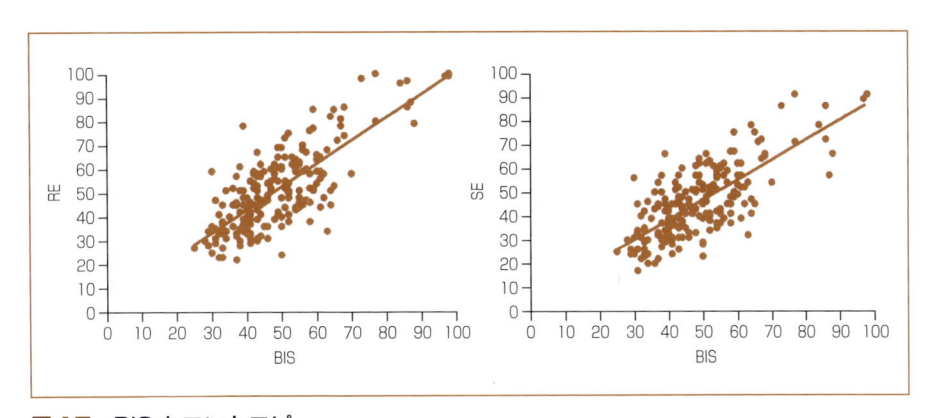

図17 BISとエントロピー

BISとRE(RE＝0.97×BIS+4.12, r＝0.77)，SE(SE＝0.84×BIS−5.89, r＝0.75)の関係。

離は術中の鎮痛状態を評価するのに有用と考えられる。

エントロピーとBISの比較

COLUMN

BIS値は麻酔深度とともに低下するが，40前後のときに麻酔深度を変化させてもBIS値が変化しないことがある。図18にセボフルラン1.5〜2.5%でのBIS値とエントロ

全身麻酔中のエントロピーはBISと同様に40から60が適切と考えられる。エントロピーとBISとの関係を図17に示す。セボフルラン麻酔時のBISとRE・SEを比較すると，おおむねREもSEもBIS値と同様な値を示している[4]。意識の有無の検出もBISと同様に有用であるとされる[5]。セボフルラン，プロポフォール，チオペンタール麻酔でのエントロピーはBISと同様に鎮静度を評価できるとの報告がある[6]。

ピー値を示す[4]。このときのBIS値は40前後であったがセボフルラン濃度を上昇させてもBIS値は変化しなかった。エントロピー値は40前後のときでもセボフルラン濃度上昇に伴って低下した。BIS値40付近での麻酔深度の評価にはBISよりもエントロピーのほうが優れていると考えられる。

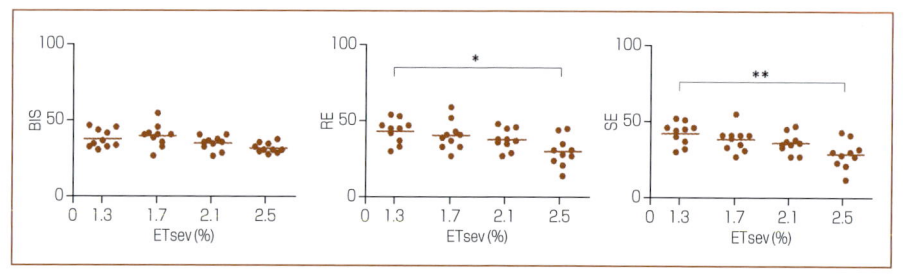

図18 セボフルラン1.3〜2.5%でのBISとエントロピー

BISが40前後ではセボフルラン濃度を増加させてもあまり変化しなかったが，REとSEでは濃度を増加させると値が低下した。*：$P < 0.05$，**：$P < 0.01$

エントロピーモニターの利点

1. REとSEの2つのパラメータにより鎮静だけでなく鎮痛の評価にも有用である。
2. REの算出は早く，約2秒程度である。
3. 単一の計算アルゴリズムを用いており，すべて公開されている。

エントロピーモニターの注意点

1. GEヘルスケア社製麻酔モニター専用のモジュールであり，他社製の麻酔モニターには接続できない。
2. 侵害刺激によりREが上昇しSEと解離するが，筋弛緩状態に影響されるためREとSEの解離を用いて鎮痛状態を定量化するのは困難である。
3. 脳波と筋電活動は単純にSEの最大周波数32 HzDefaults分離されず，筋電図の混入はSEにも影響する。
4. REの算出は早く（約2秒），SEは時間がかかる（最高で約60秒）。この算出時間の差によりREとSEの値が解離する可能性がある。
5. 麻酔からの覚醒時には筋電図だけでなく32 Hz以上の周波数帯域（γ領域）の脳波が増加するためREとSEは解離する。
6. ケタミンを用いるとエントロピーが上昇するとの報告がある[7]。
7. 自発呼吸での麻酔管理時，ICUや救急でのモニタリングでは顔面筋筋電活動や体動によるアーチファクトなどの影響を受ける。

まとめ

エントロピーはBISと同様に鎮静モニターとして有用である。エントロピーは脳波と筋電図成分を含む周波数帯から算出されるREと主に脳波成分から算出されるSEの2つのパラメータが表示される。侵害刺激により筋電図成分が増加するためREとSEの値は解離するが，筋弛緩薬に影響されるため，その評価には注意が必要である。

●**参考文献**

1) Viertiö-Oja H, Maja V, Särkelä M, et al. Description of the EntropyTM algorithm as applied in the Datex-Ohmeda S/5TM Entropy Module. Acta Anaesthesiol Acand 2004; 48: 154-61.
2) Kawaguchi M, Takamatsu I, Kazama T. Rocuronium dose-dependently suppresses the spectral entropy response to tracheal intubation during propofol anaesthesia. Br J Anaesth 2009; 102: 667-72.
3) Kawaguchi M, Takamatsu I, Masui K, et al. Effect of landiolol on bispectral index and spectral entropy responses to tracheal intubation during propofol anaesthesia. Br J Anaesth 2008; 101: 273-8.
4) Takamatsu I, Ozaki M, Kazama T. Entropy indices vs the bispectral index for estimating nociception during sevoflurane anaesthesia. Br J Anaesth 2006; 96: 620-6.
5) White PF, Tang J, Romero GF, et al. A comparison of state and response entropy versus bispectral index values during the perioperative period. Anesth Analg 2006; 102: 160-7.
6) Vakkuri A, Yli-Hankala A, Talja P, et al. Time-frequency balanced spectral entropy as a measure of anesthetic drug effect in central nervous system during sevoflurane, propofol, and thiopental anesthesia. Acta Anaesthesiol Scand 2004; 48: 145-53.
7) Hans P, Dewandre PY, Brichant JF. Comparative effects of ketamine on Bispectral Index and spectral entropy of the electroencephalogram under sevoflurane anaesthesia. Br J Anaesth 2005; 94: 336-40.

〔髙松　功〕

III

各種手術での脳波モニタリング

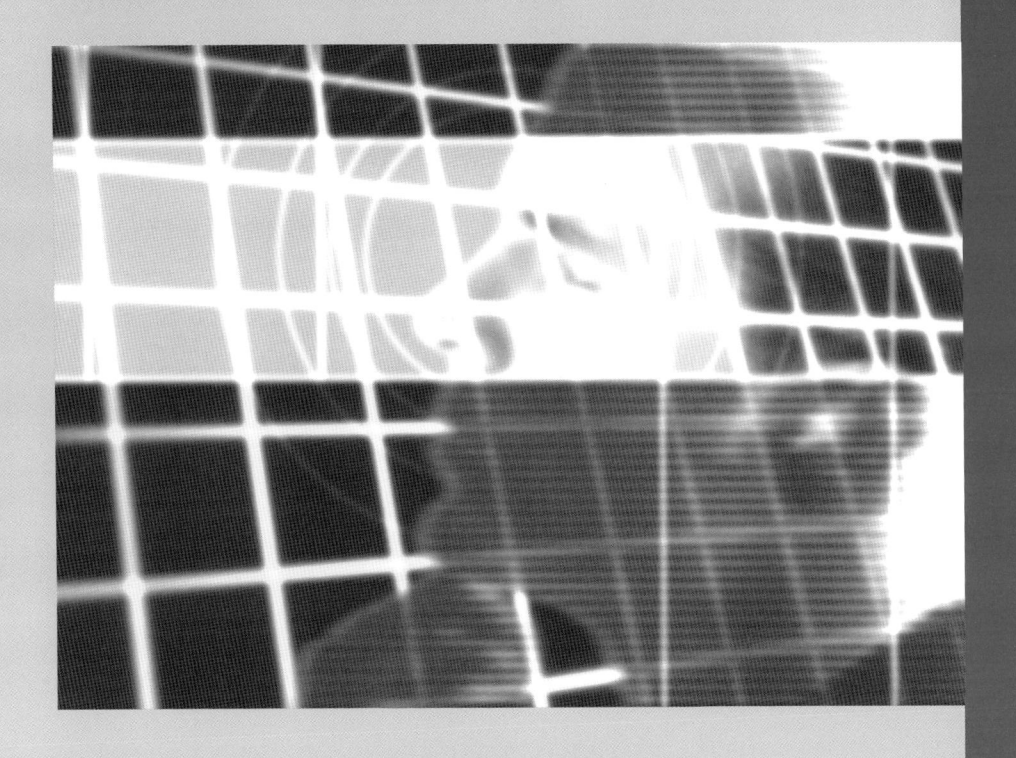

てんかん外科手術での脳波モニタリング

脳外科手術での電気生理学的モニタリング

大血管手術での脊髄電気生理学的モニタリング

脊椎・脊髄手術での脊髄電気生理学的モニタリング

III 各種手術での脳波モニタリング

てんかん外科手術での脳波モニタリング

はじめに

てんかんは common disease であり，決してまれな疾患ではない。日本てんかん協会ではてんかん患者の運転免許取得・更新について一般の理解を得るための啓発ポスターを制作しており，てんかん患者はわが国で100人に1人としている。実に100万人の患者が存在するが，これは脳血管障害，脳腫瘍，頭部外傷によって二次的に発症したてんかんを含んでいる。また，非常に重篤な患者は社会生活だけでなく自律した日常生活すら営めず，重症心身障害者のための施設に入所している。このため，われわれ麻酔科医が手術室で日常的に遭遇するてんかん患者の割合は1％よりも小さい。

てんかん患者のほぼ1割が薬物治療に抵抗する難治性で，てんかん外科手術の適応とされる。欧米ではてんかん外科手術が盛んに行われているが，わが国では全国で年間1,000症例程度とされる。その多くは成人の側頭葉病変に対するもので，前頭葉病変に対するてんかん外科手術は限られている。また，小児を対象としたものも少ない。

てんかん患者の麻酔では，周術期のてんかん発作による神経細胞傷害が問題となる。また，抗てんかん薬の長期服用による酵素誘導により，筋弛緩薬の作用が短縮することが知られている。てんかん外科手術の麻酔では，対象となる患者のてんかんが重篤で難治性であり，これらの問題が一層深刻となる。一方で，術中皮質脳波モニタリングによっててんかん病変部位と健常部位を識別し，病変部位を正確に同定したうえで外科的操作を行う場合がある。NLA (neuroleptic analgesia)，イソフルラン，プロポフォールなどの麻酔法・麻酔薬を用いて，てんかん患者の術中皮質脳波を観察した報告は散見されるが，てんかん外科手術における至適な麻酔法を指摘したものはなかった。現在では著者が開発した2.5％セボフルラン吸入による術中皮質脳波モニタリングがデファクトスタンダートとなっている。

COLUMN
てんかんの有病率とてんかん外科手術

epilepsy，すなわち，てんかんは seizure を繰り返すものの病名である。二次性のものも含めると有病率は人口の1％といわれる。薬物療法により制御できるが，約1割は内服治療に抵抗する難治てんかんとされ，てんかん外科手術の適応となる。わが国ではおよそ10万人がてんかん外科手術の適応となるが，実際に施行されているのはその1％程度にすぎない。

麻酔薬が脳波に及ぼす影響

麻酔薬がてんかん患者の脳波に及ぼす影響についてはさまざまな研究があるが，複数の麻酔薬を併用している報告が大半であり，条件を単純化したものはまれであ

III 各種手術での脳波モニタリング

COLUMN
痙攣とてんかん

痙攣という言葉は汎用されるが，その定義は明確ではなく，痙攣とてんかんという言葉の使用に混乱が見られる。痙攣はconvulsionだけでなく，spasmやcrampの訳語としても用いられる。てんかんは通常はepilepsyの訳語として用いられるが，seizureに相当する訳語はなく，てんかん発作とか痙攣発作などという語で表現されるのが通常である。

る。吸入麻酔薬については，1990年にModicaら[1]が総説にまとめている。それによれば，エンフルランはてんかん病変部位だけでなく健常部位でも異常な脳波を生じるとされる。したがって，術中に異常な脳波を指標に手術を行えば，健常部位に操作が及ぶ。一方，イソフルランでは病変部位でも異常な脳波が抑制されるため，これを指標にして病変部位を同定することができない。健常部位では異常な脳波が見られず，病変部位では異常な脳波を生じるような麻酔薬を用いれば，術中皮質脳波の異常の有無で健常部位と病変部位を識別できる。

てんかん患者におけるセボフルラン吸入時の皮質脳波

著者は欧米に先駆けてわが国で発売されたセボフルランがてんかん病変部位の術中皮質脳波に及ぼす影響に着目し，その検証を続けてきた。頭蓋内電極を留置されたてんかん患者でセボフルラン吸入による麻酔導入時の皮質脳波を観察すると，呼気セボフルラン濃度の上昇に伴って皮質脳波が変化した[2]。頭蓋内電極から導出された覚醒時の皮質脳波によっててんかん病変部位を同定された患者では，呼気セボフルラン濃度を2.5%に維持した状態でてんかん病変部位で棘波が出現し，健常部位では棘波が見られないことが分かった[3]。さらに呼気セボフルラン濃度を変化させて皮質脳波を検討した(図1)[4]。呼気セボフルラン濃度を1.5%から3.5%まで0.5%刻みで変化させたとき，患側(手術側)では低濃度でも棘波が見られ，2.5%

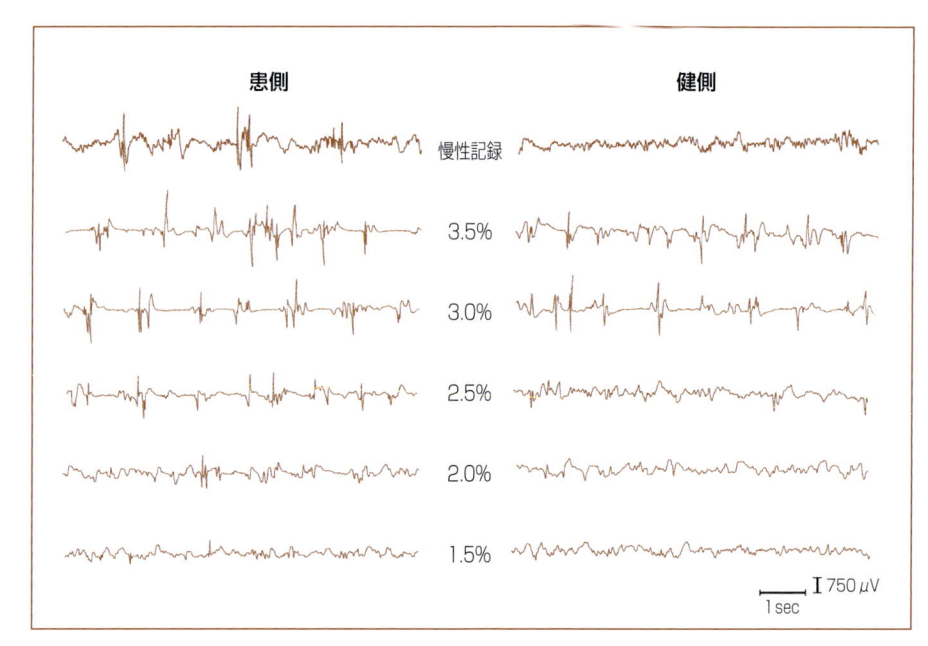

図1　セボフルラン吸入時の側頭葉てんかん患者の術中皮質脳波
　1.5%から3.5%の各呼気セボフルラン濃度における側頭葉てんかん患者の術中皮質脳波と，同一部位から導出された慢性皮質脳波記録を示す。呼気セボフルラン濃度を1.5%から3.5%まで0.5%刻みで変化させたとき，患側(手術側)では低濃度でも棘波が見られ，2.5%以上で出現頻度が増加した。一方，健側(非手術側)では呼気セボフルラン濃度が2.5%以下では棘波が出現しないが，3.0%以上では棘波が出現する。両者を識別するのにもっとも適した濃度は2.5%である。

　(中山英人，藤原治子，清水美弥子．セボフルラン吸入時の側頭葉てんかん患者の皮質脳波．J Anesth 1997; 11: S440より引用)

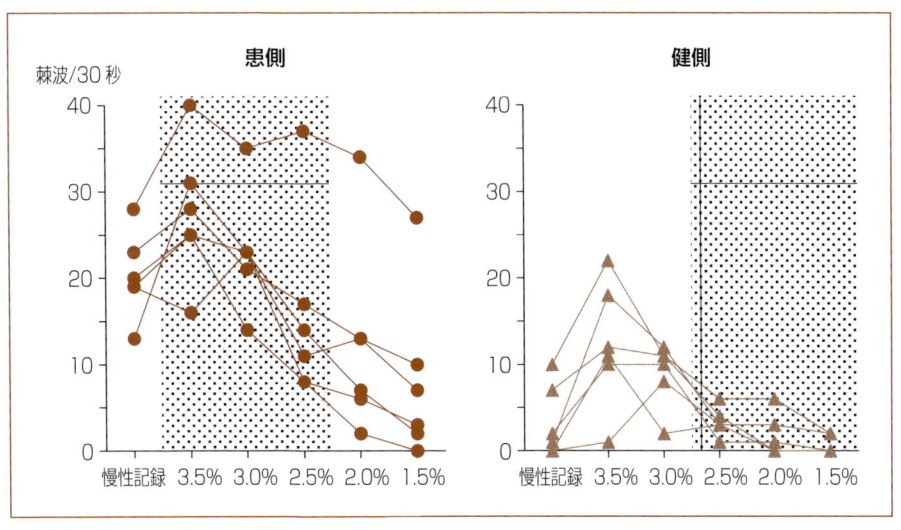

図2 側頭葉てんかん患者におけるセボフルラン吸入時の棘波の出現数

健側と患側の側頭葉において30秒間に出現した棘波の数を，呼気セボフルラン濃度別に示す。網掛けの部分は慢性皮質脳波記録の結果を反映している。手術側では呼気セボフルラン濃度2.5%以上で活発な棘波が観察されるが，2.0%以下では棘波の数が著しく減少する。したがって，2.0%以下では棘波の出現を指標に病変部位を同定すると偽陰性となり，病変部位を見逃すおそれがある。一方，健側では3.0%以上で棘波の数が上昇する。したがって，3.0%以上では偽陽性を生じることになり，健常部位に外科治療を施すおそれがある。

(中山英人，藤原治子，清水美弥子．セボフルラン吸入時の側頭葉てんかん患者の皮質脳波．J Anesth 1997; 11: S440 より引用)

COLUMN

convulsion と seizure

convulsion は全身または局所の筋の急激で不随意的な収縮であり，視認できる。一方，seizure は神経細胞の異常な興奮であり，起源となる部位や伝搬の分布，全般化の有無により多彩な症状を呈する。部分発作では脳波記録を行わないかぎり証明は難しいが，運動野に生じるものや全般化したものでは比較的高い確度で発作時の姿態から判別できる。

以上で出現頻度が増加した。一方，健側（非手術側）では呼気セボフルラン濃度が2.5%以下では棘波が出現しないが，3.0%以上では棘波が出現した。この結果から，両者を識別するのにもっとも適した呼気セボフルラン濃度は2.5%であった。図2に健側と患側の側頭葉における棘波の数を濃度別に示した。患側（手術側）では呼気セボフルラン濃度2.5%以上で活発な棘波が観察されるが，2.0%以下では棘波の数が著しく減少する。したがって，2.0%以下では棘波の出現を指標に病変部位を同定すると偽陰性となり，病変部位を見逃すおそれがある。一方，健側（非手術側）では3.0%以上で棘波の数が増加する。したがって，3.0%以上では偽陽性を生じることになり，健常部位に外科的操作が及ぶおそれがある。

静脈麻酔薬との比較

てんかん病変部位におけるセボフルラン吸入時の皮質脳波とプロポフォール注入時の皮質脳波を比較した[5]。てんかん病変部位において2.5%セボフルラン吸入時の皮質脳波では活発な棘波が見られた（図3）。同一患者における同一導出のプロポフォール注入時の皮質脳波では，てんかん病変部位で棘波が出現するが，その頻度および領域は2.5%セボフルラン吸入時より小さかった（図4）。また，一部で棘波がまったく出現しない例が見られた。このような症例では術中皮質脳波を用いててんかん病変部位を同定できない。したがって，プロポフォールのてんかん外科手術における有用性はセボフルランに劣る。てんかん外科手術の患者は年余にわたって抗てんかん薬を服用しているため，プロポフォールの代謝に及ぼす酵素誘導の影

III 各種手術での脳波モニタリング

COLUMN
てんかん患者の術中覚醒

てんかん患者の術中覚醒を経験した。頭蓋内に電極を留置されたTCIでプロポフォールの血中濃度を3μg/mlに設定して皮質脳波を記録しているとき，どうもおかしいと思って"手を握ってみて下さい"と呼びかけたところ，こちらの手を強く握り返された。心臓を鷲づかみにされた気分であった。てんかん患者ではTCIの設定濃度を信用してはならない。

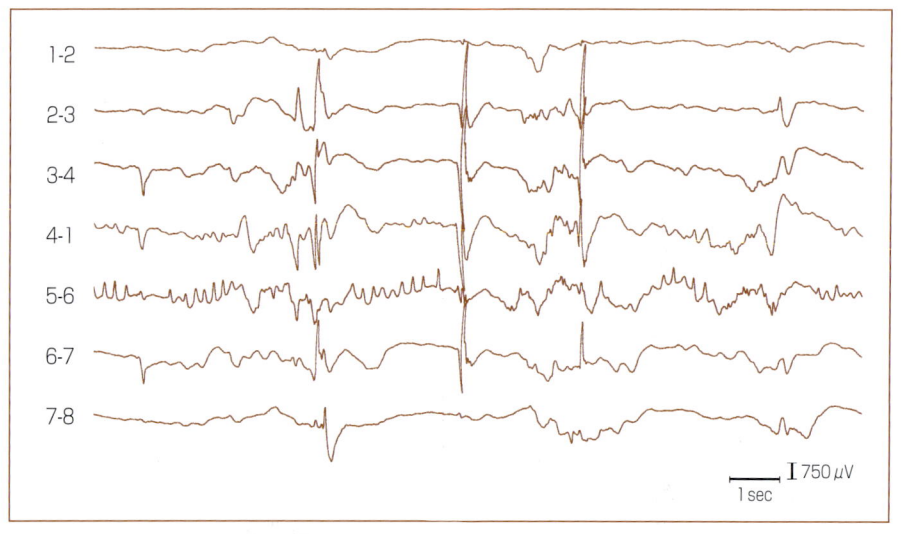

図3　2.5%セボフルラン吸入時の術中皮質脳波
てんかん病変部位における2.5%セボフルラン吸入時の術中皮質脳波を示す。てんかん病変部位で活発な棘波が見られる。
〔中山英人．てんかん病変部位の同定におけるセボフルランとプロポフォールの有用性．第27回日本てんかん外科学会総会(2004年，奈良市)より引用〕

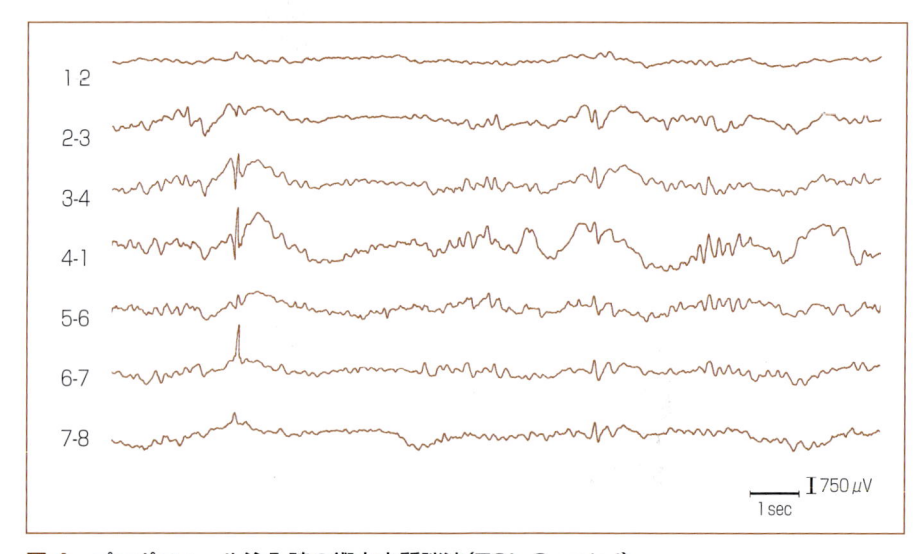

図4　プロポフォール注入時の術中皮質脳波(TCI：3μg/ml)
てんかん病変部位におけるTCI 3μg/mlによるプロポフォール注入時の術中皮質脳波を示す。同一患者の同一導出による2.5%セボフルラン吸入時に比較すると，棘波の見られる頻度，領域ともに小さい。本症例ではてんかん病変部位におけるプロポフォール注入時の術中皮質脳波で棘波が見られたが，棘波がまったく見られない症例があった。
〔中山英人．てんかん病変部位の同定におけるセボフルランとプロポフォールの有用性．第27回日本てんかん外科学会総会(2004年，奈良市)より引用〕

響は無視できない[7]。血中濃度はtarget-controlled infusion(TCI)により予測できるが，実際の血中濃度は術中にモニターすることができない。TCIによるプロポフォールの予測血中濃度と実測血中濃度は著しく異なることがあり，術中覚醒の危険がある[8]。

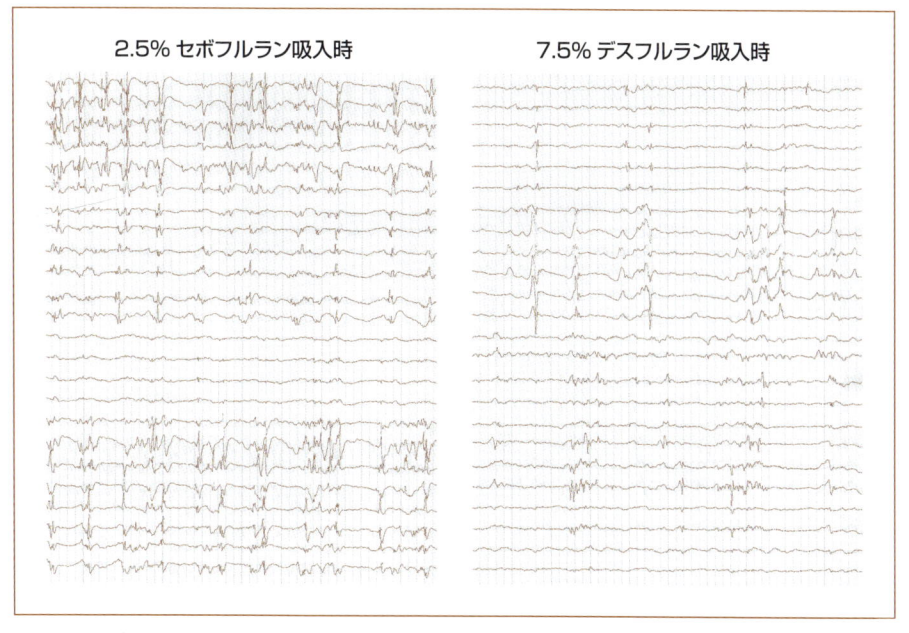

図5　セボフルラン吸入時とデスフルラン吸入時の術中皮質脳波
　セボフルラン吸入時とデスフルラン吸入時において，同一患者の同一導出による皮質脳波を記録した．2.5% セボフルラン吸入時と 7.5% デスフルラン吸入時では，棘波が見られる頻度と領域が異なる．

デスフルランとの比較

　てんかん病変部位におけるセボフルラン吸入時とデスフルラン吸入時の皮質脳波を比較した[9]．セボフルラン吸入時とデスフルラン吸入時において，同一患者の同一導出による皮質脳波を記録した．7.5% デスフルラン吸入時と 2.5% セボフルラン吸入時では，棘波が見られる頻度と領域が異なる（図5）．てんかん外科手術の脳波モニタリングに用いる麻酔薬として，デスフルランがセボフルランよりも優れるというエビデンスはない．

てんかん外科手術の麻酔の実際

　抗てんかん薬は原則として前日まで常用量を内服させる．脳波に影響を与える可能性のある薬剤は避ける．麻酔の導入・維持にも脳波に影響を及ぼすものは避け，静脈麻酔薬や麻薬は用いない．5% セボフルランの吸入で麻酔を導入する．ロクロニウムを用いて気管挿管を行い，セボフルランと酸素と空気で麻酔を維持する．亜酸化窒素は併用しない．術中は呼気セボフルラン濃度を 2.5% に維持する．$Paco_2$ は 30 mmHg とする．この麻酔法では，手術の進行に伴い，随時同一条件下で皮質脳波を記録できる．なお，抗てんかん薬を長期間服用している患者においては筋弛緩薬の効果が著しく短縮する[6]ので，筋弛緩モニターが必須となる[10]．呼気セボフルラン濃度 2.5% においては，開頭術における十分な麻酔深度が提供されるので，安全に手術を遂行できることが大きな利点である．これによって外科的操作を行うときと術中皮質脳波を記録するときでセボフルランの濃度を変える必要が

なくなる．症状，画像診断，術前頭皮脳波から病変部位が存在すると考えられる部位を開頭し，脳表に硬膜下電極を装着する．呼気セボフルラン濃度が2.5%に維持されていれば，ただちに皮質脳波記録を行うことができる．棘波が出現している部位が病変部位であり，そこに外科的操作を加える．外科的操作の内容としては，病変部位を切除する場合もあるが，運動野，言語野など，局所の機能を温存させる目的で軟膜下皮質多切術（multiple subpial transection：MST）を選択することがある．MSTは皮質に存在する神経細胞の水平方向の連絡のみを遮断するもので，局在機能を温存しつつ，広範囲にわたって神経細胞が同時に発火するのを抑止することが可能である．棘波が出現している部位にMSTを行うと，切除する場合と異なり操作を加えた組織が除去されずに残るため，操作後の皮質脳波を観察できる．MSTの前後で皮質脳波は変化する[11]ため，手術効果をただちに判定することができる．すなわちセボフルラン吸入時の術中皮質脳波を用いると，病変部位の同定のみでなく，外科治療の効果の判定をリアルタイムで行うことができるのである．これにより，現に行った操作が有効かどうかを確かめながら操作を進めてゆくことができる．病変部位を切除する場合でも，病変切除後に断端付近の皮質脳波を記録すれば，切除範囲が十分であるかどうかを検証することが可能となる．断端付近に棘波が出現すれば，追加切除を行うことで病変部位を確実に切除してゆくことができる．なお，てんかん病変部位の分布によっては，術中皮質体性感覚誘発電位（cortical somatosensory evoked potentials：CoSEP）を記録することにより，中心溝を同定する必要が生じることがある．著者らは呼気セボフルラン濃度2.5%の条件下でCoSEPの良好な記録が可能であることを確認している[12]．この点でも本麻酔法はてんかん外科手術に有用である．

セボフルラン吸入時の術中皮質脳波の有用性

前頭葉てんかんの患者で呼気セボフルラン濃度2.5%における術中皮質脳波を用いて術中にてんかん病変部位の同定を行い，その所見を指標に外科治療を行ったものと，頭蓋内電極を留置したうえで非麻酔時の皮質脳波所見により病変部位を同定し，術中皮質脳波をモニターしなかった群で術後1年以上経過したあとの転帰を調べた[13]．その結果，術中皮質脳波を用いた群では転帰が有意に優れていた（図6）．セボフルラン吸入時の術中皮質脳波を一つのモニターと考えると，本モニターはてんかん外科手術治療の転帰を改善する．

おわりに

てんかん外科手術において術中皮質脳波を指標に手術操作を進めてゆく場合，セボフルラン以外の麻酔薬を用いると，てんかん病変部位の同定が正確に行えない可能性がある．麻酔法や麻酔薬の選択において，この手術にはこの麻酔法，この麻酔薬でなければという1対1の関係が確立したものはまれであるが，てんかん外科手術においては，麻酔科医による麻酔薬の選択が，手術成績を左右することになる．麻酔科医は，てんかん外科手術においては麻酔法の選択，麻酔薬の選択により，術後成績の向上に貢献しうる．

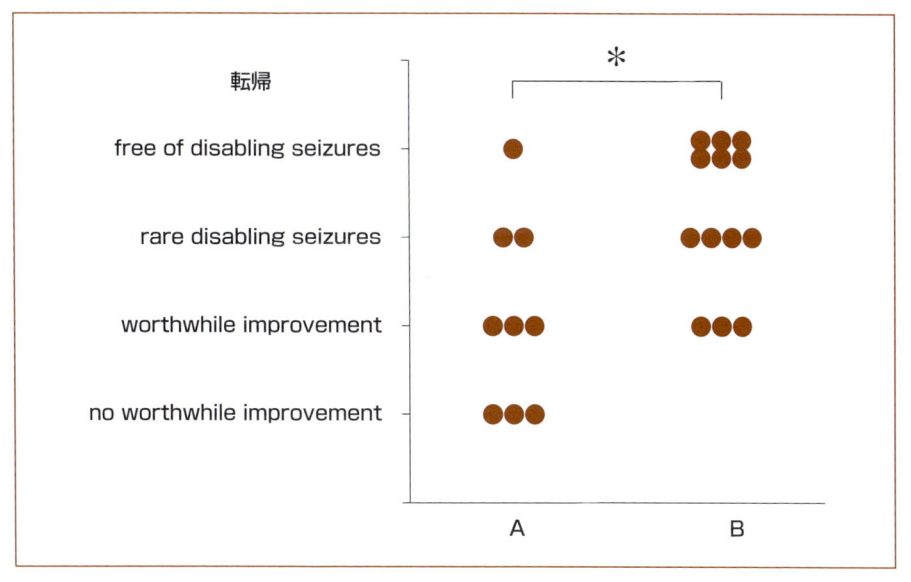

図6 セボフルラン吸入時の術中皮質脳波を指標とした外科治療の転帰

前頭葉てんかんの患者で，術中皮質脳波記録を指標に外科治療を行ったものと，そうでないものとで転帰を比較した．A群では頭蓋内電極を留置し，慢性皮質脳波記録の結果を指標に外科治療を行った．B群では2.5%セボフルラン吸入時の術中皮質脳波記録を指標として外科治療を行った．術後1年以上経過した時点でEngelの分類によって判定した両群の転帰を示す．B群で転帰が有意に優れていた（＊ Mann-Whitney's U test；$P<0.01$）．

（中山英人，大石ふさ子，若井綾子．セボフルラン吸入時の術中皮質脳波モニタがてんかん外科治療の転帰に及ぼす影響．J Anesth 1999; 13: S251 より引用）

●参考文献

1）Modica PA, Tempelhoff R, White PF. Pro- and anticonvulsant effects of anesthetics (part I). Anesth Analg 1990; 70: 303-15.
2）中山英人，飛田俊幸，川井康嗣，ほか．てんかん患者におけるセボフルレン吸入による麻酔導入時の皮質脳波．J Anesth 1994; 8: A628.
3）Nakayama H, Maehara T, Nagata O, et al. Effects of sevoflurane on electrocorticogram in epileptic patients. Electroenceph Clin Neurophysiol 1995; 97: S243.
4）中山英人，藤原治子，清水美弥子．セボフルラン吸入時の側頭葉てんかん患者の皮質脳波．J Anesth 1997; 11: S440.
5）中山英人．てんかん病変部位の同定におけるセボフルランとプロポフォールの有用性．第27回日本てんかん外科学会総会．2004年，奈良市．
6）長田 理，張替優子，中山英人．抗けいれん薬を長期服用している患者ではベクロニウムの作用時間が短縮する．日本麻酔・薬理学会誌 1996; 9: 90-3.
7）若井綾子，中山英人，大石ふさ子．ConGraseTCIにおけるプロポフォール予測血中濃度と実測血中濃度．J Anesth 1999; 13: S381.
8）中山英人．脳神経外科の麻酔．吸入麻酔薬．第22回日本静脈麻酔学会．2015年，東京．
9）中山英人．脳神経外科におけるデスフルラン麻酔のコツ．第52回日本麻酔科学会関東甲信越・東京支部第52回合同学術集会．2012年，軽井沢町．
10）中山英人．抗てんかん薬と筋弛緩薬の相互作用について．臨床麻酔 1998; 22: 1145-7.
11）中山英人，清水美弥子．セボフルラン吸入時の術中皮質脳波によるてんかん外科治療の効果の評価．J Anesth 1998; 12: S269.
12）Shimizu M, Nakayama H, Tobita T, et al. Role of sevoflurane anesthesia in the recording of cortical somatosensory evoked potentials during epilepsy surgery. Anesthesiology 1999; 91 suppl: A499.

13）中山英人, 大石ふさ子, 若井綾子. セボフルラン吸入時の術中皮質脳波モニタがてんかん外科治療の転帰に及ぼす影響. J Anesth 1999; 13: S251.

（中山　英人）

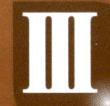

III 各種手術での脳波モニタリング

脳外科手術での電気生理学的モニタリング

運動誘発電位(motor evoked potentials：MEP)

適用疾患

手術操作により運動障害の発生しうる手術が適用である。

大脳皮質運動野やその近傍の脳腫瘍摘出術。

大脳皮質運動野への障害が発生しうる血管病変，特に内頸動脈，中大脳動脈領域の動脈瘤手術。

伝導路，錐体路，脊椎，脊髄神経の病変へ対する手術。特に硬膜内髄内腫瘍は術後運動障害の発生率が高いので，MEPの測定は重要である[1]。

麻酔方法

麻酔薬はMEP測定への影響が少なく，良好な覚醒の得られるプロポフォールによる全静脈麻酔が望ましい(表1)。

筋電図を測定するために，もっとも留意が必要なのは筋弛緩薬の投与量である。使用は麻酔導入時のみにとどめるか，少量の持続投与とする。

麻酔導入時のみ筋弛緩薬を使用し，以後の投与を行わない場合は，体動，バッキ

COLUMN

MEP測定とレミフェンタニル

かつてのMEP測定では，麻酔中の体動，バッキング防止のために深い麻酔深度か筋弛緩薬の少量持続投与が必要であったが，レミフェンタニルの登場により状況が大きく変わった。レミフェンタニルは体動，バッキングを防止できるほどの深い麻酔深度が容易に得られるにもかかわらず，その効果は投与終了後すみやかに消失する。そのために術後すぐに良好な覚醒が得られ，神経学的な所見を調べることが可能となった。

表1　各種麻酔薬のMEPへの影響

	薬剤	MEPへの影響
吸入麻酔薬	セボフルラン	↓↓↓
	デスフルラン	↓↓↓
	イソフルラン	↓↓↓
	亜酸化窒素	↓↓
静脈麻酔薬	バルビツレート	↓↓↓
	ベンゾジアゼピン	↓↓
	プロポフォール	↓↓
	ケタミン	→
オピオイド	レミフェンタニル	→高用量で↓
	フェンタニル	→高用量で↓
筋弛緩薬	ベクロニウム	↓↓↓↓
	ロクロニウム	↓↓↓↓

ング防止のために鎮痛作用と呼吸抑制作用の強いレミフェンタニルを十分量投与する。

術前から運動麻痺を有する症例や小児などで筋弛緩薬の効果が残存し，MEP測定が困難な場合はスガマデクスの使用による筋弛緩拮抗も考慮する。

測定方法

■刺激方法

刺激方法はその部位により経頭蓋刺激法と脳表直接刺激法の2種類がある。

経頭蓋刺激法に用いる電極にはペーストを用いて頭皮に貼付する皿型と，針電極を頭皮に刺入して固定するスクリュー型がある。開頭術では刺激電極の位置異常が発生した場合の対応が困難なので，固定性の高いスクリュー型が望ましい。

経頭蓋刺激法は簡便で多く用いられているが，開頭手術では脳表直接刺激法を用いることも可能である。脳表直接刺激法は刺激強度が低く，患者の体動を少なくすることが可能で，手術操作の妨げとならない利点がある。ただし電極の位置異常が発生しやすいので注意が必要である(**図1**)。

経頭蓋刺激法を強い刺激強度で行うと，大きな体動が発生するので，測定の際は手術操作の中断が必要となる。また経頭蓋刺激法は測定結果が偽陰性となる可能性があり，刺激強度には注意が必要である(**表2**)。

刺激強度は確実に運動野が刺激されて，MEPの振幅が検出できる強さよりさらに強い刺激強度で行う最大上刺激と，MEPの振幅が検出できる限界まで刺激強度を下げ(閾値)，それより+20%程度の強さで行う閾値上刺激がある[2]。

経頭蓋刺激法では100〜250 mA(約200〜500 V)，脳表直接刺激法では10〜25 mA程度の刺激強度で測定する。

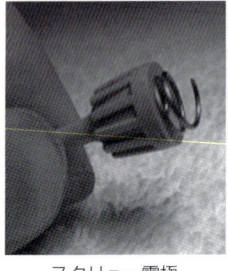

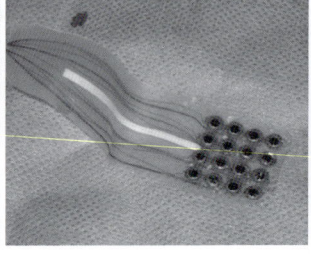

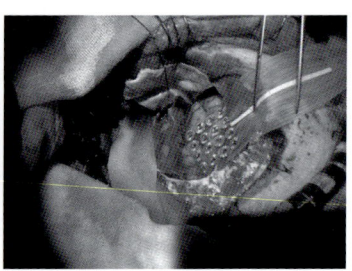

スクリュー電極　　　脳表直接刺激電極　　　脳表へ挿入

図1　スクリュー電極と脳表直接刺激電極(16極)と挿入の様子

表2　経頭蓋刺激法と脳表直接刺激法の利点，欠点

	経頭蓋刺激法	脳表直接刺激法
利点	設置，測定が容易 成功率が高い	運動野を直接刺激 刺激強度が低い 体動が少ない
欠点	体動が大きい 刺激範囲が広い，深い 偽陰性の可能性	開頭術のみ可能 架橋静脈損傷の可能性 電極の位置異常

COLUMN
経頭蓋刺激法での偽陰性発生機序

　経頭蓋刺激を強い刺激強度で行うと，脳実質の深部が刺激されている可能性がある．この場合には手術操作で脳実質の障害が発生していてもMEPが測定されてしまい，結果が偽陰性となる可能性がある．

　脊椎，脊髄手術では確実な測定のために最大上刺激を用いるべきであるが，脳実質の障害が発生しうる開頭手術では閾値上刺激を用いるか，脳表直接刺激法を用いるべきであると筆者は考える（図2）．

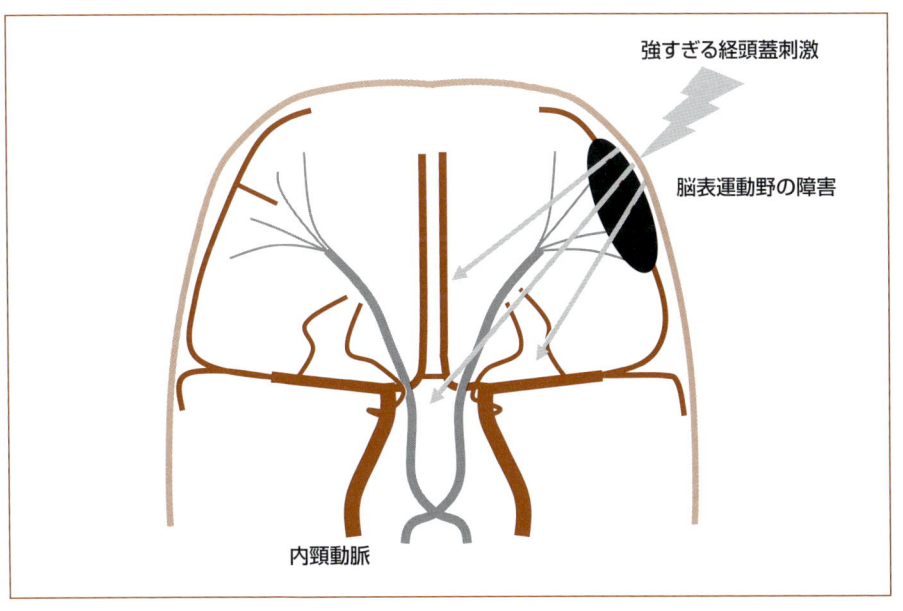

図2　偽陰性の発生機序
障害部位よりも深部が刺激されている．

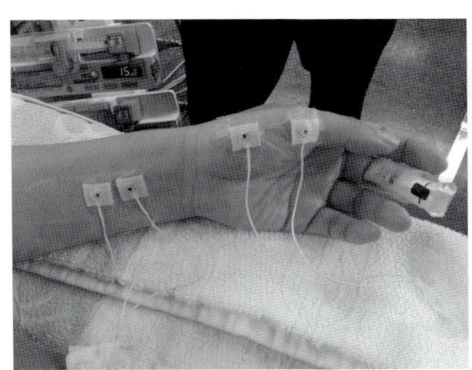

上肢短母指外転筋　　　　下肢母趾外転筋
図3　代表的な上下肢の記録部位

■刺激部位

　経頭蓋刺激電極は国際10-20法のC3，C4の位置から前方約1〜2 cmの位置に患側が陽極刺激となるように設置し，500 Hzで5連発のトレイン刺激を行う．

　刺激強度は手術に応じて変更するが原則として脊椎，脊髄の手術では最大上刺激を用い，開頭手術では偽陰性を回避するために閾値上刺激を用いるべきである．

■記録部位
●筋電図記録

　手術によって障害を受ける可能性のある部位に応じた筋肉で記録することが原則となるので，どの神経が障害を受ける可能性があり，どの筋肉で記録すべきかを確認する．

　ただし波形変化があった場合に，手術操作による神経の障害が原因か，ほかの原

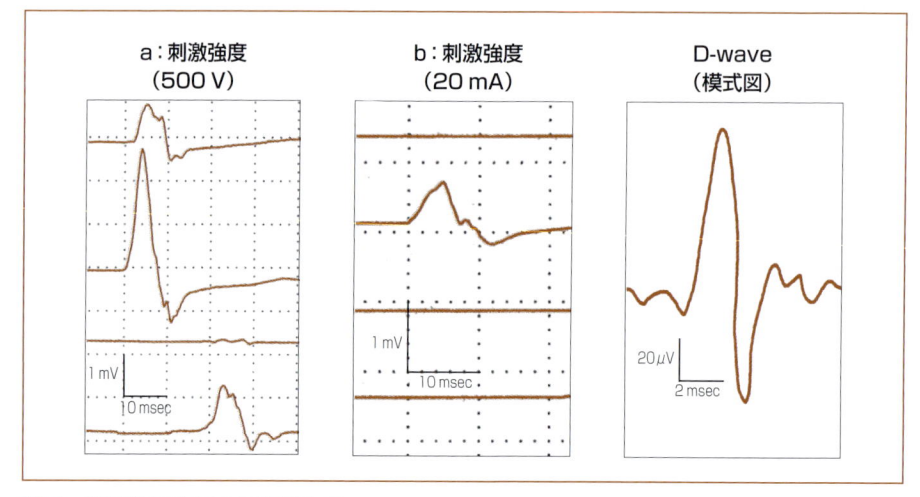

図4 典型的なMEPの波形とD-wave
経頭蓋刺激法(a)，脳表直接刺激法(b)．

COLUMN
**オオカミ少年に
ならないように**

　MEP測定を行っていると予期せずに振幅低下が発生することはしばしば経験する．それが手術操作による障害の発生なのか，ほかの原因によるものなのかを正確に判定したうえでアラームとしないと，いわゆる"オオカミ少年"となってしまう．下肢にしか障害が発生しえない手術部位で，下肢も上肢も振幅低下が見られる，片側の脳実質への手術操作で両側の振幅低下が見られる場合などは手術操作以外の原因を強く疑う必要がある．そのために，できるだけ多数の記録部位での測定が重要となる．

因（麻酔薬，測定上のエラーなど）で変化したかの鑑別にほかの筋肉の記録も行い比較する必要がある．

　上肢では短母指外転筋，下肢では母趾外転筋がよく用いられる．しかし頸椎疾患の手術では三角筋や上腕二頭筋，眼輪筋や口輪筋など障害の発生する可能性のある部位よりもさらに上位の筋で記録する必要がある（図3）．

● **脊髄硬膜外記録**

　硬膜外腔に記録電極を挿入し，運動誘発電位（D-wave）を記録する．麻酔薬，特に筋弛緩薬の影響を受けない利点がある．硬膜外腔に電極を挿入する必要があるので，筋電図記録よりも侵襲的であるが，脊椎・脊髄手術では術野から術者の直視下に実施可能な場合もある（図4）．

アラームポイントと対処法

　MEP測定においてどこまで波形の振幅が低下したら，どの程度の術後運動障害（永続性，一過性など）が発生するのかを明確にした基準は現時点では存在しない．

　しかし完全に波形消失した場合は術後の運動障害の発生はほぼ必発なので，少なくともコントロールから50％以下の振幅低下が見られた場合はアラームとして報告すべきと思われる．

　MEPの波形はさまざまな原因で容易に変化するので，振幅低下が見られた場合はそれが手術操作による神経の障害が原因か，ほかの原因によるものかの鑑別が必要となる．

　手術操作以外の原因として，各種麻酔薬の投与量に変化がなかったか，測定機器のセッティング異常はないかなどを再度確認する．手術操作以外の原因で振幅低下が発生したかを正確に鑑別するには，少なくとも両側の上下肢，4か所以上での測定が必要である（図5）．

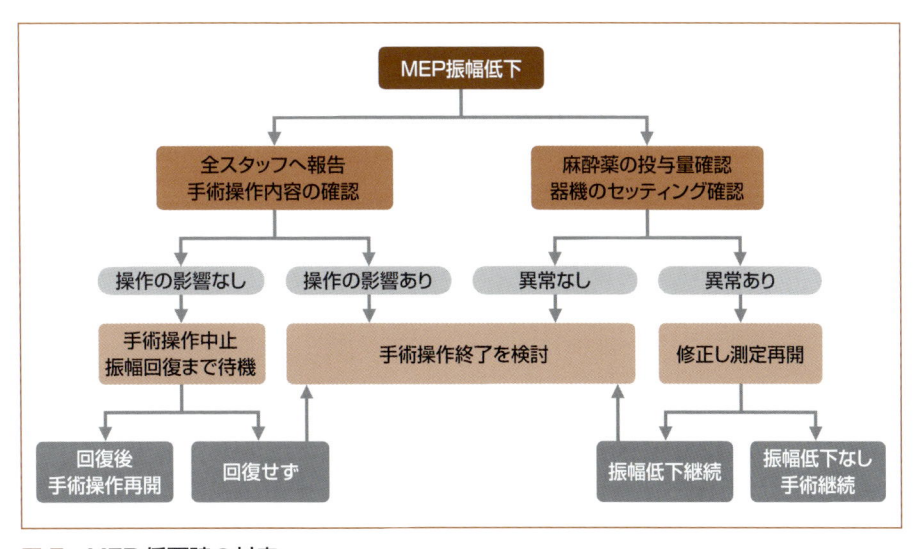

図5　MEP低下時の対応

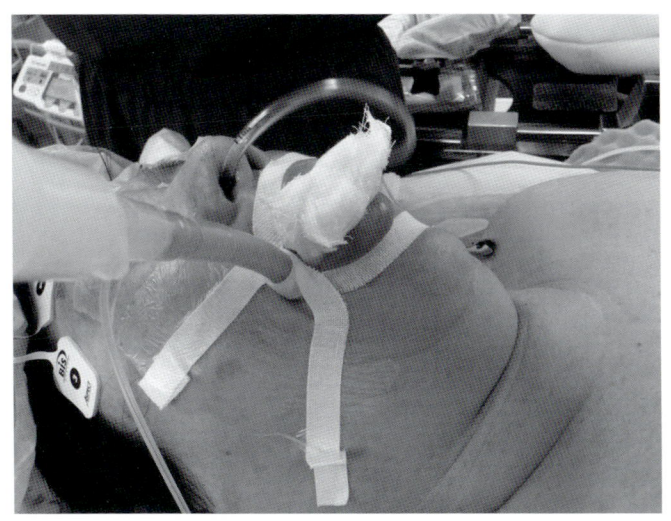

図6　ガーゼの口腔内挿入

COLUMN

インドシアニングリーン(ICG)注射とMEP測定

　脳動脈瘤手術や内頸動脈血栓内膜剝離術などでは，蛍光血管造影検査のICG注射を行うことがある。その詳細な機序は依然不明であるが，ICG注射後にMEP波形の低下がしばしば観察されることがあり注意が必要である。これまでの経験から，筆者の施設ではICG注射後は5分以上手術操作を中断し，MEP波形の変化を観察するようにしている。

合併症対策

　経頭蓋刺激による合併症として，電流が直接咬筋群を刺激することによる咬傷や歯牙損傷が発生しうる。特に側臥位や伏臥位では舌が歯牙で損傷されないように注意が必要である。

　筆者は対策として，大きく丸めたガーゼを口腔内に挿入して損傷が発生しないようにしている（図6）。

　また，可能であれば術中も適宜観察を行い，舌の損傷などが発生していないかを確認するべきである。

体性感覚誘発電位(somatosensory evoked potential：SEP)

適用疾患

手術操作により感覚障害の発生しうる手術が適用である。
大脳皮質感覚野やその近傍の脳腫瘍摘出術。
大脳皮質感覚野への障害が発生しうる血管病変，特に内頸動脈，中大脳動脈領域の動脈瘤手術，頸動脈血栓内膜剥離術，浅側頭動脈 – 中大脳動脈吻合術など。
末梢神経（上肢，下肢）から脊髄，脳幹，視床，大脳皮質運動野への経路において障害が発生しうる病変へ対する手術。

麻酔方法

麻酔薬はMEP測定と同様にSEPへの影響が少なく，良好な覚醒の得られるプロポフォールによる全静脈麻酔が望ましい。ただしMEP測定と違い，筋弛緩薬の使用は問題とならない。

測定方法

■**刺激部位**（前出の図3を参照）
- 上肢 SEP
- 手関節部の正中神経
- 下肢 SEP
- 足関節部の後脛骨神経

■**記録部位（導出電極位置）**
- 上肢 SEP
- 視床より上位の大脳半球の機能を調べる皮質SEP
- 国際10-20法の定めるCP3，CP4（C3，C4の2cm後方）で刺激部位と反対側
- 脊髄レベルで記録する短潜時SEP（short latency SEP：SSEP）
- 上記の皮質SEPの導出電極位置に加え，第5・7頸椎の棘突起と鎖骨上窩

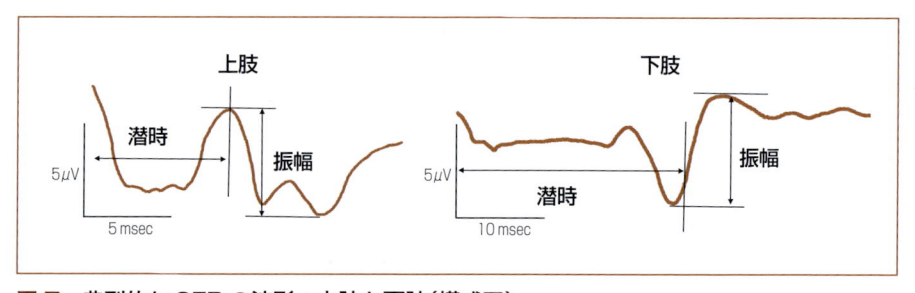

図7　典型的なSEPの波形：上肢と下肢（模式図）

- 下肢 SEP
- 視床より上位の大脳半球の機能を調べる皮質 SEP
- 国際 10-20 法の定める Cz より 2 cm 外側で C 3，C 4 の 2 cm 後方と Cz の 2 cm 後方
- 脊髄レベルで記録する短潜時 SEP（short latency SEP：SSEP）
- 上記の皮質 SEP の導出電極位置に加え，第 3・7 頸椎，第 12 胸椎，第 4 腰椎棘突起（図 7）。

アラームポイントと対処法

潜時の延長と 50% 以下の振幅低下が見られた場合をアラームとすることが通例だが，このアラームポイントについても MEP と同様に明確なエビデンスが存在しない。

SEP の電位はきわめて低く，測定には加算が必要で，ほかの医療機器などから発生するノイズに弱いという特徴があるので，ノイズ除去の対策が正確な測定に重要である（p.163 の図 10 を参照）。

合併症対策

SEP 測定は MEP 測定ほど特記すべき合併症はないが，記録の導出電極に針電極を用いるので，測定後に電極抜去部位の止血を確認する。

視覚誘発電位（visual evoked potential：VEP）

適用疾患

手術操作により視覚障害の発生しうる手術が適用である。
後頭葉の大脳皮質視覚野やその近傍の脳腫瘍摘出術。
視覚路への障害が発生しうる血管病変，特に内頸動脈，前交通動脈，後大脳動脈領域の動脈瘤手術。
網膜，視神経から視交叉，視放線，後頭葉の大脳皮質視覚野への経路において障害が発生しうる病変へ対する手術。
特に視交叉を下方から圧迫する下垂体腫瘍に対する手術。

麻酔方法

麻酔薬は MEP 測定と同様に VEP への影響が少なく，良好な覚醒の得られるプロポフォールによる全静脈麻酔が望ましい。SEP 測定と同様に筋弛緩薬の使用は問題とならない。

> **COLUMN**
> **ノイズ対策とピットフォール**
>
> 手術室内で使用する医療機器は数も多く，発生しているノイズも多種多様である。特に脳外科手術では顕微鏡，ナビゲーション装置，電気メス，超音波外科吸引装置，フットポンプ，温風加温装置などさまざまなノイズ源が患者を取り巻いている。これらへの対策も重要であるが，電気メスの対極板の貼付位置にも注意が必要である。対極板それ自体も電気パルスを発生していて，下肢に貼付するとその片側にノイズが混入してしまう。よって対極板は体幹中央（臀部中央など）に貼付しなくてはならない。

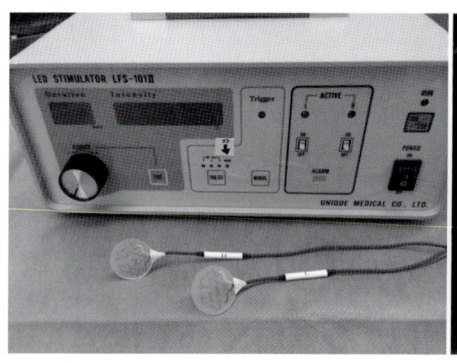

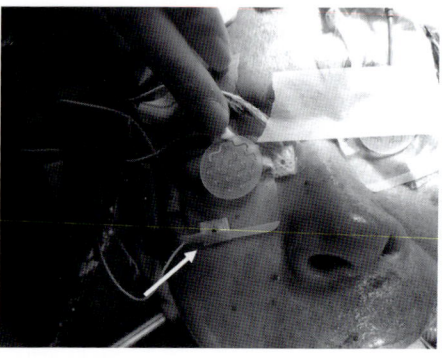

図8 VEP測定の様子
左：LED電極と発光刺激装置，右：装着例（矢印はERG）。眼瞼上にLED電極を貼付。

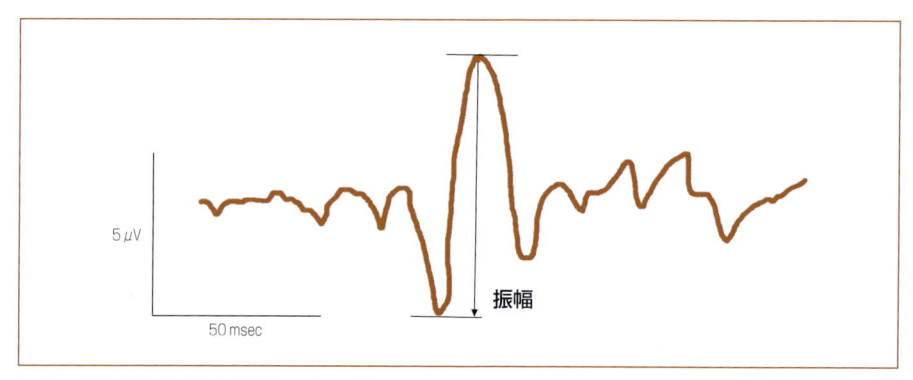

図9 VEPの典型的な波形：模式図

測定方法

■刺激法

　発光ダイオード（light emitting diode：LED）を使用した高輝度発光刺激装置を用いて1Hzの光刺激を行う。

　手術操作（皮膚の翻転など）で光刺激装置の位置がずれると，正確なVEP測定は不可能となるので，網膜に光刺激が到達しているかを判定するために，網膜電図（electroretinogram：ERG）も同時に記録する（図8）。

■記録部位

　外後頭隆起から4cm外側，4cm上方に記録電極を刺入し，基準電極は乳様突起に刺入する。

アラームポイントと対処法

　潜時の延長と50％以下の振幅低下が見られた場合をアラームとすることが通例だが，このアラームポイントについても明確なエビデンスは存在しない。また，振幅低下が発生すると，潜時の評価が困難になることが欠点である（図9）。

　VEPはSEPと同様にノイズ対策が重要である。また光刺激を行うので，ほかの

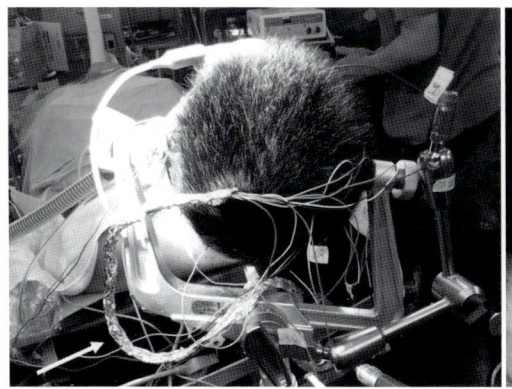

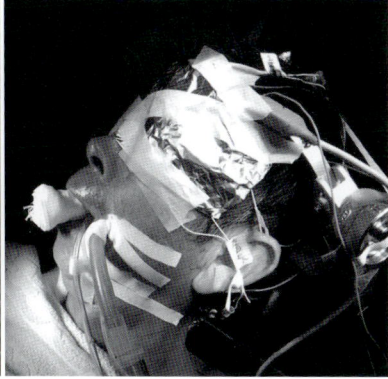

図10　ノイズ対策と遮光
左：アルミホイルで誘導電極線(矢印)を覆い，右：眼球を覆う。

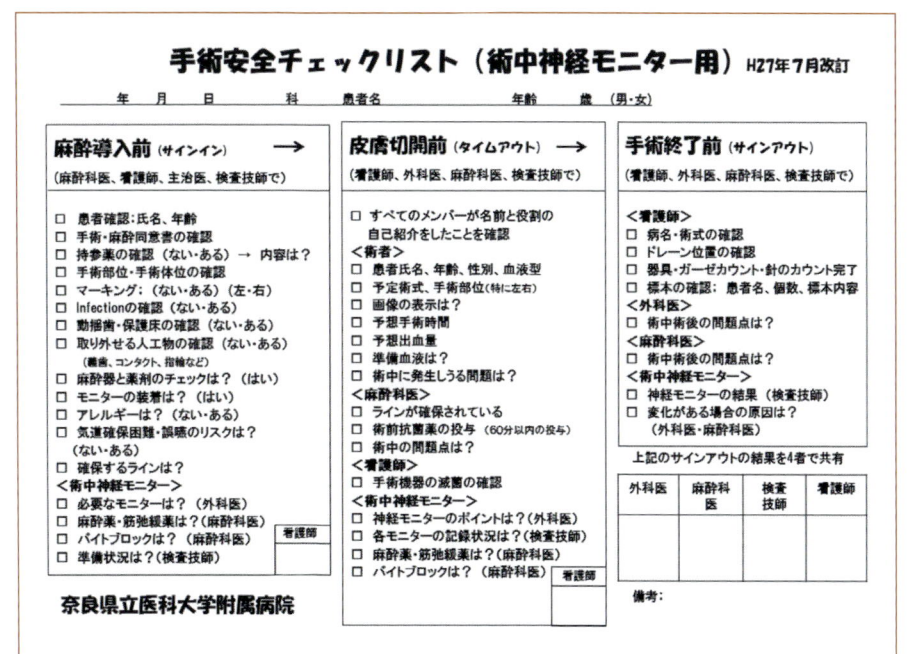

COLUMN

**モニタリング
チェックリスト**

　WHO 安全な手術のためのガイドラインに基づき，タイムアウトなどを実施している施設は多いと思うが，筆者の施設では術中モニタリングを行う場合は専用のモニタリングチェックリストを用いている。これは確実なモニタリング測定の実施と合併症予防のために，外科医，麻酔科医，看護師，検査技師全員が情報を共有するためである(図11)。

図11　モニタリングチェックリスト

光源(室内照明や無影灯など)の光が測定に影響しないよう，眼球の遮光も重要である(図10)。

合併症対策

　SEP 測定と同様に，記録に用いた針電極による出血に対して止血確認を行う。

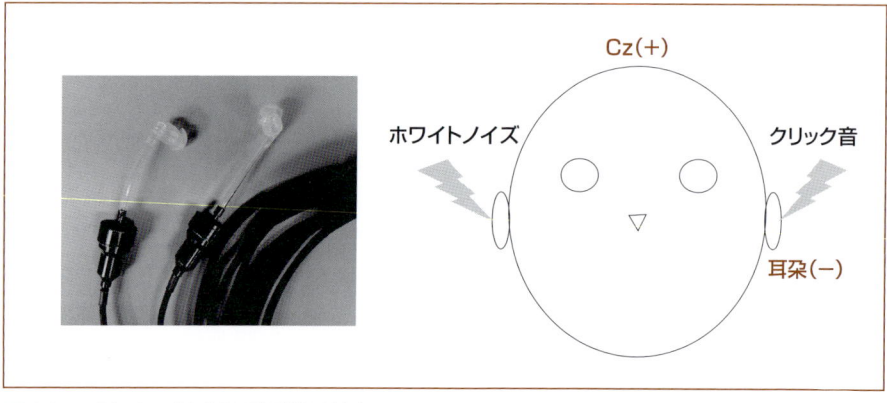

図12　イヤホン(左)と電極位置(右)

聴性脳幹反応(auditory brainstem response：ABR)

適用疾患

手術操作により聴覚障害の発生しうる手術が適用である．聴神経腫瘍や脳幹部腫瘍摘出術，三叉神経痛や片側顔面痙攣に対する微小血管減圧術などがある．

麻酔方法

ABRは麻酔薬の影響を受けにくいモニタリングで，特に制限はないが，ほかのモニタリングを併用する場合があるので注意が必要である．

測定方法

■刺激法

検査側に最大音圧，10～13 Hzのクリック音で刺激し，反対側に刺激音－40 dBのホワイトノイズを入れてマスキングする．

■記録部位

国際10-20法の定めるCz(Fz，Fpzでも可能)を記録電極とし，耳朶を基準電極とする(図12)．

ABRの電位はきわめて低く，ほかの医療機器などから発生するノイズ除去の対策が正確な測定に重要である．

アラームポイントと対処法

異常があった場合，潜時の延長と振幅低下がほぼ同時に発生するので，潜時の変化に注意する．

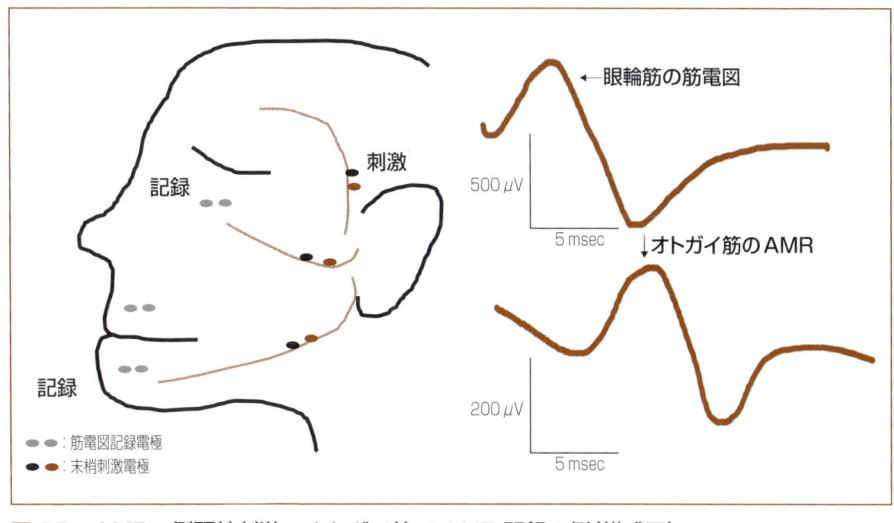

図 13 AMR：側頭枝刺激、オトガイ筋で AMR 記録の例（模式図）

異常筋反応（abnormal muscle response：AMR）

適用疾患

顔面神経の血管圧迫による片側性の顔面痙攣に対する微小血管減圧術。

麻酔方法

眼輪筋，口輪筋，オトガイ筋の筋電図を記録するので，筋弛緩作用のある吸入麻酔薬よりも静脈麻酔薬による維持が望ましい。

MEP 測定と同様に筋弛緩薬の投与量には注意が必要である。

測定方法

■刺激法

顔面神経の側頭枝，頬骨枝，下顎枝に刺激電極を貼付し，10 ～ 50 mA で末梢神経刺激を行う。

■記録部位

眼輪筋，口輪筋，オトガイ筋に記録電極を貼付，または刺入する。

側頭枝，頬骨枝を刺激した場合は眼輪筋で筋電図を記録し，オトガイ筋で AMR を記録する。下顎枝を刺激した場合はオトガイ筋で筋電図を記録し，眼輪筋，口輪筋で AMR を記録する。

手術操作で血管減圧が得られ，AMR の消失が確認できた場合の再発例は少なく，手術の成否判定に有用である（**図 13**）。

COLUMN
術中神経モニタリングのこれから

現在手術，麻酔中に臨床使用されている電気生理学的モニタリングの代表的なものをいくつか紹介した。日々これらのモニタリングの精度向上，検査可能な脳機能の拡大はめざましい。しかしアラームポイントがいまだに明確でないなどの課題，現時点では測定不可能な脳機能（言語機能，高次脳機能など）が存在するといった問題点もあり，まだまだ発展途上の分野である。

今後モニタリング機器の改良，精度向上，新たな測定方法や麻酔薬の登場により，awake-surgery や wake-up-test が容易に実施できる，さらには不要になる時代が来るのかもしれない。

●参考文献

1) Matsuyama Y, Sakai Y, Katayama Y, et al. Surgical results of intramedullary spinal cord tumor with spinal cord monitoring to guide extent of resection. J Neurosurg Spine 2009; 10: 404-13.
2) 川口昌彦, 中瀬裕之編. 術中神経モニタリングバイブル. 東京：羊土社；2014.

〈阿部　龍一，川口　昌彦〉

III 各種手術での脳波モニタリング

大血管手術での脊髄電気生理学的モニタリング

はじめに

　大血管手術，特に胸部下行・胸腹部大動脈瘤(thoracic aortic aneurysm：TAA, thoracoabdominal aortic aneurysm：TAAA)手術の重篤な合併症に脊髄虚血による脊髄障害(対麻痺)がある。脊髄は虚血に陥ると容易に不可逆的な対麻痺へと発展し，患者のQOLや予後は著しく低下するため同手術での脊髄虚血の早期発見と血流の維持は重要である。

　脳と異なり脊髄は，血液を供給する動脈の解剖学的個人差が大きいため，TAA・TAAA手術では術前からの脊髄虚血の発生予測と術中の脊髄血流維持が困難な症例がある。したがって，この術式では，術中に脊髄血流や機能が保たれているかどうかは脊髄電気生理学的モニターがないと検知できない。特に，TAA・TAAA手術では術後のQOLを考えても運動機能を反映する脊髄電気生理学的モニターがより重要といえる。しかし，人工心肺の使用や麻酔薬がその評価に大きく影響し判断を困難にしている。

　本項では脊髄循環とその特殊性，TAA・TAAA手術での対麻痺の発生を述べ，この手術での脊髄電気生理学的モニターとその評価の注意点について言及する。

脊髄循環[1)2)]

　脊髄は1本の前脊髄動脈(前正中裂走行，腹側2/3灌流)と2本の後脊髄動脈(後外側溝走行，背側1/3を灌流)から血流を受ける。前後の脊髄動脈は頸部では左右椎骨動脈から(後脊髄動脈は後下小脳動脈からも)，胸部および腰部では肋間動脈あるいは腰動脈の分枝である根動脈を介して血流を受ける(前根動脈は6～8本，後根動脈は12～20本)。下位胸椎あるいは上位腰椎の高さにある前根動脈はもっとも大きくヘアピンカーブを描き大前根動脈(Adamkiewicz動脈)といわれ腰部脊髄膨大部を養うが，その位置には個人差があり(75% 第9-12胸椎，15% 第5-8胸椎，10% 第1-2腰椎レベル)，左側の前根動脈由来が多い[2)]。

　大前根動脈の腰部脊髄膨大部への血流は重要であり術前の同定と術中の灌流が重要と考えられる。しかし，最近のcollateral network conceptの概念[3)]では脊髄血流は肋間動脈の分節的な血流のみに頼らず脊髄血管とその周辺の血流networkか

167

III 各種手術での脳波モニタリング

ら供給されており，鎖骨下動脈や内腸骨動脈からの血流も重要視されている。

TAA・TAAA 手術と脊髄障害[4]

　Crawford分類と対麻痺の発生率および手術による違いを図1に示す。2001～2006年での開胸開腹人工血管置換術症例を検討した報告での対麻痺の発生はCrawford分類II型で20％を超え[5]，1987～2005年の同症例における発生率[6]と変わらない。Crawford II型動脈瘤の手術は特に対麻痺の発生に注意する必要がある。

　大前根動脈は約40％が腎動脈下から分枝するため，腹部大動脈瘤でも対麻痺は起こり，待機手術で0.25％[7]，破裂症例では1％である[8]。

　ステントグラフト内挿術（thoracic endovascular aneurysm repair：TEVAR）の対麻痺の発生率は開胸開腹人工血管置換術に比べてほぼ同等と報告されている[9]（図1）。しかし，TEVARでは動脈瘤開窓による肋間動脈などからのバックフローによる脊髄灌流圧の低下がなく開胸開腹操作回避による側副血行の障害が少ないため術後の低血圧などを契機に遅発性に対麻痺が発症することが多い（遅発性対麻痺発症：TEVAR 67％，開胸開腹人工血管置換術17％[9]）。当施設での検討ではTEVARでの対麻痺（110症例中6症例，5.5％）は全症例遅発性で，術後1～5日間に起きている[10]。動物実験では肋間動脈を閉塞後に新たな側副血行が形成するまでは5日程度を要し[11]，ヒトでも同程度の日数間厳密な術後観察が必要と思われる。

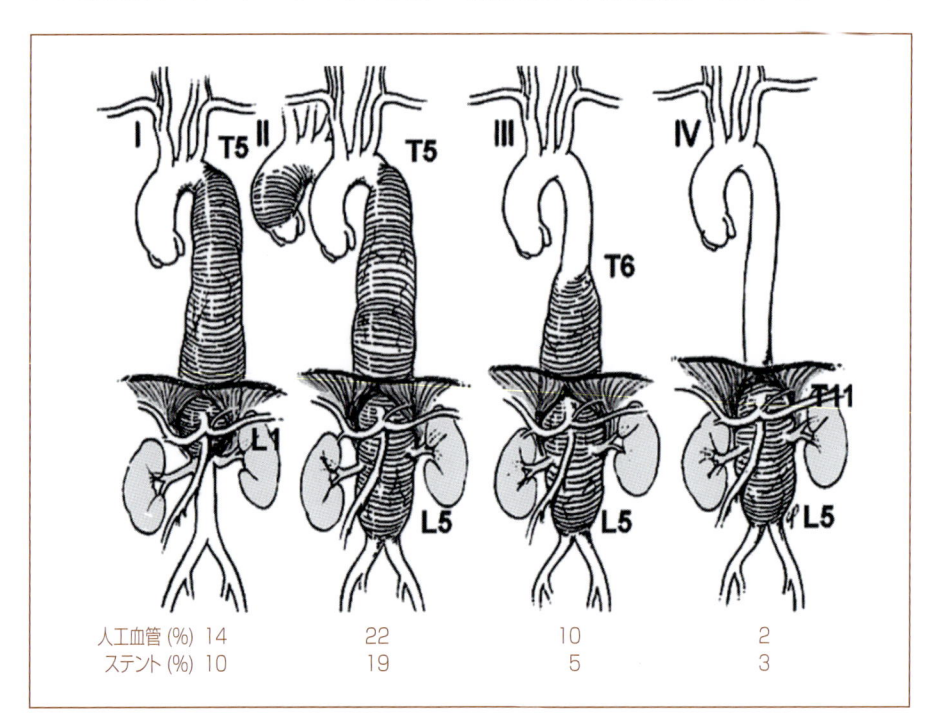

図1 Crawford分類と対麻痺の発生率
　対麻痺の発生率はCrawfordII型で多く20％程度となる。開胸開腹人工血管置換術とステントグラフト内挿術とでの対麻痺発生率に大きな差はない。
　(Sinha AC, Cheung AT. Spinal cord protection and thoracic aortic surgery. Curr Opin Anaesthesiol 2010; 23: 95-102 より改変引用)

図2　麻酔薬とSSEPの変化

下肢の刺激によりAβ線維がシナプスを形成する前に頸髄後索を上行する電位P31を頭皮上から記録できる。この波形は麻酔薬の影響を受けにくい。

(齋藤貴徳，今田直紀，小串むつみほか．【脊髄モニタリング】体性感覚誘発電位と経頭蓋電気刺激筋誘発電位を用いた術中脊髄機能モニタリング．臨床脳波 2009; 51: 270-85 より改変引用)

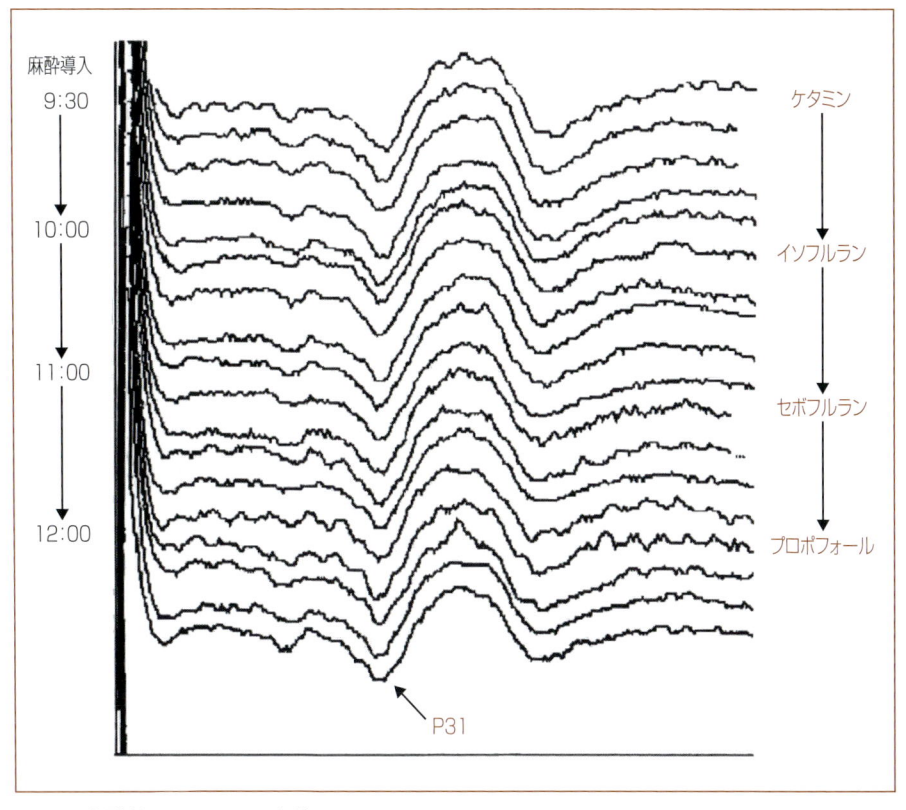

脊髄への血流は collateral network concept が提唱されているものの，解剖学的には大前根動脈に依存している症例がかなりある。その位置は75％は第9-12胸椎レベルにあり左側の前根動脈由来が多い。対麻痺の発生は真性動脈瘤ではCrawford分類Ⅱ型で多く20％近い。TEVARでは対麻痺は遅発性に発生する症例が多いのが特徴である。

対麻痺を発症すると周術期死亡率は3倍となる。対麻痺発症のリスクは，長い動脈瘤（Crawford Ⅱ型），長いステント挿入，緊急手術，術中低血圧，破裂性動脈瘤，解離性動脈瘤，長い動脈遮断時間（＞60分で28％，≦60分で8％との報告あり），分枝動脈再建不良，腹部動脈を含む遠位側の動脈瘤手術の既往，重度の末梢血管病変，貧血がある。これらの因子を含む症例での脊髄電気生理学的モニターの重要性は増す。

TAA・TAAA手術で使用される脊髄電気生理学的モニター

脊髄電気生理学的モニターのTAA・TAAA手術への応用

脊髄電気生理学的モニターを記録部位で分類すると，頭皮上で記録する体性感覚誘発電位（somatosensory evoked potential：SEP），脊髄近傍で記録する脊髄誘発電位，骨格筋で記録する誘発筋電図（myogenic motor evoked potential：以下原則としてMEPと略す）に分類される。この中で脊髄誘発電位はさらに刺激部位により経頭蓋刺激，脊髄刺激，末梢神経刺激の3種類がある。TAA・TAAA手術中の脊

髄電気生理学的モニターは1980年代からSEPが用いられた[12]。MEPの臨床応用が進んだのは，経頭蓋電気刺激にtrain刺激が導入され全身麻酔下でも下肢筋群でのモニターが可能となった1990年代後半である[13)14)]。一般に硬膜外電極挿入が必要な脊髄誘発電位は抗凝固療法が必要なTAA・TAAA手術では頻用されない。

短潜時SEP

■特徴

　SEPは感覚神経から脊髄後索，延髄楔状束，内側毛帯，後外側腹側核，内包を経て大脳の体性感覚野，中心後回に至る深部覚の体性感覚路を評価している。したがって，脊髄のみならず脳や末梢神経の影響を受ける。SEPは潜時により短潜時SEP（short latency SEP：SSEP，≦潜時50 msec），中潜時SEP（潜時50〜100 msec），長潜時SEP（潜時＞100 msec）に分類される。脊髄障害検出に有効なのはSSEPで，主として伝導速度の速い触・圧覚の伝導路（末梢神経はAβ線維）が皮質感覚野に到達するまでの脳幹部で誘発された遠隔電場電位（far-field potential）を含み麻酔薬の影響を受けにくい。しかし，脳波に比べて電位が小さく（脳波は50μV，SEPは1〜2μV），ノイズに弱く，記録には加算平均を行う。

■刺激方法

　単相性矩形波を用い末梢側を（＋）とし，刺激幅は200〜500μsec，頻度は4〜7Hzとする。アース電極は刺激電極より中枢側につける。膝窩部で総腓骨神経を刺激する方法と足関節部で後脛骨神経を刺激する方法がある。後脛骨神経刺激の場合，総腓骨神経の電位を同時に記録すると下肢末梢神経の虚血や技術的な問題を除外できる。また，正中神経刺激により上肢から頸椎を介する電位を同時に記録すると脊髄障害と麻酔薬の影響との鑑別が評価可能である。SSEPは体性感覚の機能評価であり後脊髄動脈側の評価のみを行っている。これが正常であっても術後運動障害は起こりうる。

■記録電極

　導出電極（−）は下肢感覚野に相当する頭頂と外耳孔を結ぶ線上で頭頂から2cm外側，2cm後方の点（脳波国際10-20法C3，C4の後方C3'，C4'），またはCzより後方2cm（CPz）を用いることもある。基準電極（＋）は導出電極と同側の耳朶，または両側耳朶連結あるいは頭部外電極が用いられる。

■記録条件と記録波形

　加算回数は1,000〜4,000回，分析時間は40〜100 msec，記録用フィルタ帯域は1〜20Hz以下と1,000〜3,000 Hz以上を用いる。後脛骨神経を足の関節で刺激すると頭皮上からAβ線維がシナプスを形成する前に頸髄後索を上行する際に発生する電位P31を記録できる。この波形は麻酔薬の影響を受けにくい[15)]（図2）。

■合併症

　刺激電流が少なく覚醒下でも施行可能で大きな合併症はない。

MEP

■ 特徴

　運動機能をつかさどる錐体路は，大脳運動野(中心前回)，内包，中脳大脳脚，延髄錐体交差，脊髄側索または前索，脊髄前角細胞，筋肉へと至る経路である。この経路のいずれかで障害が発生した場合に麻痺が発生する。

　歴史的には1954年にサルの運動野の電気的刺激から頸部の脊髄(spinal MEP)においてシナプスを介さない大脳皮質下の錐体ニューロンの軸索が直接刺激されて起こる direct(D)-wave と，大脳皮質内の錐体ニューロンにシナプス結合している介在ニューロンが刺激されて起こる1〜5個からなる電位 indirect(I)-wave が検出されたのが始まりである[16]。1980年には覚醒下のヒトで高電圧経頭蓋電気刺激によるMEPが記録されている[17]。

　TAA・TAAA手術では通常骨格筋で複合筋活動電位(compound muscle action potential：CMAP)を記録する MEP が主流である。CMAPは1つの筋に存在する200から300個の運動単位(1つの前角細胞に支配される筋線維)がそれぞれ枝分かれし，数万本もの筋線維がほぼ同時に興奮する複合電位を拾っている。電位が大きいため加算を必要としないが，前角細胞の興奮性の変動により振幅のばらつきが大きい。また，きわめて麻酔薬の影響を受けやすいため，麻酔後にモニターを開始するTAA・TAAA手術ではベースラインをどの時点とするかも重要となる。

■ 刺激方法

　磁気刺激と電気刺激(経頭蓋，脳表直接刺激)がある。磁気刺激は疼痛を伴わないため覚醒下に低侵襲に行えるが，装置が複雑で介在神経を介する間接刺激が主体となるため麻酔薬の影響が強い。このため，TAA・TAAA手術の術中モニターには経頭蓋電気刺激が用いられる。MEPはC3-C4あるいは頭頂部から5 cm外側，2 cm前方に2か所電極を装着し[18]，500〜600V 4−6連トレイン刺激(500 Hz，あるいは刺激間時間2〜4 msec)を，パルス幅0.05〜0.5 msecで行い，分析時間50〜200 msecで四肢の筋肉から導出する。刺激電極は皿電極(非侵襲)か固定性のよいスクリュー電極(侵襲的)いずれも使用可能であるが，大口皿電極(15 mm)を用いるとより広範囲に刺激が可能である。トレイン刺激を行う理由は，全身麻酔薬では興奮性シナプス後電位(excitatory post-synaptic potential：EPSP)が抑制されるため単発刺激では誘発電位が記録できないからである。EPSPの持続時間(7〜10 msec)より短い時間で連続刺激を与えるとEPSPは増強され，麻酔薬による抑制を上回るようになる。この方法は1993年に最初に開頭手術で試みられ[19]，その後，経頭蓋刺激で脳外科およびTAA・TAAA手術で行われた[13) 20)]。刺激強度はTAA・TAAA手術の場合は上肢下肢両方からの電位が描出できる強度の20％増しのsupra-threshold で行う。monophasic 刺激ではアノード(電流が流れ出す)側の電位が大きくなることがあるので(図3)，biphasic 刺激が好ましい。

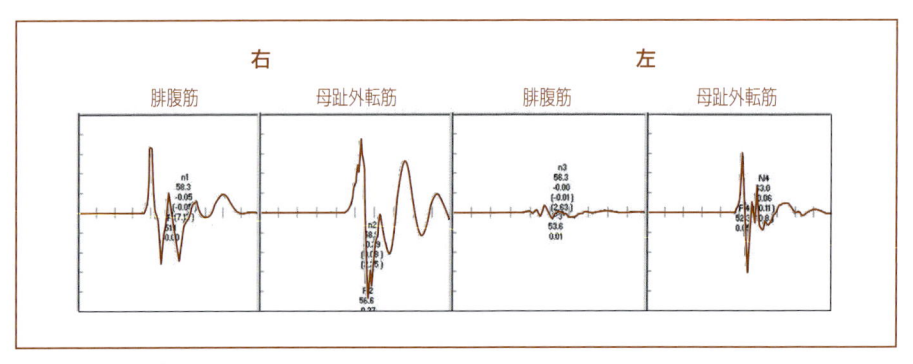

III 各種手術での脳波モニタリング

図3　MEPと振幅
　アノード側を左とした場合の下肢の両側母趾外転筋と腓腹筋のMEP波形。アノード側で刺激される右下肢の振幅が大きくかつ母趾外転筋が腓腹筋より振幅が大きい。

■記録電極

　下肢の腓腹筋（ヒラメ筋），前脛骨筋，母趾外転筋などから記録する。当施設での検討では母趾外転筋が腓腹筋より振幅が大きい[21]（**図3**）。記録電極は針電極（侵襲的だが抵抗値に留意する必要なし）やディスポーザルの表面電極（非侵襲的だが記録部の接触インピーダンスを下げる必要あり）が使用される。記録電極の装着はbelly-tendon法を用いる〔（−）belly（筋腹），（＋）tendon（腱）〕。TAA・TAAA手術では麻酔薬の影響と脊髄虚血を鑑別するため，上肢の母指球筋，短母指外転筋などからも記録する。

■記録条件と記録波形

　記録用フィルタ帯域は10〜100 Hz以下と1,000〜3,000 Hz以上とし，単発刺激により30〜50 μV以上の振幅が得られる。下肢での記録の場合，潜時は25〜30 msec程度となる。CMAPは多層性の波形が多く，刺激ごとによる変化も大きい。peak to bottom の振幅が重要である。

■合併症

　脳損傷，痙攣発作，認知情動障害，術中覚醒，体動に伴う傷害，咬症による舌と口唇の損傷，不整脈，頭皮熱傷，頭痛，ホルモンバランス異常などが考えられるが，咬筋収縮による舌損傷（発生0.14％，舌が突出しやすい整形外科腹臥位手術で多い）以外の合併症はまれである[22]。

TAA・TAAA手術では患者のQOLに強く影響する運動路が含まれる前脊髄動脈灌流領域が虚血になりやすい。したがって，経頭蓋刺激のMEPが主流で重要である。麻酔薬の影響を最小限にするため500〜600V 4-6連のトレイン刺激を頭蓋外より加え，下肢の腓腹筋（ヒラメ筋），前脛骨筋，母趾外転筋などから記録する。麻酔薬の影響を評価するため上肢でも同様に評価を行うのがよい。

脊髄電気生理学的モニターと麻酔薬（表1）[2] [3]

　ほとんどの麻酔薬はシナプスへ作用するため，誘発電位の振幅を低下させ，潜時を延長させる。シナプスをより多く介するMEPは麻酔薬の影響を受けやすい。SSEPはMEPよりは影響を受けにくい。表1に麻酔薬のMEPへの影響を示す。

表1　麻酔薬のMEPへの影響

麻酔薬	MEP振幅
吸入麻酔薬	
イソフルラン	↓↓
セボフルラン	↓↓
亜酸化窒素	↓
静脈麻酔薬	
バルビツレート	↓↓
ベンゾジアゼピン	↓↓
プロポフォール	↓
ケタミン	→↑
フェンタニル	→または↓
レミフェンタニル	→
デクスメデトミジン	↓
筋弛緩薬	↓↓↓

吸入麻酔薬

MEPへの影響が大きい。その作用部位は多数あるが，脊髄前角細胞の抑制作用が強い[24]。

静脈麻酔薬

バルビツレート系やベンゾジアゼピン系薬剤のMEPへの影響は強い。このうちベンゾジアゼピンのMEP抑制効果は拮抗薬フルマゼニルである程度回復するため，GABA受容体が影響している可能性があるが，前角細胞を含めた2次ニューロンに対する作用はないと考えられている[25]。プロポフォールは比較的影響が少ないが，蓄積すると影響を与える（後述）。NMDA受容体拮抗薬ケタミンはMEPへ与える影響が少ないか，むしろMEPの振幅を増強することが報告されている[26]。デクスメデトミジンはプロポフォールに加えるとMEPを濃度依存に抑制する[27]。

麻薬

MEPへの影響はあまりないが，サルでの実験ではレミフェンタニルに比べフェンタニルのほうがMEP抑制効果が強い[28]。

筋弛緩薬

神経筋接合部に作用するためMEPに影響する。投与を避けるのがよいが，TAA・TAAA手術中の急激な体動やバッキングは非常に危険である。この場合，筋弛緩薬モニター下にその効果を一定に保てばMEP描出は可能である。すなわち短収縮反応の振幅を麻酔導入前の10〜20％に保つ，train-of-four ratio（TOF比）≧30％またはTOFカウント2〜3を維持する[29]。

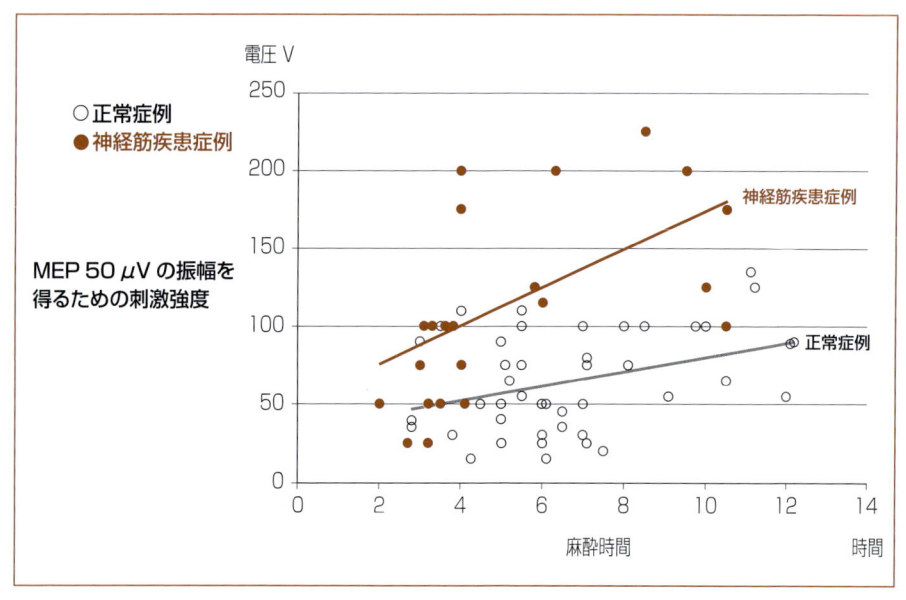

III 各種手術での脳波モニタリング

図4 anesthetic fade 現象

筋弛緩薬未使用下に吸入麻酔薬やプロポフォールの投与速度を一定にしてもMEPの一定振幅（50 μV）を得るための刺激強度が時間とともに強くなり、その程度は神経筋疾患患者で著しい。

(Lyon R, Feiner J, Lieberman JA. Progressive suppression of motor evoked potentials during general anesthesia: the phenomenon of "anesthetic fade". J Neurosurg Anesthesiol 2005; 17: 13-9 より改変引用)

COLUMN

麻酔薬がMEPを抑制する機序のうち難解なのはベンゾジアゼピンとケタミンである。錐体路の伝導にはGABA受容体の関与は少ないにもかかわらず、ベンゾジアゼピンはMEPを抑制する。またケタミンはMEP増強効果の臨床報告がある（磁気刺激によるspinal MEPのN波の増高）[26]。いずれもその機序は明確になっていない。

TAA・TAAA 手術での麻酔薬

上記より筋弛緩薬の使用を制限しプロポフォールとレミフェンタニルの併用麻酔が頻用される。注意点として筋弛緩薬未使用下に吸入麻酔薬やプロポフォールの投与速度を一定にしてもMEPの一定振幅を得るための刺激強度が時間とともに強くなり（anesthetic fadeと呼ばれ、機序は不明）その程度は神経筋疾患患者で著しい[30]（図4）。

人工心肺や手術の脊髄電気生理学的モニターへの影響

TAA・TAAA 手術と人工心肺

TAA・TAAA手術では遮断大動脈以下の脊髄血流を含めた臓器血保護を行うため、部分体外循環（大腿動静脈送脱血によるF-Fバイパスが多い）を用い遮断動脈以下の血流を維持する方法と、人工心肺を行い超低体温を誘導し超低体温循環停止下に手術を行う方法がとられる。前者は麻酔薬の蓄積が、後者は麻酔薬の蓄積に加え低体温がMEPに影響を与える。

F-F バイパスによる影響

■麻酔薬の蓄積

　Kakinohana ら[31)]はプロポフォールを用いた全静脈麻酔下の TAA 手術において，F-F バイパスを施行後，大動脈遮断により bispectral index (BIS) 値の急激な低下と大動脈遮断中枢側のプロポフォール血中濃度の急激な上昇を報告している。F-F バイパスは主に下大静脈の血流を脱血するため，上肢から投与されたプロポフォールは多くは上半身のみで循環され肝臓での代謝が制限されるためプロポフォールが蓄積し，MEP の振幅は低下すると考えられている。このような場合は，F-F バイパス開始とともに筋弛緩薬投与を中止し，BIS でプロポフォールの蓄積を検出した場合は，MEP への影響が少ないケタミンへ麻酔薬の変更を行うことが推奨される。

■下肢の虚血

　F-F バイパスでは送血側の下肢虚血により MEP の描出が片側性に困難になる症例がある。下肢の虚血側の MEP の振幅がもともと大きい場合は虚血による振幅の低下が大きく観察されて術中の評価が困難となる。monophasic 刺激の場合はアノードを下肢虚血側にすると反対側の MEP の振幅は大きく描出されることが多い。

低体温

　低体温は麻酔薬と同様に SEP，MEP の振幅を低下させ潜時を延長させる。振幅については 25 〜 28℃ までは影響が少ないと考えられている[32) 33)]が，それ以下の低体温領域では記録できない場合も多い。ブタのくも膜下に冷水を灌流し脊髄のみを冷却した報告では，MEP 振幅は 30℃ まではいったん増大傾向を示し，その後は減弱し 20℃ で約半分となる。一方，MEP の潜時は冷却に伴い直線的に延長した[34)]。18℃ の超低体温循環停止後は復温しても MEP 振幅が基準値まで回復しにくく，特に下肢は遅いことが報告されている[33)]。このことから超低体温循環停止症例での術中 MEP 評価は非常に困難であり，復温後しばらく経過しないと脊髄障害の検出ができないことになる。

そのほかの因子

　年齢（若年者と高齢者で検出率低下），術前からの脳・脊髄機能障害（脊髄疾患で検出率低下），記録部位（下肢で検出率低下），手術時間（時間経過とともに検出率低下，anesthetic fade 現象も含む），肥満（BMI ≧ 35 で検出率低下）[35) 36)]が MEP 影響因子として挙げられている。また，術中大量出血や低アルブミンによる麻酔薬の蛋白結合率の低下も MEP の振幅を低下させる。

F-F バイパスでは麻酔薬の蓄積による MEP 低下と，送血側の下肢虚血に伴う片側性の MEP 低下に注意する必要がある。循環停止症例でも送血側の MEP 低下は生じるが，低体温の影響が強く 25℃ 以下では描出されない症例がある。また，いったん低体温で MEP が消えると回復に時間を要する。

TAA・TAAA 手術での脊髄電気生理学的モニターと脊髄障害

MEP の優位性

　米国神経学会と米国臨床神経生理学会から"脊髄手術と一部の胸腹部大動脈手術では手術に関連した麻痺を予防するため術中脊髄モニタリングを推奨する"との指針が発表されている[37]。脊髄虚血が生じた場合，誘発電位は振幅が低下するが，その際手術操作との関連が見られることが重要である。モニターのアラームポイント（カットオフ値）に関してはSSEPでは振幅がベースラインの50%を割った場合や，潜時が10%以上延長した場合とする報告が多い。しかし，SSEPは感覚神経のモニターであるため対麻痺の発生検出能力は劣る（偽陰性13%，偽陽性67%）[38]。脊髄虚血が起きた場合，前角細胞は虚血に弱いためMEPの振幅低下は数分以内，回復も分単位と鋭敏であることが多い。MEPの振幅は脊髄虚血時にSSEPの振幅より先に低下することが動物実験や臨床でも示されている[39][40]（図5）。

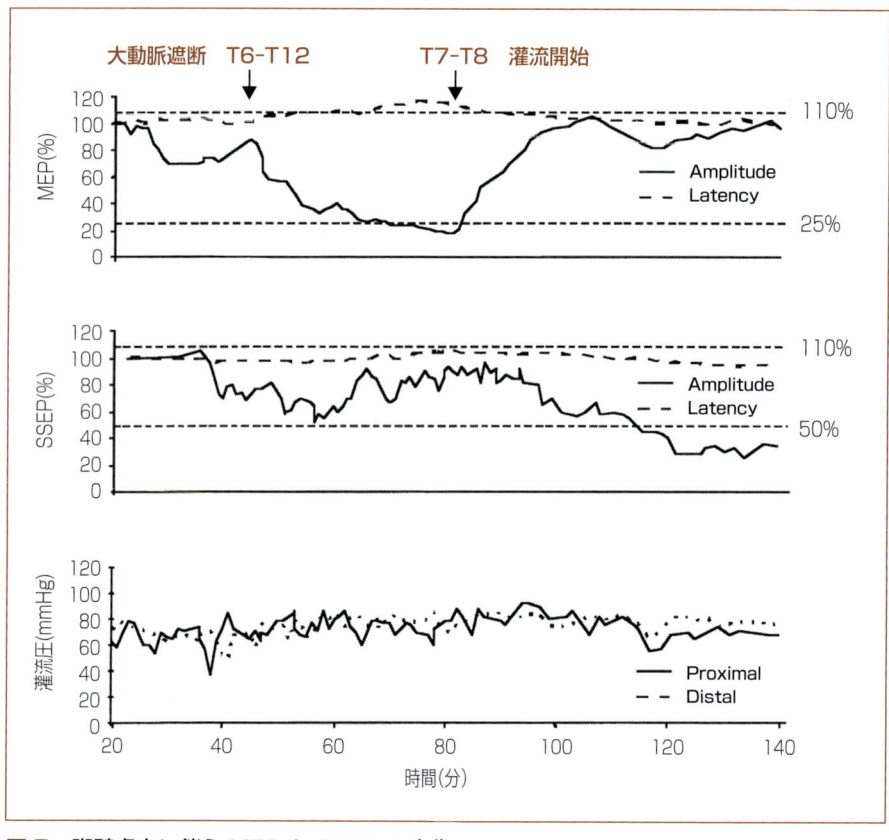

図5　脊髄虚血に伴う MEP と SSEP の変化
脊髄虚血に伴い MEP の変化は速いが SSEP の変化はかなり遅れて起こる。
（Meylaerts SA, Jacobs MJ, van Iterson V, et al. Comparison of transcranial motor evoked potentials and somatosensory evoked potentials during thoracoabdominal aortic aneurysm repair. Ann Surg 1999; 230: 742-9 より改変引用）

MEPと対麻痺の報告（表2）

　TAA・TAAA手術でMEPの有効性を検討した論文は多い。部分体外循環を用いた症例で検討した代表的な論文を表2に年代順に示す（一部の文献に超低体温循環停止下手術症例が含まれる）[14) 41)~46)]。MEPの振幅はある程度ばらつくことが初期の論文で報告された（26％変動）[14)]。その後，この論文をもとにその幅の1～3倍の低下すなわちベースラインの75％から25％をカットオフ値として検討した報告が多い。これらの報告では対麻痺の発生は2.6～17％であるが，MEPの感度と特異度はそれぞれの論文でかなり異なる。このうち比較的高い感度と特異度（100％と98％）でその有効性（偽陰性0％，疑陽性2％）が提示されているものは72症例のTAA・TAAA手術症例でカットオフ値をベースライン値の75％とした報告である[43)]。また，MEPの10％以下あるいは消失をカットオフとした報告でも，TAAA手術112名中MEPが消失した2名で覚醒後に対麻痺を認め，消失はしなかったが10％以下であった2名は術後の低血圧時に遅発性の対麻痺を生じている。この結果をもとに，その後術中MEPが10％以下になった症例は術中MEPを維持するための血圧を指標に術後管理が行われ対麻痺を生じていない[42)]。ベースライン値の25％をカットオフ値とした報告がもっとも多く，その場合，感度は88～100％，特異度は65％程度となっている。

　いずれにしても，人工心肺を用いたTAA・TAAA手術ではMEPの振幅にはさまざまな因子が影響する。MEPの術中変化と術後の対麻痺の変化を検討するには，少なくともベースラインの測定時期，使用する麻酔薬や筋弛緩薬の統一とその蓄積の有無の評価を行い，どの時点のMEP値をカットオフ値として評価するかを明確にしておく必要がある。

　前述したように前角細胞の虚血に対するMEPの変化はきわめて速い。しかし，脊髄虚血が発生したにもかかわらず非常に遅れてMEPが低下してくる現象が臨床

表2　TAA・TAAA手術でMEPの有効性の評価

著者	報告年 （号，頁）	症例 n	脊髄障害 発生例(%)	カットオフ 値(%)	測定点	感度 (%)	特異度 (%)
de Haan J Thorac Cardiovasc Surg [14)]	1997	20	3 (15)	25	吻合終了と 術後も含む	100	65
van Dongen J Vasc Surg [41)]	2001	118	5 (4.2)	50	手術中すべて	16	100
Jacobs J Vasc Surg [42)]	2006 43，239	112	3 (2.6) 5 (4.5) 遅発性含む	0 10	処置終了時	100 100	100 100
Kawanishi Ann Thorac Surg [43)]	2007 83，56	72	8 (11)	75	処置終了時	100	98
Shine Anesthesiology [44)]	2008 108，508	60	10 (17)	25	遮断20分後 遮断解除20分後	88 100	65 39
Keyhani J Vasc Surg [45)]	2009 49，36	233	8 (3.4)	0	手術終了時	62.5	>97
Horiuchi J Anesth [46)]	2011 25，18	44	3 (6.8)	25	術中 手術終了時	100 66.7	65 78

III 各種手術での脳波モニタリング

でも動物実験でも報告されている[39)47)48)]。MEPは，脊髄虚血が腰部脊髄膨大部より上位胸椎に生じても腰部脊髄膨大部の前角細胞に起因する下腿の筋電図を記録している。この場合，虚血は前角細胞ではなく神経線維に起こっており，MEPはただちに変化しない。

MEPを指標とした脊髄虚血への対策

対策へのフローチャート[49)]

MEPのカットオフ値を25%としたときのMEPを指標とした術中の管理を図6に示す[49)]。上肢のMEPが同時に低下した場合は麻酔薬の影響であることが多く，麻酔薬の減量や調節を行う。下肢だけが低下した場合，片側性の場合は送血側の下肢虚血によることが多いが，まれにBrown-Séquard症候群の発生の報告もある[50)51)]。両側であれば脊髄虚血の可能性が高く，まずは上半身下半身ともに灌流圧の上昇を図る。それでも改善しなければ，脳脊髄液ドレナージが挿入されていれば，目標髄液圧を下げたり，いったん遮断解除を行い術式を超低体温循環停止に変更する。手術が進行していれば選択的肋間動脈灌流などや肋間動脈再建を検討する必要がある[50)]。

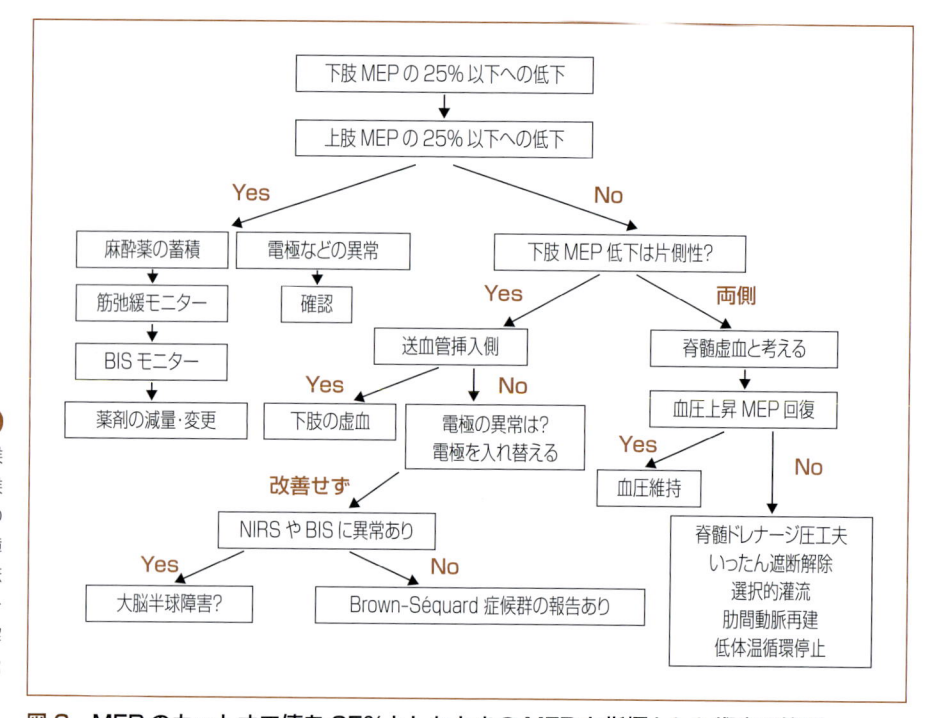

COLUMN

Brown-Séquard症候群，別名脊髄半側切断症候群とは，脊髄のある部位の半側が障害されたときに障害部位以下で起こる運動麻痺や感覚麻痺などの症状をいう。まれではあるが解離性動脈瘤手術やTEVARでの報告が散見され[50)51)]，塞栓や解離に伴う片側性の血流障害がその原因と考えられる。また脳脊髄ドレナージチューブ抜去に伴って脊髄損傷で発症した報告もある[52)]。

図6 MEPのカットオフ値を25%としたときのMEPを指標とした術中の管理

上肢のMEPが同時に低下した場合は麻酔薬の影響を考慮。下肢だけが低下した場合，片側性の場合は大腿の送血側の虚血によることが多い（Brown-Séquard症候群の発生の報告あり）。両側であれば脊髄虚血の可能性が高く術中対応を行う必要がある。

（堀内俊孝，川口昌彦，古家　仁．脊髄保護 大血管手術における脊髄機能モニタリングの意義．Cardiovascular Anesthesia 2009; 13: 75-80 より改変引用）

遅発性の脊髄障害

下肢麻痺は，1/3 が術後に起こる。脊髄の浮腫の進行に伴う脊髄液圧の上昇，再建グラフトの閉塞，術後の低血圧，出血などから遅発性に虚血となるためである。前述したように TEVAR では肋間動脈の血栓化が緩徐に起こるため遅発性になりやすい。麻酔薬から覚醒した場合は MEP の評価を行うことは難しいが，術後 ICU 入室中に出血の継続などから低血圧を生じる病態が起こり，しばらく人工呼吸を必要とする症例などは，術後も MEP のモニターを継続して行うと異常が検出でき，その対策が可能かもしれない。

TAA・TAAA 手術での脊髄電気生理学的モニターの今後：検出率を上げるために

MEP が術中描出されにくい場合，いくつかの方法で改善を試みる方法がある。単純に刺激強度を 1,000 V まで上げ（合併症の報告なし），monophasic 刺激の場合，刺激極性を変えてみる。さらに，posttetanic evoked potential（50 Hz の tetanus 刺激を該当する筋肉に 5 秒間加え，1 秒後に MEP を施行）[53]や, spatial facilitation（500 Hz，0.5 msec，20～60 mA の train of ten pulses で足底弓を刺激し，60 msec 後に MEP を施行）[54]を行う試みがされている。いずれも神経筋接合部の posttetanic potentiation 現象を利用し，麻酔薬の影響下でも MEP の振幅を増強させる効果がある[53]。さらに，double train stimulation（トレイン刺激を 20 msec で繰り返し行う）[55][56]を行うことで，徒手筋力テストが 3 レベル以上の患者での MEP 検出率の上昇が報告されている[55]。これらの方法を応用すれば TAA・TAAA 手術における MEP の検出率の向上と，脊髄虚血危険症例の発見が容易となるかもしれない。

まとめ

TAA・TAAA 手術では脊髄循環の個人差が大きいため術中の脊髄虚血の発生を予測することが難しい。そのためこの手術では脊髄電気生理学的モニターは重要である。モニターのうち MEP は前角細胞の虚血を鋭敏に反映するため有用であるが，麻酔薬や人工心肺の影響を強く受けるため，その評価には注意が必要である。

●参考文献

1) Joshi S, Ornstein E, Young WL. Cerebral and spinal cord blood flow. In: Cottrell JE, Young WL, editors. Cottrel and Young's neuroanesthesia, Chapter 2 edition. Philadelphia: Mosby Elsevier；2010. p.17-59.
2) 山下 理，松本美志也.【脊椎脊髄外科麻酔の諸問題】脊椎脊髄の解剖と生理および脊髄生理に及ぼす麻酔の影響．臨床麻酔 2012; 36: 1285-93.
3) Etz CD, Kari FA, Mueller CS, et al. The collateral network concept: remodeling of the arterial collateral network after experimental segmental artery sacrifice. J Thorac Cardiovasc Surg 2011; 141: 1029-36.
4) Sinha AC, Cheung AT. Spinal cord protection and thoracic aortic surgery. Curr Opin Anaesthesiol 2010; 23: 95-102.
5) Greenberg RK, Lu Q, Roselli EE, et al. Contemporary analysis of descending thoracic and

thoracoabdominal aneurysm repair: a comparison of endovascular and open techniques. Circulation 2008; 118: 808-17.
6) Conrad MF, Crawford RS, Davison JK, et al. Thoracoabdominal aneurysm repair: a 20-year perspective. Ann Thorac Surg 2007; 83: S856-61.
7) Szilagyi DE, Hageman JH, Smith RF, et al. Spinal cord damage in surgery of the abdominal aorta. Surgery 1978; 83: 38-56.
8) Gloviczki P, Cross SA, Stanson AW, et al. Ischemic injury to the spinal cord or lumbosacral plexus after aorto-iliac reconstruction. Am J Surg 1991; 162: 131-6.
9) Maeda T, Yoshitani K, Sato S, et al. Spinal cord ischemia after endovascular aortic repair versus open surgical repair for descending thoracic and thoracoabdominal aortic aneurism. J Anesth 2012; 26: 805-11.
10) 山下　敦，石田和慶，松本美志也．大動脈ステントグラフト内挿術とその麻酔管理．臨床麻酔 2013; 37: 1059-66.
11) Etz CD, Zoli S, Bischoff MS, et al. Measuring the collateral network pressure to minimize paraplegia risk in thoracoabdominal aneurysm resection. J Thorac Cardiovasc Surg 2010; 140: S125-30.
12) Laschinger JC, Cunningham JN, Jr., Baumann FG, et al. Monitoring of somatosensory evoked potentials during surgical procedures on the thoracoabdominal aorta. III. Intraoperative identification of vessels critical to spinal cord blood supply. J Thorac Cardiovasc Surg 1987; 94: 271-4.
13) Kalkman CJ, Ubags LH, Been HD, et al. Improved amplitude of myogenic motor evoked responses after paired transcranial electrical stimulation during sufentanil/nitrous oxide anesthesia. Anesthesiology 1995; 83: 270-6.
14) de Haan P, Kalkman CJ, de Mol BA, et al. Efficacy of transcranial motor-evoked myogenic potentials to detect spinal cord ischemia during operations for thoracoabdominal aneurysms. J Thorac Cardiovasc Surg 1997; 113: 87-101.
15) 齋藤貴徳，今田直紀，小串むつみほか．【脊髄モニタリング】体性感覚誘発電位と経頭蓋電気刺激筋誘発電位を用いた術中脊髄機能モニタリング．臨床脳波 2009; 51: 270-85.
16) Patton HD, Amassian VE. Single and multiple-unit analysis of cortical stage of pyramidal tract activation. J Neurophysiol 1954; 17: 345-63.
17) Merton PA, Morton HB. Stimulation of the cerebral cortex in the intact human subject. Nature 1980; 285: 227.
18) Macdonald DB. Intraoperative motor evoked potential monitoring: overview and update. J Clin Monit Comput 2006; 20: 347-77.
19) Taniguchi M, Cedzich C, Schramm J. Modification of cortical stimulation for motor evoked potentials under general anesthesia: technical description. Neurosurgery 1993; 32: 219-26.
20) Jones SJ, Harrison R, Koh KF, et al. Motor evoked potential monitoring during spinal surgery: responses of distal limb muscles to transcranial cortical stimulation with pulse trains. Electroencephalogr Clin Neurophysiol 1996; 100: 375-83.
21) 山下敦生，石田和慶，松本美志也．周術期神経系モニタリング　コツとピットフォール　胸部下行・胸腹部大動脈瘤人工血管置換術における運動誘発電位の現状と問題点．日臨麻会誌 2014; 34: 868-74.
22) MacDonald DB. Safety of intraoperative transcranial electrical stimulation motor evoked potential monitoring. J Clin Neurophysiol 2002; 19: 416-29.
23) Kawaguchi M, Furuya H. Intraoperative spinal cord monitoring of motor function with myogenic motor evoked potentials: a consideration in anesthesia. J Anesth 2004; 18: 18-28.
24) Zhou HH, Mehta M, Leis AA. Spinal cord motoneuron excitability during isoflurane and nitrous oxide anesthesia. Anesthesiology 1997; 86: 302-7.
25) 大黒倫也．運動誘発電位に対するミダゾラムの影響　運動路における作用部位．新潟医学会雑誌 2007; 121: 635-43.
26) 飛田俊幸．経頭蓋的磁気刺激による脊髄及び筋の運動誘発電位に対する麻酔薬の影響．新潟

医学会雑誌 1994; 108: 367-74.

27) Mahmoud M, Sadhasivam S, Salisbury S, et al. Susceptibility of transcranial electric motor-evoked potentials to varying targeted blood levels of dexmedetomidine during spine surgery. Anesthesiology 2010; 112: 1364-73.

28) Scheufler KM, Zentner J. Total intravenous anesthesia for intraoperative monitoring of the motor pathways: an integral view combining clinical and experimental data. J Neurosurg 2002; 96: 571-9.

29) Sloan TB. Muscle relaxant use during intraoperative neurophysiologic monitoring. J Clin Monit Comput 2013; 27: 35-46.

30) Lyon R, Feiner J, Lieberman JA. Progressive suppression of motor evoked potentials during general anesthesia: the phenomenon of "anesthetic fade". J Neurosurg Anesthesiol 2005; 17: 13-9.

31) Kakinohana M, Nakamura S, Fuchigami T, et al. Influence of the descending thoracic aortic cross clamping on bispectral index value and plasma propofol concentration in humans. Anesthesiology 2006; 104: 939-43.

32) Sakamoto T, Kawaguchi M, Kakimoto M, et al. The effect of hypothermia on myogenic motor-evoked potentials to electrical stimulation with a single pulse and a train of pulses under propofol/ketamine/fentanyl anesthesia in rabbits. Anesth Analg 2003; 96: 1692-7.

33) Shinzawa M, Yoshitani K, Minatoya K, et al. Changes of motor evoked potentials during descending thoracic and thoracoabdominal aortic surgery with deep hypothermic circulatory arrest. J Anesth 2012; 26: 160-7.

34) Meylaerts SA, De Haan P, Kalkman CJ, et al. The influence of regional spinal cord hypothermia on transcranial myogenic motor-evoked potential monitoring and the efficacy of spinal cord ischemia detection. J Thorac Cardiovasc Surg 1999; 118: 1038-45.

35) Chen X, Sterio D, Ming X, et al. Success rate of motor evoked potentials for intraoperative neurophysiologic monitoring: effects of age, lesion location, and preoperative neurologic deficits. J Clin Neurophysiol 2007; 24: 281-5.

36) Kim DH, Zaremski J, Kwon B, et al. Risk factors for false positive transcranial motor evoked potential monitoring alerts during surgical treatment of cervical myelopathy. Spine (Phila Pa 1976) 2007; 32: 3041-6.

37) Nuwer MR, Emerson RG, Galloway G, et al. Evidence-based guideline update: intraoperative spinal monitoring with somatosensory and transcranial electrical motor evoked potentials: report of the Therapeutics and Technology Assessment Subcommittee of the American Academy of Neurology and the American Clinical Neurophysiology Society. Neurology 2012; 78: 585-9.

38) Crawford ES, Mizrahi EM, Hess KR, et al. The impact of distal aortic perfusion and somatosensory evoked potential monitoring on prevention of paraplegia after aortic aneurysm operation. J Thorac Cardiovasc Surg 1988; 95: 357-67.

39) Kakinohana M, Nakamura S, Fuchigami T, et al. Transcranial motor-evoked potentials monitoring can detect spinal cord ischemia more rapidly than spinal cord-evoked potentials monitoring during aortic occlusion in rats. Eur Spine J 2007; 16: 787-93.

40) Meylaerts SA, Jacobs MJ, van Iterson V, et al. Comparison of transcranial motor evoked potentials and somatosensory evoked potentials during thoracoabdominal aortic aneurysm repair. Ann Surg 1999; 230: 742-9.

41) van Dongen EP, Schepens MA, Morshuis WJ, et al. Thoracic and thoracoabdominal aortic aneurysm repair: use of evoked potential monitoring in 118 patients. J Vasc Surg 2001; 34: 1035-40.

42) Jacobs MJ, Mess W, Mochtar B, et al. The value of motor evoked potentials in reducing paraplegia during thoracoabdominal aneurysm repair. J Vasc Surg 2006; 43: 239-46.

43) Kawanishi Y, Munakata H, Matsumori M, et al. Usefulness of transcranial motor evoked potentials during thoracoabdominal aortic surgery. Ann Thorac Surg 2007; 83: 456-61.

44) Shine TS, Harrison BA, De Ruyter ML, et al. Motor and somatosensory evoked potentials: their role in predicting spinal cord ischemia in patients undergoing thoracoabdominal aortic aneurysm repair with regional lumbar epidural cooling. Anesthesiology 2008; 108: 580-7.

45) Keyhani K, Miller CC, 3rd, Estrera AL, et al. Analysis of motor and somatosensory evoked potentials during thoracic and thoracoabdominal aortic aneurysm repair. J Vasc Surg 2009; 49: 36-41.

46) Horiuchi T, Kawaguchi M, Inoue S, et al. Assessment of intraoperative motor evoked potentials for predicting postoperative paraplegia in thoracic and thoracoabdominal aortic aneurysm repair. J Anesth 2011; 25: 18-28.

47) Kakinohana M, Abe M, Miyata Y, et al. Delayed response of transcranial myogenic motor-evoked potential monitoring to spinal cord ischemia during repair surgery for descending thoracic aortic aneurysm. J Anesth 2008; 22: 304-7.

48) Lips J, de Haan P, Bouma GJ, et al. Delayed detection of motor pathway dysfunction after selective reduction of thoracic spinal cord blood flow in pigs. J Thorac Cardiovasc Surg 2002; 123: 531-8.

49) 堀内俊孝, 川口昌彦, 古家 仁. 脊髄保護 大血管手術における脊髄機能モニタリングの意義. Cardiovascular Anesthesia 2009; 13: 75-80.

50) Ozaki N, Wakita N, Inoue K, et al. Brown-Séquard syndrome after thoracic endovascular aortic repair. Interact Cardiovasc Thorac Surg 2010; 10: 148-9.

51) 土田弘毅, 橋本明政, 清野隆吉ほか. DeBakey 3型解離性大動脈瘤に対するグラフト置換術後, 前脊髄動脈症候群, Brown-Séquard症候群を発生した2症例の検討. 日臨麻会誌 1989; 37: 1995-2000.

52) Puchakalaya MR, Tremper KK. Brown-Séquard syndrome following removal of a cerebrospinal fluid drainage catheter after thoracic aortic surgery. Anesth Analg 2005; 101: 322-4.

53) Kakimoto M, Kawaguchi M, Yamamoto Y, et al. Tetanic stimulation of the peripheral nerve before transcranial electrical stimulation can enlarge amplitudes of myogenic motor evoked potentials during general anesthesia with neuromuscular blockade. Anesthesiology 2005; 102: 733-8.

54) Frei FJ, Ryhult SE, Duitmann E, et al. Intraoperative monitoring of motor-evoked potentials in children undergoing spinal surgery. Spine (Phila Pa 1976) 2007; 32: 911-7.

55) 小林 祥, 長谷川智彦, 安田達也ほか. Double-train 経頭蓋電気刺激による術中脊髄機能モニタリング. 脊髄機能診断学 2013; 34: 90-3.

56) Journee HL, Polak HE, De Kleuver M. Conditioning stimulation techniques for enhancement of transcranially elicited evoked motor responses. Neurophysiol Clin 2007; 37: 423-30.

(石田　和慶, 山下　敦生, 若松　弘也)

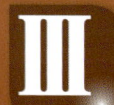

III 各種手術での脳波モニタリング

脊椎・脊髄手術での脊髄電気生理学的モニタリング

はじめに

脊椎・脊髄手術において，神経合併症は避けて通ることはできない。日本整形外科学会・日本脊椎脊髄病学会は過去 3 回脊椎脊髄手術合併症調査を行ってきた。2011 年の調査結果では，神経合併症は 1.4%（425/31,380 症例：脊髄損傷 85 症例：0.3%，神経根損傷 297 症例：0.9%，馬尾損傷 50 症例：0.2%）であった[1)2)]。2001 年の調査結果では，神経合併症 1.7%[3)4)]，1994 年の調査結果では 1.0%（181/18,334 症例：脊髄損傷 48 症例：0.2%，神経根損傷 103 症例：0.6%，馬尾損傷 30 症例：0.2%）であった[5)]。神経合併症とは，脊髄障害，神経根障害，馬尾障害のいずれか 1 つでも来したものとした。医学の進歩に伴い，以前では手術できなかった症例に対しても手術可能となった。そのため，神経合併症は増加していることが予想されたが，手術器具やモニタリングを含めた周辺機器の進歩によるものか最近の 10 年間では神経合併症は減少していた。

最近のモニタリングの報告では，multimodality が推奨され，運動路としては，経頭蓋電気刺激による筋誘発電位（transcranial electric stimulation-motor evoked potentials：TES-MEPs）と経頭蓋電気刺激による脊髄誘発電位（D-wave）と感覚路として末梢神経刺激による頭皮からの体性感覚誘発電位（somatosensory evoked potentials：SSEPs）が行われることが多い。

モニタリングの適用

脊椎・脊髄手術に伴う神経合併症は 1.4% であった。特に腫瘍，後縦靱帯骨化症，頸椎症性脊髄症，脊柱変形では，脊髄モニタリングが必須と考える。脊髄モニタリングは TES-MEPs, D-wave, SSEP の multimodality が推奨される。

2011 年調査結果では，代表的な変性疾患の神経合併症頻度は，靱帯骨化症 3.7%（53/1,434 症例），脊柱変形〔(後彎) 2.8%（15/537 症例），(側彎) 2.1%（31/1,485 症例）〕，頸椎椎間板ヘルニア 1.6%（10/641 症例），腰部脊柱管狭窄症 1.2%（138/11,136 症例），すべり症 1.1%（41/3,758 症例），腰椎椎間板ヘルニア 0.7%（51/7,086 症例）であった[1)2)]。

神経合併症のうちもっとも重度の障害が遺残する脊髄障害 85 症例の疾患内訳は，腫瘍 21 症例（髄内腫瘍 9 症例），後縦靱帯骨化症（ossification of posterior longitudinal ligament：OPLL）20 症例，頸椎症性脊髄症 13 症例，脊柱変形 11 症例（側彎：4 症例，後彎：4 症例，混合：3 症例）であった[1)2)]。疾患で考えると上記の疾患に関し

ては脊髄モニタリングが必須と考える。

　当科では，1990年はじめ頃より頸椎・胸椎疾患に対しては全症例術中脊髄モニタリングを行い2001年からは抜釘を除く全脊椎疾患に対し脊髄モニタリングを行ってきた。神経合併症頻度が低い腰椎椎間板ヘルニアなどでは，必ずしもモニタリングは必要ないかもしれない。しかし，術中神経根周囲の癒着が強く，剥離に難渋する場合どの程度まで剥離を進めるかモニタリング波形が参考となる。

麻酔方法

　MEPは，吸入麻酔薬，バルビツレートなど大部分の麻酔薬により著明に抑制される。もっとも影響の少ないのはケタミンで，フェンタニルも比較的影響は少ない[6)7)]。プロポフォールは吸入麻酔薬に比較すると影響は少ない。そのため，当院ではプロポフォールとレミフェンタニルによる静脈麻酔で手術を行っている。筋弛緩薬は，ロクロニウム0.6 mg/kgで麻酔導入時のみ使用としている。

測定方法

　われわれが実際に行っている脊髄モニタリングについて述べる。

　運動路について，経頭蓋磁気刺激によるMEPs(transcranial magnetic stimulation-motor evoked potentials：TMS-MEPs)と経頭蓋電気刺激(TES)によるMEPs(TES-MEPs)がある。術前に皮質脊髄路障害の程度を把握する目的で中枢運動伝導時間(central motor conduction time：CMCT)を計測するときにTMS-MEPsを記録している。術前TMS-MEPsが判定できないような麻痺が強い症例では，術中にTES-MEPsも記録できないことが多い。これは，術中TES-MEPsが記録できないとき，テクニカルエラーによるものか，重度の麻痺によるものかの判断材料となる。TMS-MEPsの欠点は，記録ごとに潜時はほぼ一定であるが，振幅は変化しやすいため，モニタリングには不向きである点[8)9)]，磁気刺激装置は頭部の一定した位置に固定することが困難であり安定した波形が得られにくい点，てんかんを有する症例やペースメーカ植え込み術を受けた症例，ステント留置された症例には禁忌である点である。利点は，TES-MEPsと異なり疼痛を伴わないため，覚醒時に検査ができる点である。これらのことから術中の運動路モニタリングにはTES-MEPsを使用している。

TES-MEPs

■刺激電極

　針電極もしくはコークスクリュー電極を使用している。針電極はコークスクリュー電極と比較し抜けやすいが，一方，コークスクリュー電極は頭髪が豊富な症例には差し込みにくい。われわれは針電極を主に使用している。術中に針電極が抜けても，針が刺さっていた部位から出血しており同じ部位に再刺入することができ

るため問題にはならない。

■針電極挿入部位

刺激電極位置は，松田の方法に準じて，vertex（Cz）と外耳道を結ぶ線上 5 〜 7 cm 外側（手の運動野），2 cm 前方としている（**図 1**）[10]。

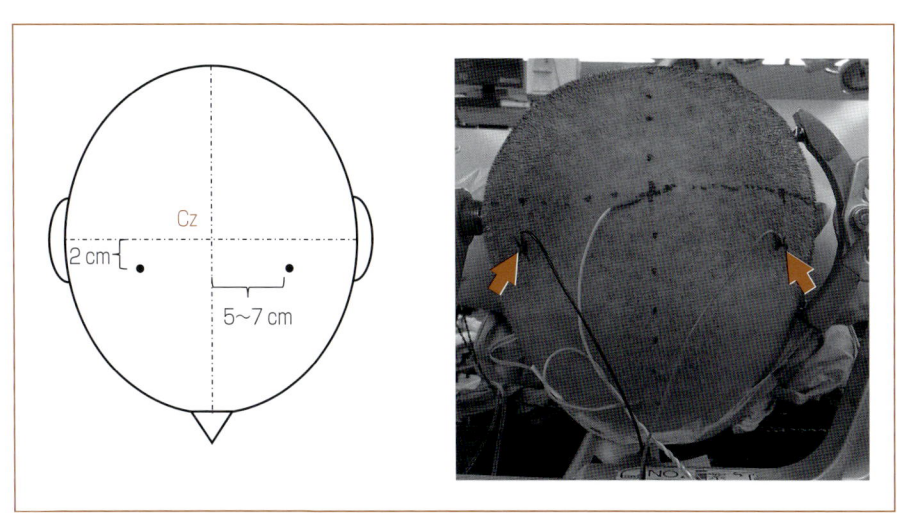

図 1　経頭蓋電気刺激の刺激電極位置
Cz から外側 5 〜 7 cm，前方 2 cm に左右対称に針電極を刺入した。左がシェーマで黒丸が針電極刺入部，右が実際の写真で茶色の矢印が針電極を示す。

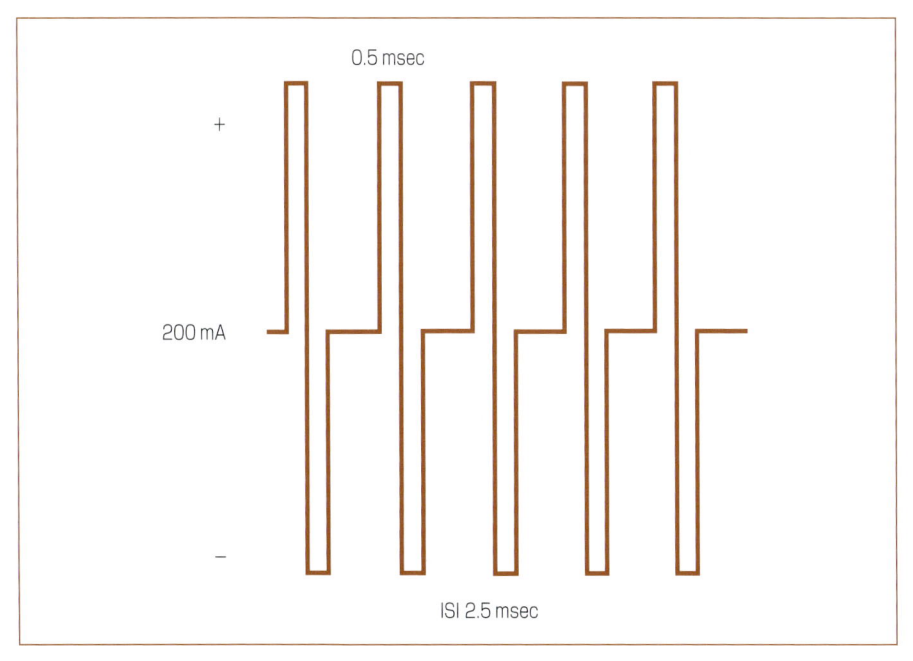

図 2　biphasic 5-pulses train stimulation（5 連発刺激）
刺激間隔 2.5 msec，刺激強度 200 mA，時間 0.5 msec

■刺激条件

　biphasic 5-pulses train stimulation（5連発刺激），刺激間隔2.5 msec（2〜3），刺激強度200 mA，時間0.5 msec（0.2〜0.8），加算回数4〜10回としている[11]（図2）。日本脊椎脊髄病学会脊髄モニタリング委員会が発表している条件と同じにしている。

■train刺激にした理由は，MEPsは麻酔薬によって著明に抑制されてしまうため，全身麻酔下での単発刺激ではMEPsを得ることは困難であった。麻酔薬による抑制効果を克服するため3〜5連のtrain pulseを用いた刺激法が開発され全身麻酔下でのMEPsの記録が可能となった。これは，興奮性シナプス後電位（excitatory postsynaptic potential：EPSP）の持続時間が7〜10 msecであるので，この持続時間より短い時間で次の刺激を与えた場合，麻酔薬によって抑制された電位が蓄積し，発火閾値に到達できるとされる[7]。Kalkmanら[12]は，この刺激間時間は2〜3 msec程度がもっとも効果的であると報告した。

■biphasicにした理由は，monophasicでは，プラス刺激の反対側のMEPsしか記録できないため，次に刺激の極性を変えて刺激することで両側からMEPsを記録することができる。つまり，両側のMEPsを記録するのに2回刺激する必要がある。一方biphasicであれば，極性を変えることなく1回の刺激で両側のMEPsを記録することができる。Ukegawaら[13]は，頸椎部圧迫性脊髄症200症例に対しbiphasic stimulationとmonophasic stimulationによるMEPsについて報告した。MEPsは三角筋，上腕二頭筋，小指外転筋，短母趾屈筋から記録し，biphasic stimulationとmonophasic stimulationによるMEPs出現率と振幅を比較した。biphasic stimulationによるMEPs出現率はmonophasic stimulationと比較し同等かより高かった。biphasic stimulationによるMEPs振幅はmonophasic stimulationと比較し上腕二頭筋のMEPs振幅は有意に高かったが，ほかの3筋はほぼ同等であった。biphasic stimulationによるMEPsは，monophasic stimulationと比較しMEPs計測時間が短縮され同等以上の効果があるため，われわれは，biphasic stimulationを採用している。

■経頭蓋電気刺激は，どこを刺激しているか。Geddesによると，電流が頭皮や頭蓋骨を貫通するそれぞれの抵抗は，それらの中を縦走する場合のほぼ3倍の高い抵抗を示すため，与えた電流の大部分は頭蓋外を流れ，実際には5〜10%しか脳内を通過しないという。刺激電極直下の頭蓋骨外板表面に達する電流は，与えた電流の1/3に減少し，それが内板を通過するときさらに1/3に減少するので，内板直下の電流は与えた電流の1/9にまで減少する。さらに大脳表面に達するまでには硬膜，脳脊髄液などの抵抗が存在する[10) 14]。Macdonaldは，単発刺激により記録されるD-waveでは，刺激強度を上げていくと潜時が短縮し振幅が大きくなることから，脳の深部（内包や脳幹部）が刺激されているとしている[15]〜[17]。そして，頸椎高位ではD-waveは振幅100 μVでpeak latency 2〜3 msecとされている[15]。D-waveは，硬膜外電極や黄色靱帯に刺入した針電極から記録する。われわれは，D-wave記録にはbiphasic 5-pulses train stimulation（5連発刺激），刺激間

隔 2.0 msec，刺激強度 100 mA，時間 0.5 msec としている。

当科でも，腰椎部硬膜内髄外腫瘍の手術中に頭蓋内出血（頭部硬膜外出血）を来した症例を経験した。術中 MEPs では，手術終了時まで波形変化はなかった。TES-MEPs の刺激が強く脳の深部（内包や脳幹部）を刺激していたため，術中に頭部硬膜外出血に気づかなかったと思われる[18]。

■ 記録電極

記録電極は belly-tendon 法に準じ記録陽性電極を腱，記録陰性電極を筋腹中央の皮下としている。記録前に記録電極のインピーダンスが少なくとも 2 kΩ 以下にすることに努める。記録陽性電極の位置は表1に示す。記録電極の数と位置は手術高位，疾患によって変更する必要がある。記録電極は，1）病巣部より中枢の髄節支配筋，2）病巣部の髄節支配筋，3）病巣部より末梢の髄節支配筋に貼付する必要がある。

1）これはコントロール波形となる。つまり，病巣部より中枢が手術操作で障害されることはまずないため，この MEPs が導出されなければ，刺激電極が抜けているかモニタリング機器など刺激側に問題があるかを考える。
2）病巣部の手術をするため，MEPs の波形変化を来しやすいため，中止して観察する必要がある。
3）術中の皮質脊髄路障害の有無を観察する。

頸椎病変では，両側三角筋，上腕二頭筋，小指外転筋（abductor digiti minimi：ADM），母趾外転筋（AH：abductor hallucis）から MEPs を記録することをスタンダードとしている。筋髄節支配について，われわれは，三角筋と上腕二頭筋は C5，C6 髄節支配で三角筋は主に C5 髄節支配，上腕二頭筋は主に C6 髄節支配，上腕三頭筋は C6, 7, 8 髄節支配で主に C7 髄節支配，ADM と短母指屈筋（abductor pollicis brevis：APB）は C8, T1 髄節支配で ADM は主に C8 髄節，APB は T1 髄節支配，AH は S2, 3 髄節支配と考えている。頸椎症性脊髄症では障害責任高位は C3/4 と C4/5 で多いため[19]，髄節障害と索路障害を把握しやすいように上記の筋から MEPs を記録するようにしている。また，頸椎手術では術後 C5 麻痺が問題となることがある。安藤ら[20]は，術中に三角筋から MEPs を記録していたことで C5 麻痺を回避できたことを報告している。術前神経学的所見や画像所見から C5/6 障害が疑われると上腕三頭筋，C6/7 や C7/T1 障害が疑われると APB を追加して記録

TES-MEPs では刺激電極位置は，vertex（Cz）と外耳道を結ぶ線上 5〜7 cm 外側（手の運動野），2 cm 前方としている。刺激条件は biphasic 5-pulses train stimulation（5 連発刺激），刺激間隔 2.5 msec（2〜3），刺激強度 200 mA，時間 0.5 msec（0.2〜0.8），加算回数 4〜10 回としている。記録電極は，頸椎病変では，両側三角筋，上腕二頭筋，ADM，AH を，胸椎・腰椎病変では，両側 ADM，大腿四頭筋，前脛骨筋，AH から記録している。

表1　MEPs 記録筋と記録陽性電極の位置

記録する筋肉	記録陽性電極
三角筋	肩峰
上腕二頭筋	上腕骨外側上顆
上腕三頭筋	肘頭
小指外転筋	小指 MP 関節尺側
短母指外転筋	母指 MP 関節橈側
大腿四頭筋	膝蓋骨上縁
前脛骨筋	脛骨直上もしくは腓骨外果
母趾外転筋	母趾 MP 関節内側

針電極はすべて皮下に刺入する。

する．以前，1)コントロール波形として胸鎖乳突筋からMEPsを記録することを試みたが，刺激のアーチファクトと重なり，きれいなMEPsが記録できなかったため現在では行っていない．

胸椎・腰椎病変では，両側ADM，大腿四頭筋，前脛骨筋，AHからMEPsを記録することをスタンダードとしている．筋髄節支配について，われわれは大腿四頭筋がL3, L4髄節支配で主にL4髄節支配，前脛骨筋がL4, L5髄節支配で主にL5髄節支配と考えている．ADMが病巣部より中枢のコントロール波形となり，残りの筋が2), 3)となる．われわれは，L4髄節はT11椎体中央からT11/12椎間板高位に存在すると報告してきた[21]．そのため，病巣部がT10椎体，T10/11椎間板高位であれば，L2, 3, 4髄節支配である内転筋群からMEPsを記録するのがよいと考えている．髄内腫瘍などでは，これに肛門括約筋を追加する．

感覚路について，体性感覚誘発電位(somatosensory evoked potential：SEP)は四肢末梢感覚神経を電気刺激し神経伝達経路に誘発される電位であり，われわれは頭皮上から記録している．伝導路は，後脛骨神経から脊髄後索(薄束)，内側毛帯を経由して視床，大脳皮質に至ると考えられており，臨床的には深部知覚伝導を反映している[22]．SEPは，波形潜時から短潜時体性感覚誘発電位(short-latency SEP：SSEP) 50 msec未満，中潜時体性感覚誘発電位(50〜100 msec)，長潜時体性感覚誘発電位(100 msec以降)に分類される．中潜時体性感覚誘発電位以降の電位は薬物，意識状態などさまざまな因子に影響を受けやすい．一方，SSEPは全身麻酔下であっても比較的安定した電位がとれる．そのため，SSEPのみでモニタリングしている．

SSEP

■刺激電極

両側足関節内側部で後脛骨神経を刺激する．陰極を近位に設置し遠位に陽極を設

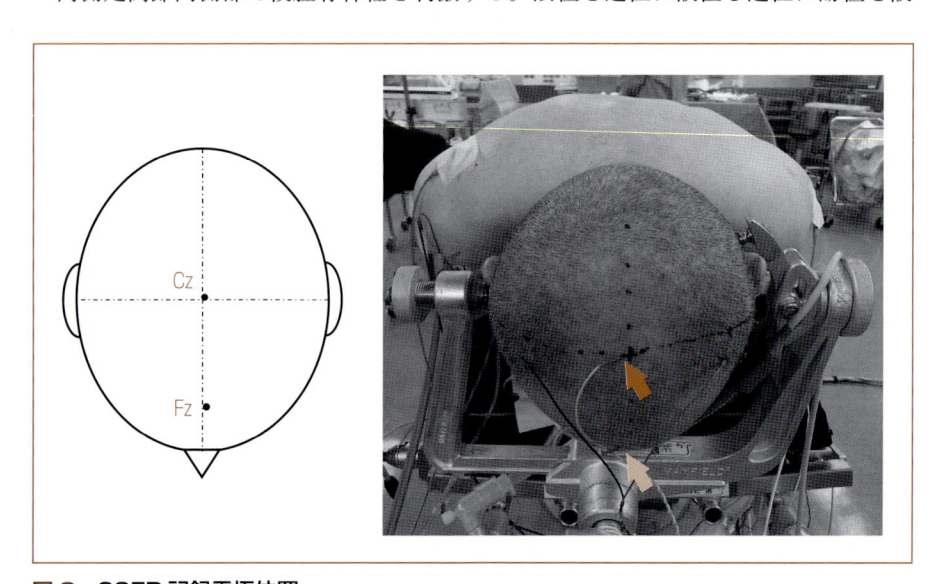

図3　SSEP記録電極位置
濃茶の矢印がCzで記録陰性電極，薄茶色の矢印がFzが記録陽性電極の位置を示す．

置する。

■刺激条件

刺激頻度 4.7 Hz，刺激強度 30 mA，持続時間 0.5 msec で 200 回加算を左右交互に手術開始時から終了時まで行っている。

■記録電極

Cz-Fz で記録している（図3）。後脛骨神経を電気刺激し Cz-Fz より P37 または P40 を記録する。足は Penfield の感覚野の配置ではより大腿中心溝の内側に位置していることと，両側の後脛骨神経を電気刺激し1つの記録電極から記録するため Cz としている。左右それぞれに記録電極を取り付けると非常に煩雑となる。

■ SSEP の利点

髄内腫瘍手術では脊髄後正中溝より進入する。後索障害を判定するには非常に有用と考えている。

■アラームの基準

日本脊椎脊髄病学会脊髄モニタリング委員会が，脊髄モニタリングワーキンググループ関連施設と厚生労働科学研究費補助金脊柱靱帯骨化症に関連する調査研究班関連施設の 16 施設で OPLL，脊髄腫瘍，側彎症 578 症例を対象とした多施設前向き研究を 2010 年 4 月から 2011 年 4 月の期間に行った。TES-MEPs 70％ 以上の振幅低下をアラームポイントとすると感度 90％，特異度 91.7％ であったと報告した[11]。われわれは，手術開始後に筋弛緩薬の効果がなくなった時点もしくは脊髄障害を起こす可能性が高い操作を行う直前に TES-MEPs を記録しコントロール波形としている。脊髄モニタリング委員会の結果から，このコントロール波形が 70％ 低下した時点で，いったん手術操作は中止する。しかし，術前麻痺がなく，コントロール波形の MEPs 振幅が 5 mV であった場合，70％ 低下しても 1.5 mV である，このような症例は術後麻痺を来さない。一方，術前麻痺が強くコントロール波形の MEPs 振幅が 100 μV であった場合，50％ 低下しても術後重篤な麻痺となる可能性がある。また，手術高位によって MEPs を記録する筋をどれにするか，髄節の麻痺と索路の麻痺ではアラームの基準を変える必要があるかなど今後の課題と思われる。

対処法

まず，波形を確認する。刺激のアーチファクトがあるか確認する。これが画面上に確認できれば刺激はうまく伝わっていることとなる。次に，記録電極が抜けていないかを確認する（図3）。この確認作業が第一である。特に頸椎前方除圧固定術では，術中に頸椎を回旋したり，牽引したりするため刺激電極が抜けることがよくあるので注意が必要である。

対象とする手術によって対処法は異なる。脊柱変形，脊椎後縦靱帯骨化症では矯

正後にMEPsが低下した場合，まず，矯正を戻すことでMEPsが回復することがある。そのため，このような疾患に対しては，必ず矯正前にコントロール波形を記録する必要がある。

　髄内腫瘍や硬膜内髄外腫瘍では，根拠はないが15分間休憩する。その間，手術創部を少し温めた生理食塩液で洗浄し，神経の回復を待つ。ステロイドの点滴，抗浮腫剤の点滴などを行うことも1つの方法と思われる。5分ごとにMEPsを記録し振幅が50%程度に回復していれば，続行する。再度，70%以上の低下を来すようであれば，撤退する。髄内腫瘍では，無理せず2期的に行う報告もある[23]。1回目の手術では，脊髄切開し生検と人工硬膜を用いた硬膜形成のみにとどめ，1回目の手術後2～3週後に2回目の手術で腫瘍を摘出する。2回目の手術では腫瘍が脊髄から膨隆し腫瘍と脊髄の境目が分かりやすくなり摘出しやすい方法である。われわれも脊髄切開後にMEPsが低下した症例に対しては，無理せず2期的に行い，大きな麻痺を回避できた症例がある。

症例：61歳，女性

　主訴は，左上下肢運動障害，現病歴は4カ月前より特に誘因なく左上下肢運動障害が出現し，徐々に増悪してきた。MRIにてC2椎体高位に硬膜内髄外腫瘍（髄膜腫）を認め手術を行った（図4）。腫瘍はC2椎体高位であったため，C1後弓切除，C2, C3椎弓形成し腫瘍を摘出した。

　脊髄モニタリング：TES-MEPsは，両側三角筋，上腕二頭筋，ADM，AHより記録，SSEPは両側後脛骨神経刺激しCz-Fzより記録した。D-waveはC4椎弓上縁より硬膜背側に硬膜外電極を挿入し記録した。すべて刺激条件は上記と同じとした（図5）。MEPsは主訴が左上下肢運動障害で分かるように左上下肢でコントロール波形から低下していた。脊髄腹側の腫瘍摘出時に左上下肢MEPsが20%程度低下（80%程度残存）を認めたが，手術は続行した。硬膜縫合後にはMEPsは回復し，

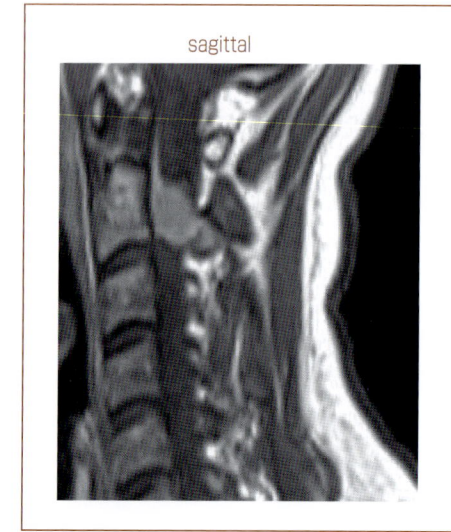

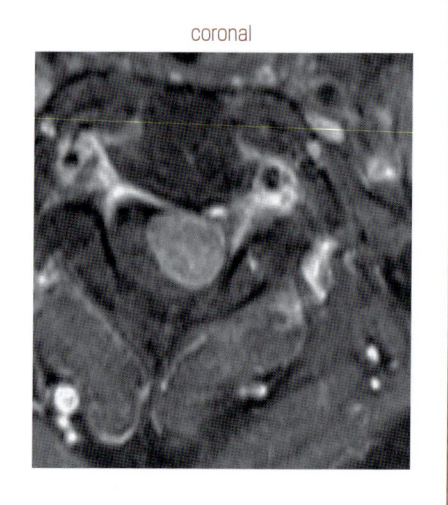

図4　造影MRI
造影MRI sagittal像でC2椎体後方にdural tail signを伴う硬膜内髄外腫瘍を認める。axial像では硬膜内の左側に腫瘍を認め脊髄を圧迫している。造影効果は均一で髄膜腫と診断した。

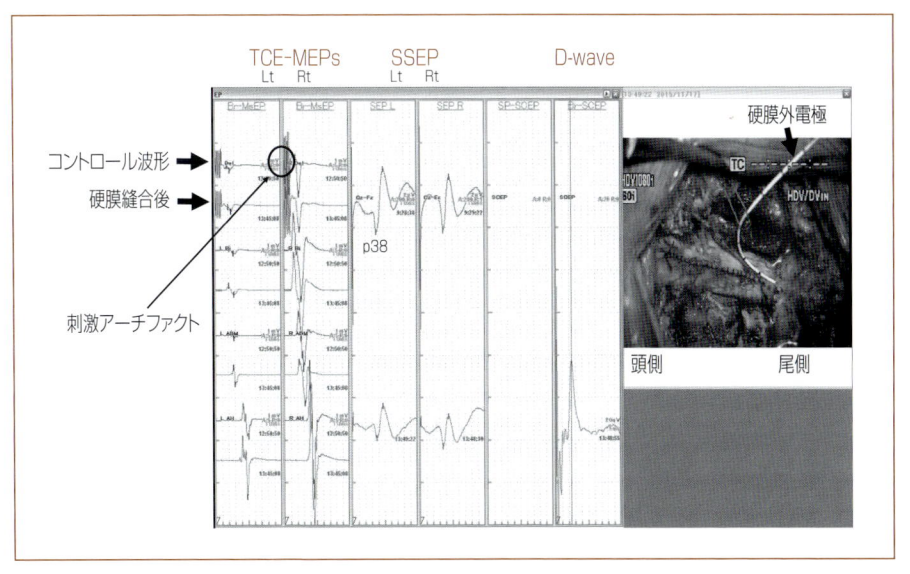

図5　術中脊髄モニタリング波形

　MEPs と SSEP は最上段に硬膜切開直前に記録したコントロール波形，次に硬膜縫合後の波形を示す。波形変化がないことが分かる。コントロール波形，硬膜縫合後の波形ともに刺激のアーチファクトがあることが分かる。TCE-MEPs では左上下肢運動障害があり左 MEPs がすべて右（健側）と比較し振幅が低かった。右端に D-wave を示す。D-wave は C4 椎弓上縁より硬膜外電極を5極挿入し最末梢部の電極から硬膜縫合後に記録した。良好な波形を記録することができた。

術後麻痺は認めなかった。

まとめ

　われわれは，TES-MEPs と SSEP（後脛骨神経刺激で Cz-Fz 記録）を基本のモニタリングとし，脊髄障害を来しやすい疾患に対しては D-wave を追加して記録している。MEPs 記録筋は，頸椎疾患に対しては三角筋，上腕二頭筋，ADM，AH を，胸椎，腰椎疾患に対しては ADM，大腿四頭筋，前脛骨筋，AH をスタンダードとし障害責任高位や疾患によっては記録筋を追加している。アラームポイントは危ない操作をする直前に記録したコントロール波形を基準とし70％以上の振幅低下としている。

●参考文献

1）今城靖明，田口敏彦，米　和徳ほか．日本脊椎脊髄病学会　脊椎脊髄手術調査報告．Journal of Spine Research 2013; 4: 1367-79.
2）Imajo Y, Taguchi T, Yone K, et al. Japanese 2011 nationwide survey on complications from spine surgery. J Orthop Scie 2015; 20: 38-54.
3）種市　洋，野原　裕，植山和正ほか．脊椎手術合併症の実態-日本脊椎脊髄病学会の調査から-日整会誌 2006; 80: 5-16.
4）Nohara Y, Taneichi H, Ueyama K, et al. Nationwide survey on complications of spine surgery in Japan. J Orthop Sci 2004; 9: 424-33.
5）山本博司，小田裕胤，金田清志ほか．日本脊椎外科学会脊椎手術調査報告．日本脊椎外科学会雑誌 1999; 10: 332-9.
6）石井秀明，飛田俊幸，河野達郎ほか．脊髄機能モニタリングと麻酔管理．臨床麻酔 2012; 36:

1294-303.
7) 川口昌彦. 運動誘発電位（MEP）モニタリング時の麻酔. 臨床ワークブック 2005; 9: 22-6.
8) Imajo Y, Kanchiku T, Suzuki H, et al. Effects of differences in age and body height on normal values of central motor conduction time determined by F-waves. J Spinal Cord Med 2015;（in press）
9) Ranvnborg M, Blinkenberg M, Dahl K. Standardization of facilitation of compound muscle action potentials evoked by magnetic stimulation of the cortex. Results in healthy volunteers and in patients with multiple sclerosis Electroenceph. Clin Neurophysiol 1991; 81: 195-201.
10) 松田英雄，中田信昭，安並敏哉ほか. 大脳刺激による遠位神経誘発電位. 神経進歩 1988; 32: 124-37.
11) 小林　祥，松山幸弘，四宮謙一ほか. 術中脊髄モニタリングのアラームポイント. 日本脊椎脊髄病学会モニタリング委員会報告. 臨整外 2012; 47: 823-7.
12) Kalkman CJ, Ubags LH, Been HD, et al. Improved amplitude of myogenic motor evoked responses after paired transcranial electrical stimulation during sufentanil/nitrous oxide anesthesia. Anesthesiology 1995; 83: 270-6.
13) Ukegawa D, Kawabata S, Sakaki K, et al. Efficacy of biphasic transcranial electric stimulation in intraoperative motor evoked potential monitoring for cervical compression myelopathy. Spine 2014; 39: E159-65.
14) Geddes ME. Optimal stimulus duration for extracranial cerebral stimulation. Neurosurgery 1987; 20: 94-9.
15) Macdonald DB. Intraoperative motor evoked potential monitoring: Overview and update. J Clin Monit Comput 2006; 20: 347-77.
16) Deletis V. Intraoperative neurophysiology and methodologies used to monitor the functional integrity of the motor system. In: Deletis V, Shils JL, editors. Neurophysiology in neurosurgery. California: Academic Press; 2002. p.25-51.
17) MacDonald DB, Stigsby B. Use of D waves in intraoperative monitoring. In: Proceedings of the symposium on intraoperative neurophysiology [Ljubjana Institute of Clinical Neurophysiology web site]. Oct 17, 2003; 18-28. Available at: www.kclj.si/ikn/Dejavnosti/FAGA/2003/INVI2003.HTM Accessed Nov 12, 2003.
18) Imajo Y, Kanchiku T, Suzuki H, et al. Intracranial epidural hemorrhage during lunbar spinal surgery. Case Report Spinal Cord Series and Cases 2016;（in press）
19) Tani T, Ushida T, Taniguchi S, et al. Aged related shift in the primary sites of involvement in cervical spondylotic myelopathy from lower to upper levels. J Neurol Neurosurg Psychiatry 2002; 73: 316-8.
20) 安藤宗治，玉置哲也，峠　康ほか. 脊髄モニタリングの諸問題　頸椎椎弓形成術後C5麻痺の術中モニタリング及び麻痺の危険因子の検討. 臨床神経生理学 2012; 40: 205.
21) Fujimoto K, Kanchiku T, Imajo Y, et al. Neurologic findings caused by ossification of ligamentum flavum at the thoracolumbar junction. J Spinal Cord Med;（in press）
22) Hume AL, Cant BR, Shaw NA, et al. Central somatosensory conduction time from 10 to 79 years. Electroencephalogr Clin Neurophysiol 1982; 54: 49-54.
23) Hida K, Iwasaki Y, Seki T, et al. Two-stage operation for resection of spinal cord astrocytomas: technical case report of three cases. Neurology 2006; 58: E373.

〈今城　靖明，寒竹　司，田口　敏彦〉

IV

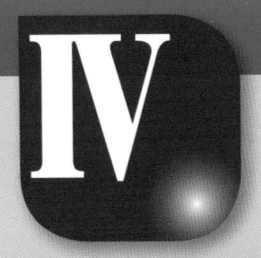

心拍再開後脳障害の神経電気生理学的検査

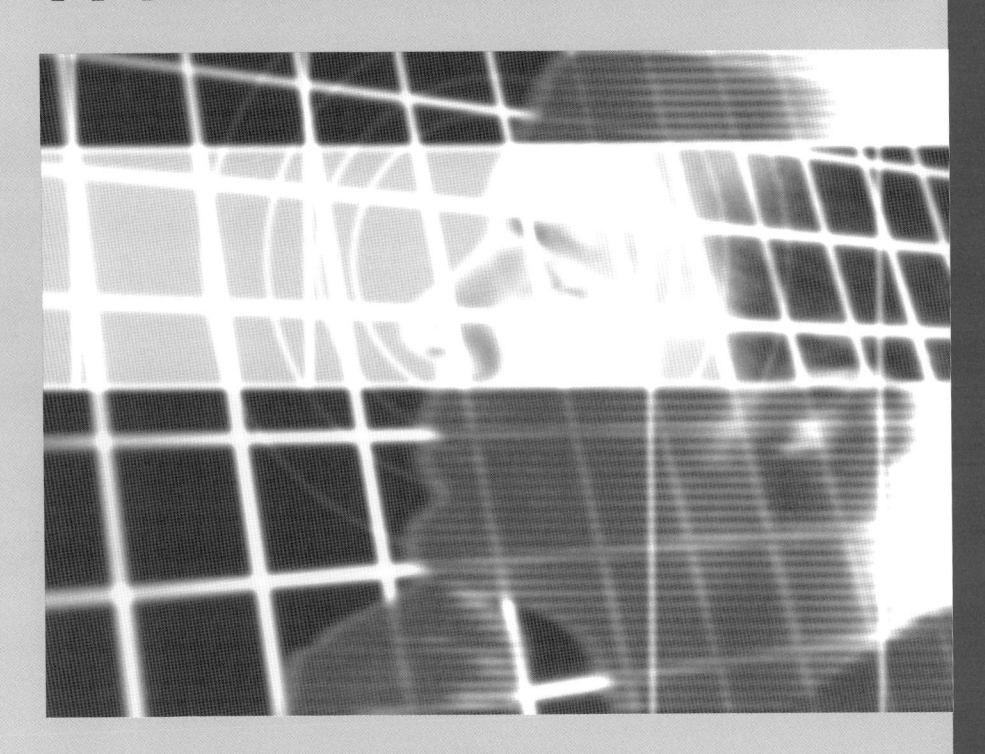

自己心拍再開後の予後評価における
神経電気生理学的検査の有用性

IV. 心拍再開後脳障害の神経電気生理学的検査

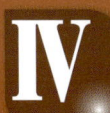

自己心拍再開後の予後評価における神経電気生理学的検査の有用性

はじめに

　国際蘇生連絡協議会（International Liaison Committee on Resuscitation：ILCOR）コンセンサス，およびそれを受けて作成された各地域のガイドライン〔アメリカ心臓協会（American Heart Association：AHA），ヨーロッパ蘇生協会（European Resuscitation Council：ERC），日本蘇生協議会（Japan Resuscitation Council：JRC）など〕においては，神経電気生理学的検査が成人自己心拍再開（return of spontaneous circulation：ROSC）後の神経学的転帰不良の判断指標の一つとして記載されている。本項では予後評価における神経電気生理学的検査の位置づけを踏まえて述べる。

神経学的転帰不良の評価

　cerebral performance category（CPC）を使用し，死亡もしくは植物状態あるいは重度の脳障害（CPC 3～5）を神経学的転帰不良とする。ただし，転帰の判断時期は退院時から1年後までと文献によりかなり異なる。各文献は，検査結果が転帰不良の予測において高い特異度をもつかどうか，つまり偽陽性率（＝100－特異度）が0％に近いかどうかで評価している。偽陽性率が5％未満ならその検査は推奨できる。

神経電気生理学的検査の有用性に影響する因子

時間経過

　心停止後の脳障害は，心停止の原因，心停止時間，救命処置の内容などによりその重症度が決定されると同時に，ROSC自体による脳障害（再循環障害）が加わったものである。さらに，これに対してROSC後の神経集中治療，体温管理療法（targeted temperature management：TTM）が施行されることになる。
　したがって，脳障害は心停止時刻のただ1点で決定されるのではなく，その後の回復過程あるいは逆に障害の悪化が経時的に起こってくる。また，ある程度経過しないと所見が固定しないということも考えられ，したがって，ROSC後のどの時点

IV 心拍再開後脳障害の神経電気生理学的検査

COLUMN
神経集中治療，TTMの適用判断

蘇生ガイドラインでは神経学的転帰不良の判断指標のみが記載されている。今後は，それだけでなく，神経集中治療，TTMの適用判断のための脳障害の評価，脳障害に応じたテーラーメイドの神経集中治療，TTMの施行，という観点が重要である。

で検査を施行するのかが重要である。測定時期が早期すぎると転帰の把握がより難しいというジレンマがある。

TTMの施行の有無

TTMはその施行により昏睡の自然経過を変化させ，中枢神経機能の回復も遅延させうる。さらに，TTM中のシバリングを予防・治療するために，鎮静薬や筋弛緩薬がより大量により長期間使用される。これらの薬物の代謝はTTM中に遷延する可能性がある。したがって，TTMを施行されていない患者では信頼できる予後評価因子であっても，TTM施行患者では同一測定時点ではその信頼性が劣る可能性があり，より時間が経過してから判断したほうがよい。

TTMが施行された患者の予後評価における神経電気生理学的検査

短潜時体性感覚誘発電位（SSEP）

短潜時体性感覚誘発電位（short latency somatosensory evoked potentials：SSEP）は末梢神経（例：上肢正中神経）を皮膚の表面から電気刺激して記録される。伝導路は末梢神経大径有髄線維，脊髄後索，内側毛帯，視床，大脳皮質感覚野と推定されている。SSEPの中でROSC後の脳機能評価に使われている波形はN20波である。N20波は刺激から20 msec後に出てくる陰性（negative：N）の波形で大脳皮質感覚

COLUMN
体温管理療法，低体温療法，常温管理法

TTMは，一定の体温に一定の期間維持することにより神経学的予後の改善を目的とする治療法であり，目標体温は32〜36℃と幅が広い。低体温療法（therapeutic hypothermia：TH）の目標体温は32〜34℃，常温管理法（fever control, induced normothermia）の目標体温は36℃付近である。TTMはTHと常温管理法を包括する概念で，またhypothermic TTMという表現はTHと同義である。いろいろな表現がある理由の一つは，至適な目標体温，目標期間の脳保護効果のエビデンスの質が低いことにある。

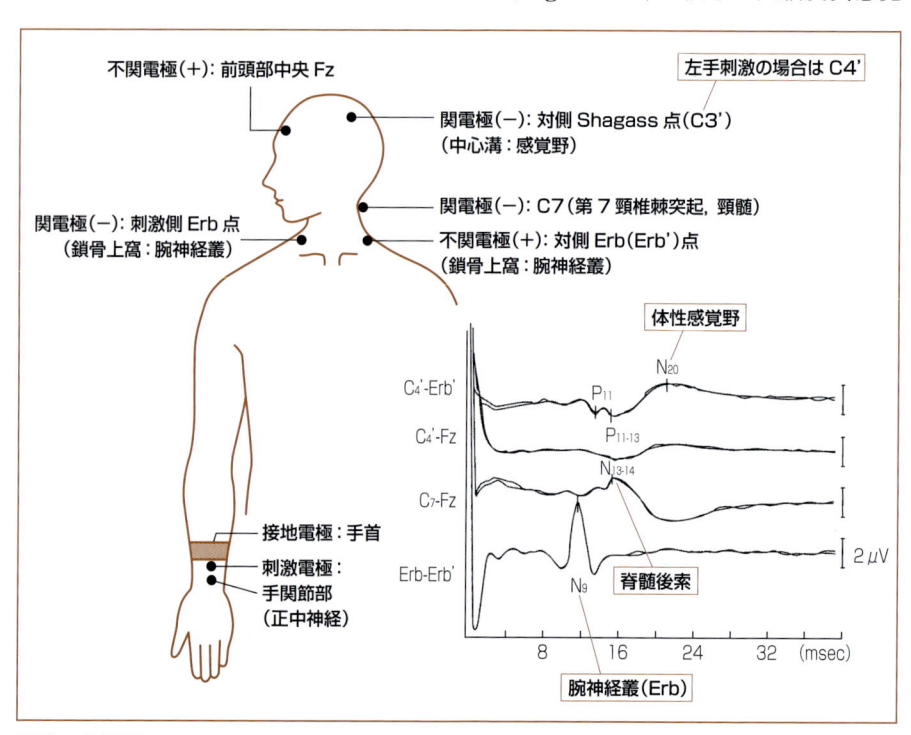

図1 SSEP
測定時の電極配置および典型的な波形とその起源を示す。

野の機能を示す。麻酔薬などの影響を受けにくいことは ROSC 後の脳機能評価に適している(図1)。

■復温後 N20 波の両側消失による転帰不良の評価

SSEP による転帰不良の評価は，退院時[1)〜7)]，30 日後[8)]，90 日後[9)〜13)]，180 日後[14)〜23)]で検討されている。TTM 中においては，両側の N20 波が同定されないことによる転帰不良の評価は，偽陽性率 2 %(95% CI 0 〜 4 %)，感度 28 %(95% CI 22 〜 34 %)と 4 つの文献からまとめられる[8) 14) 17) 22)]。一方，復温後においては，N20 波の両側消失による転帰不良の評価は，偽陽性率 1 %(95% CI 0 〜 3 %)，感度 45 %(95% CI 41 〜 50 %)となっている[3) 6) 9)〜16)]。

これらの文献の SSEP を測定した時期を検討した結果，ROSC から少なくとも 72 時間後に検査された N20 波の両側消失は転帰不良の指標として使用することを推奨できる。

■研究が盲検化されていないことによる pitfall

ただし，これらのほとんどの予後評価の研究における SSEP 評価は盲検化されておらず，また復温後の N20 波の消失は，それ単独かほかの測定を組み合わせて，生命維持治療からの撤退を決定する際の判断基準として用いられている。したがって，これらは自己充足的予言(self-fulfilling prophecy：このようになるのではないかといった予期が，無意識のうちに予期に適合した行動に人を向かわせ，結果として予言された状況を現実に作ってしまうプロセス)となっている危険性がある。今後，自己充足的予言の妥当性を評価するためには盲検化された研究が必要である。

■測定上の注意点：アーチファクト

SSEP は誘発電位であり，脳波の振幅に比べて非常に小さく信号平均換算法で記録されているので測定上アーチファクトが生じやすい。SSEP 記録には，しかるべき技術と経験が必要で，筋由来のアーチファクトや，ICU 環境から，さらに使用薬物からの電気的影響を避けるために最大限の注意を払うべきである。SSEP の測定は電気的干渉を受けやすい。TTM 中に両側の N20 波が同定できなかった 3 症例が，復温後に意識が急速に回復して最終的には転帰良好であったとした報告[14)]では，事後解析により，2 人の経験豊かな神経生理学者が盲検化された状態でもとの SSEP 記録を再調査し，SSEP は過度のノイズにより評価不能であったと結論されている。

SSEP 検査は適切な臨床的環境がある場合のみ依頼すべき検査である。

脳波

■総括

脳波は，検査自体も解釈も非常に難しいのでなかなか利用されていない。脳波を基礎とした予測指標の定義は報告により異なることが問題となっている。また burst-suppression，てんかん様活動(epileptiform activity)，脳波上てんかん発作(electrographic seizures)，てんかん重積状態(status epilepticus：SE)の定義も報告により異なる。さらに，背景脳波活動の反応性を評価するための外部(疼痛)刺激の

方法が標準化されていないことも課題である．今後の研究は最近推奨された定義[24]に従って施行したほうがよい．

脳波〔bispectral index（BIS）を含む〕による転帰不良の評価は，退院時[1)～7)]，90日後[9)～13)]，180日後[14)～23)]，1年後[25)]で検討されている．

ROSC 後 72 時間またはそれ以降における外部（疼痛）刺激に対する背景脳波活動の反応性の持続的消失，復温後における持続する burst-suppression，難治性で持続的な SE を転帰不良の指標として使用することができる．

■背景脳波活動（background）の反応性消失

TTM 中での背景脳波活動の反応性消失は，転帰不良判断の評価として，偽陽性率 2 ％（95% CI 1～7 ％），感度 63％（95% CI 54～72％）と報告されている[1)10)11)]．復温後の背景脳波活動の反応性消失は，転帰不良判断の評価として，偽陽性率 0 ％（95% CI 0～3 ％），感度 62％（95% CI 53～70 ％）であった[1)11)15)]．ただし，これら 4 件の予後評価の研究のうち，3 件[10)11)15)]は同一グループの報告である．

■burst-suppression

TTM 導入直後での burst-suppression の存在は，転帰不良判断の評価として，偽陽性率 0 ％（95% CI 0～5 ％），感度 31％（95% CI 19～44％）と報告されている[18)19)]．TTM 中の burst-suppression の存在は，転帰不良判断の評価として，偽陽性率 6 ％（95% CI 1～15％），感度 70％（95% CI 56～82％）であった[11)17)]．復温後の burst-suppression の存在は，転帰不良判断の評価として，偽陽性率 0 ％（95% CI 0～5 ％），感度 18％（95% CI 8～34％）であった[19)]．

■てんかん様活動（epileptiform activity）

TTM 中[7)]，復温後[15)]のてんかん様放電（epileptiform discharge）による転帰不良の評価は，偽陽性率それぞれ 8 ％（95% CI 0～38％），12％（95% CI 3～31％）であった．

TTM 中の背景脳波活動の反応性消失を伴う脳波上てんかん発作（electrographic seizures）[11)]，TTM 中の脳波上てんかん発作[7)]，TTM 中および復温後の脳波上てんかん発作[1)]による転帰不良の評価は，偽陽性率 0 ％（95% CI それぞれ 0～10％，0～22％，0～9 ％）であった．

TTM 中[26)]，および復温後[23)]の SE による転帰不良の評価は，偽陽性率 0 ％（95% CI それぞれ 0～22％，0～13％）であった．しかし別の研究[25)]では，ROSC から 72 時間以内に SE が出現し，かつ転帰良好（1 年後）であった 2 症例が報告されている（偽陽性率 6 ％，95% CI 1～21％）．この 2 症例において，SE は ROSC から 40 時間以上経って（復温後短時間で）最初に記録され，脳波の反応性が見られた[25)]．

burst-suppression background から脳波上てんかん重積状態（electrographic status epilepticus）への進展による絶対的な転帰不良（CPC 4～5）の評価は，偽陽性率 0 ％，95% CI 0～5 ％であった[19)]．一方，この報告では，持続的な背景活動〔continuous background（デルタ／シータ／アルファ波の持続）〕から脳波上てんかん重積状態に進展した場合は意識回復した症例があることが示されている（偽陽性率 4 ％，95% CI 0～12％）[19)]．この結果は，背景活動が continuous か burst-

---

COLUMN

心拍再開後脳障害患者の持続脳波モニタリングにおける脳波

A. 背景活動（background activity）
① 優位律動（dominant rhythm：脳波のすべての背景活動を構成する各種の周波数成分のうち，一番時間的に多く出現している周波数成分）
② 徐波および速波（優位律動以外の背景活動）
③ continuous background
④ burst-suppression background
⑤ flat background

B. 突発波〔背景活動から浮きたつ波：棘波（spike），鋭波（sharp wave），棘徐波複合（spike and wave complex），徐波バースト（slow burst）など〕
① 脳波上てんかん発作（electrographic seizures）
② 脳波上てんかん重積状態（electrographic status epilepticus）

C. アーチファクト
心電図など

suppression かで，転帰が異なる可能性を示唆する。

■平坦・低振幅脳波

心停止から 24 時間後の TTM 中の平坦または低振幅（< 20 μV）脳波による転帰不良の評価は，偽陽性率 0％（95％ CI 0～11％），感度 40％（95％ CI 19～64％）であった[17]。

しかし別の研究で，心停止から中央値が 8 時間後の TTM 途中，あるいは復温直後に平坦脳波（< 10 μV）が存在しても，のちに意識が回復した例があることが示された（それぞれ偽陽性率 46％，95％ CI 32～59％，偽陽性率 5％，95％ CI 1～15％）[19]。

したがって，平坦・低振幅脳波を転帰不良の指標とすることのエビデンスレベルは低い。

■ bispectral index（BIS）

TTM 中のもっとも低い BIS 値 0（平坦または低振幅脳波に相当）による転帰不良の評価は，偽陽性率 0％（95％ CI 0～6％），感度 50％（95％ CI 31～69％）であった[21]。一方，同著者の別の研究で TTM 中の最低の BIS 値 0 による転帰不良の評価は，偽陽性率 10％（95％ CI 3～23％）であった[20]。

したがって，転帰不良の指標として BIS の使用を避けることが推奨されている。

■脳波評価システム

メイヨークリニックによる心停止後の持続脳波モニタリング所見の評価は，軽度，中等度，重度の 3 段階に分けられ，このうち重度とされた所見は，外部刺激に対する反応性の消失，burst-suppression，焦点性または全般性てんかん発作，全般性周期性てんかん様放電（generalized periodic epileptiform discharge：GPED），難治性で持続的なてんかん重積状態（status epilepticus：SE），低振幅（10 μV 未満），アルファ／シータ昏睡である[1]。重度の所見による転帰不良の評価は，TH 中では偽陽性率 6％（95％ CI 1～20％），復温後では偽陽性率 0％（95％ CI 0～9％）であった[1]。

聴性脳幹誘発電位

聴性脳幹誘発電位（brain-stem auditory evoked potentials：BAEP）はクリック音を患者に聴かせて，脳幹の神経活動を頭皮上に置いた電極より記録する。伝導経路は聴神経（蝸牛神経），蝸牛神経核，対側上オリーブ核（橋），外側毛帯（橋），下丘（中脳）であり，それぞれⅠ・Ⅱ・Ⅲ・Ⅳ・Ⅴ波として同定されている（図 2）。ROSC 後の脳幹機能では，最大波形である V 波（潜時 6 msec）の有無が評価しやすい。BAEP は誘発電位であり，脳波の振幅に比べて非常に小さく信号平均換算法で記録されているので測定上アーチファクトが生じやすい。ただ，麻酔薬などの影響を受けにくいことは ROSC 後の脳機能評価に適している。

ROSC 後，脳幹機能（BAEP で評価）は大脳機能（SSEP，EEG で評価）より早期に回復するとされ，呼吸や瞳孔反応が回復し意識の回復は遅れる（あるいは意識

COLUMN
てんかん発作，痙攣，てんかん重積状態

てんかん発作（seizure）は大脳の神経細胞の過剰な突発性発射に由来し，さまざまな身体症状，意識レベルの変化，運動障害，感覚障害を呈する病態である。てんかん発作は痙攣性てんかん発作（convulsive seizure）と非痙攣性てんかん発作（non convulsive seizure）に分類される。痙攣（convulsion）とは大脳運動領野～筋肉に至る経路の異常興奮によって骨格筋に生じる発作的な不随意の筋収縮である。痙攣性てんかん発作（convulsive seizure）は見た目にも痙攣が起こっているので，てんかん発作の存在が分かりやすい。非痙攣性てんかん発作（non convulsive seizure）では見た目に痙攣を伴わないので，診断には持続脳波モニタリング（24 時間以上）が必要である。てんかん重積状態とは"臨床的あるいは電気的にてんかん活動が少なくとも 5 分以上続く場合，あるいはてんかん活動が回復なく反復し 5 分以上続く場合"と定義されている[27]。

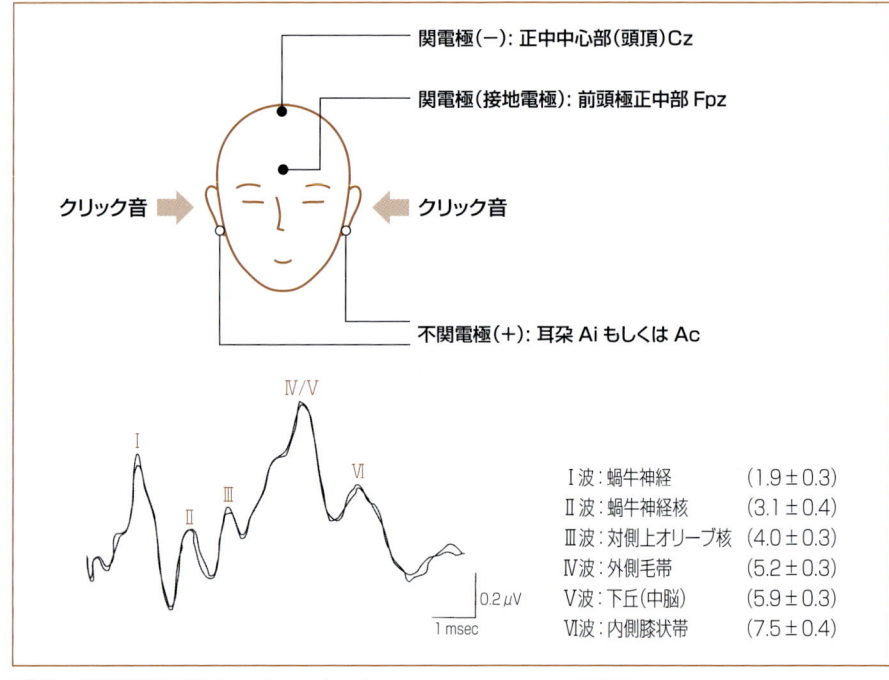

図2 聴性脳幹反応（auditory brainstem response : ABR）
聴性脳幹誘発電位（brain-stem auditory evoked potentials : BAEP）測定時の電極配置および典型的な波形とその起源を示す。
（ ）内は正常潜時（平均±標準偏差，msec）。比較的大きく認められるのがⅠ・Ⅲ・Ⅴ波で，それぞれの潜時が2・4・6 msecである。

は回復しない）ことは経験される。TTM適用に関するBAEPの唯一の報告では，TTM導入中のBAEP Ⅴ波の消失による60日後の転帰不良の評価は，偽陽性率0％（95％ CI 0～31％），感度56％（95％ CI 31～78％）であった[28]。この報告は，ROSC後早期（55～235分）のTTM導入中からⅤ波が同定できない症例は転帰不良であることを示している。したがって，BAEPによりROSC後早期に脳幹機能の障害を示すことは，TTMの適用決定での除外基準に有用である可能性が示唆される。

疼痛関連中潜時皮質誘発電位

疼痛関連中潜時皮質誘発電位（middle-latency cortical evoked potentials : MLCEP）は，疼痛刺激により大脳皮質で見られる中潜時の電位である。予備的研究では，MLCEPの両側性消失による転帰不良の評価は，偽陽性率0％（95％ CI 0～53％）と感度85％（95％ CI 55～98％）との報告がある[13]。

TTMを施行していない患者の予後評価における神経電気生理学的検査

SSEP

予後評価研究のほとんどで，SSEP検討の盲検化の有無は，生命維持治療からの撤退の基準と同様に報告がなかった。本予測因子が自己充足的予言にならないよう評価するため，SSEPの盲検化研究が必要である。

■ N20波の両側消失による転帰不良の評価

SSEPによる転帰不良の評価は，退院時[29) 30)]，30日後[31) 32)]，90日後[33) 34)]，180日後[22) 35)～39)]，1年後[40)～45)]で検討されている。

ROSCから8時間後におけるN20波の両側消失による転帰不良の予測は，偽陽性率0%(95% CI 0～12%)であった。また偽陽性率0%は，ROSC後24時間，48時間，72時間でも(95% CI 0～3%から0～9%)一貫した感度(43～46%)でやはり確認された。心停止から最初の7日間にN20波が欠如していた全患者において，偽陽性は1人のみであった[40)]。

したがって，TTMを施行していない患者では，ROSC後24時間から72時間の間においても両側N20波の消失を，転帰不良の評価に用いることが推奨される。

■ N70波の遅延もしくは欠如による転帰不良の評価

ROSC後24～72時間におけるN70波の遅延もしくは欠如による転帰不良の評価は，偽陽性率が1%(95% CI 0～7%)から58%(95% CI 28～85%)と大きくばらついているとの報告がある[33) 36) 37) 40) 42)]。

脳波

脳波による転帰不良の評価は，退院時[46)～48)]，60日後[49) 50)]，90日後[33) 34)]，180日後[22) 35)～39)]，1年後[40)～45)]で検討されている。

■ burst-suppression

ROSC後48時間以内のburst-suppressionの存在は，転帰不良判断の評価として，偽陽性率5%(95% CI 0～26%)であり，意識が回復する場合がある[33)]。一方，ROSC後72時間でのburst-suppressionの存在は，転帰不良判断の評価として，偽陽性率0%(95% CI 0～11%)であった[40)]。

ROSC後72時間でのburst-suppressionの発現と，ほかの予測因子と組み合わせて神経学的転帰不良の評価に用いてよい。

■ 低振幅脳波

低振幅脳波($20～21\mu V$以下)の存在は，転帰不良判断の評価として，ROSC後48時間以内では偽陽性率0%(95% CI 0～15%)，感度15%(95% CI 7～28%)であった[33)]。また，ROSC後72時間では偽陽性率0%(95% CI 0～11%)，感度

31％（95％ CI 25 ～ 37％）であった[40]。

低振幅脳波は，技術的な要素が脳波の振幅に干渉する可能性があるので予後評価に用いないようにする。低振幅脳波の定義も報告により異なる。

■脳波評価システム

24 時間もしくは 48 時間における脳波評価システムの評価レベル 3 ～ 5 による転帰不良の評価は，偽陽性率 0 ％（24 時間：95％ CI 0 ～ 22％，48 時間：95％ CI 0 ～ 24％）であった[35]。ROSC から 72 時間以内の脳波評価システムの評価レベル 4 ～ 5 による転帰不良の評価は，偽陽性率 0 ％（95％ CI 0 ～ 11％），感度 44％（95％ CI 34 ～ 54％）であった[31,41,47]。

脳波評価システムの定義は報告により異なる。脳波評価システムを予後評価に用いないようにする。

■アルファ昏睡

ROSC 後 72 時間以内あるいは 1 ～ 7 日でのアルファ昏睡の存在と，転帰不良とは必ずしも関連していないと報告されている（陽性予測値 96％，95％ CI 80 ～ 100％；陽性予測値 88％，95％ CI 74 ～ 96％）[35,43,44,46,48,50]。

成人 ROSC 後の転帰不良の判断プロセス

まず，低血圧，低体温，低酸素，換気障害（Pa_{CO_2} 異常），薬物（鎮静薬，鎮痛薬，筋弛緩薬）使用などの転帰不良判断を修飾する因子をすべて含まないことが前提である。そのうえで，Glasgow coma scale 上，痛み刺激を加えても，目を開けない（E 1），発声がない（V 1），まったく動かない（M 1），あるいは除脳硬直（M 2）であることが転帰不良判断の必要条件である。

以上の前提を満たしたうえで，臨床所見，神経電気生理学的検査（脳波，短潜時体性感覚誘発電位など），画像診断（CT，MRI），バイオマーカーなどの検査のうち，もっとも確実に転帰不良を予測できる検査は，ROSC 後 72 時間以降の，対光反射および角膜反射の両側消失，および SSEP の N20 波の両側消失である。ただし，これは TTM を施行した場合である。TTM を施行しなかった場合，SSEP N20 波両側消失は ROSC 後 24 時間以降で転帰不良の判断に使用できる。

最後に，転帰不良は臨床症状，神経電気生理学的検査などを組み合わせて多元的に判断することが必要であり，特に治療制限の決定は単一の予後評価方法のみに頼るべきでないことを強調しておきたい（ILCOR コンセンサス）。

●参考文献

1) Crepeau AZ, Rabinstein AA, Fugate JE, et al. Continuous EEG in therapeutic hypothermia after cardiac arrest: prognostic and clinical value. Neurology 2013; 80: 339-44.
2) Fugate JE, Wijdicks EF, Mandrekar J, et al. Predictors of neurologic outcome in hypothermia after cardiac arrest. Ann Neurol 2010; 68: 907-14.
3) Choi SP, Youn CS, Park KN, et al. Therapeutic hypothermia in adult cardiac arrest because of drowning. Acta Anaesthesiol Scand 2012; 56: 116-23.

4) Rittenberger JC, Popescu A, Brenner RP, et al. Frequency and timing of nonconvulsive status epilepticus in comatose post-cardiac arrest subjects treated with hypothermia. Neurocritical care 2012; 16: 114-22.
5) Leary M, Fried DA, Gaieski DF, et al. Neurologic prognostication and bispectral index monitoring after resuscitation from cardiac arrest. Resuscitation 2010; 81: 1133-7.
6) Leithner C, Ploner CJ, Hasper D, et al. Does hypothermia influence the predictive value of bilateral absent N20 after cardiac arrest? Neurology 2010; 74: 965-9.
7) Mani R, Schmitt SE, Mazer M, et al. The frequency and timing of epileptiform activity on continuous electroencephalogram in comatose post-cardiac arrest syndrome patients treated with therapeutic hypothermia. Resuscitation 2012; 83: 840-7.
8) Bouwes A, Binnekade JM, Zandstra DF, et al. Somatosensory evoked potentials during mild hypothermia after cardiopulmonary resuscitation. Neurology 2009; 73: 1457-61.
9) Bisschops LL, van Alfen N, Bons S, et al. Predictors of poor neurologic outcome in patients after cardiac arrest treated with hypothermia: a retrospective study. Resuscitation 2011; 82: 696-701.
10) Oddo M, Rossetti AO. Early multimodal outcome prediction after cardiac arrest in patients treated with hypothermia. Crit Care Med 2014; 42: 1340-7.
11) Rossetti AO, Carrera E, Oddo M. Early EEG correlates of neuronal injury after brain anoxia. Neurology 2012; 78: 796-802.
12) Samaniego EA, Mlynash M, Caulfield AF, et al. Sedation confounds outcome prediction in cardiac arrest survivors treated with hypothermia. Neurocrit Care 2011; 15: 113-9.
13) Zanatta P, Messerotti BS, Baldanzi F, et al. Pain-related middle-latency somatosensory evoked potentials in the prognosis of post anoxic coma: a preliminary report. Minerva Anestesiol 2012; 78: 749-56.
14) Bouwes A, Binnekade JM, Kuiper MA, et al. Prognosis of coma after therapeutic hypothermia: a prospective cohort study. Ann Neurol 2012; 71: 206-12.
15) Rossetti AO, Oddo M, Logroscino G, et al. Prognostication after cardiac arrest and hypothermia: a prospective study. Ann Neurol 2010; 67: 301-7.
16) Cronberg T, Rundgren M, Westhall E, et al. Neuron-specific enolase correlates with other prognostic markers after cardiac arrest. Neurology 2011; 77: 623-30.
17) Cloostermans MC, van Meulen FB, Eertman CJ, et al. Continuous electroencephalography monitoring for early prediction of neurological outcome in postanoxic patients after cardiac arrest: a prospective cohort study. Crit Care Med 2012; 40: 2867-75.
18) Kawai M, Thapalia U, Verma A. Outcome from therapeutic hypothermia and EEG. J Clin Neurophysiol 2011; 28: 483-8.
19) Rundgren M, Westhall E, Cronberg T, et al. Continuous amplitude-integrated electro-encephalogram predicts outcome in hypothermia-treated cardiac arrest patients. Crit Care Med 2010; 38: 1838-44.
20) Stammet P, Wagner DR, Gilson G, et al. Modeling serum level of s100beta and bispectral index to predict outcome after cardiac arrest. J Am Coll Cardiol 2013; 62: 851-8.
21) Stammet P, Werer C, Mertens L, et al. Bispectral index (BIS) helps predicting bad neurological outcome in comatose survivors after cardiac arrest and induced therapeutic hypothermia. Resuscitation 2009; 80: 437-42.
22) Tiainen M, Kovala TT, Takkunen OS, et al. Somatosensory and brainstem auditory evoked potentials in cardiac arrest patients treated with hypothermia. Crit Care Med 2005; 33: 1736-40.
23) Wennervirta JE, Ermes MJ, Tiainen SM, et al. Hypothermia-treated cardiac arrest patients with good neurological outcome differ early in quantitative variables of EEG suppression and epileptiform activity. Crit Care Med 2009; 37: 2427-35.
24) Hirsch LJ, LaRoche SM, Gaspard N, et al. American Clinical Neurophysiology Society's Standardized Critical Care EEG Terminology: 2012 version. J Clin Neurophysiol 2013; 30: 1-27.

25) Legriel S, Hilly-Ginoux J, Resche-Rigon M, et al. Prognostic value of electrographic postanoxic status epilepticus in comatose cardiac-arrest survivors in the therapeutic hypothermia era. Resuscitation 2013; 84: 343-50.
26) Legriel S, Bruneel F, Sediri H, et al. Early EEG monitoring for detecting postanoxic status epilepticus during therapeutic hypothermia: a pilot study. Neurocritical care 2009; 11: 338-44.
27) Brophy GM, Bell R, Claassen J, et al. Guidelines for the evaluation and management of status epilepticus. Neurocrit Care 2012; 17: 3-23.
28) Sakurai A, Kinoshita K, Moriya T, et al. Reduced effectiveness of hypothermia in patients lacking the wave V in auditory brainstem responses immediately following resuscitation from cardiac arrest. Resuscitation 2006; 70: 52-8.
29) Brunko E, Zegers de Beyl D. Prognostic value of early cortical somatosensory evoked potentials after resuscitation from cardiac arrest. Electroencephalogr Clin Neurophysiol 1987; 66: 15-24.
30) Stelzl T, von Bose MJ, Hogl B, et al. A comparison of the prognostic value of neuron-specific enolase serum levels and somatosensory evoked potentials in 13 reanimated patients. Eur J Emerg Med 1995; 2: 24-7.
31) Rothstein TL. The role of evoked potentials in anoxic-ischemic coma and severe brain trauma. J Clin Neurophysiol 2000; 17: 486-97.
32) Berek K, Lechleitner P, Luef G, et al. Early determination of neurological outcome after prehospital cardiopulmonary resuscitation. Stroke 1995; 26: 543-9.
33) Young GB, Doig G, Ragazzoni A. Anoxic-ischemic encephalopathy: clinical and electrophysiological associations with outcome. Neurocrit Care 2005; 2: 159-64.
34) Zingler VC, Krumm B, Bertsch T, et al. Early prediction of neurological outcome after cardiopulmonary resuscitation: a multimodal approach combining neurobiochemical and electrophysiological investigations may provide high prognostic certainty in patients after cardiac arrest. Eur Neurol 2003; 49: 79-84.
35) Edgren E, Hedstrand U, Nordin M, et al. Prediction of outcome after cardiac arrest. Crit Care Med 1987; 15: 820-5.
36) Gendo A, Kramer L, Hafner M, et al. Time-dependency of sensory evoked potentials in comatose cardiac arrest survivors. Intensive Care Med 2001; 27: 1305-11.
37) Madl C, Kramer L, Domanovits H, et al. Improved outcome prediction in unconscious cardiac arrest survivors with sensory evoked potentials compared with clinical assessment. Crit Care Med 2000; 28: 721-6.
38) Zhang Y, Su YY, Haupt WF, et al. Application of electrophysiologic techniques in poor outcome prediction among patients with severe focal and diffuse ischemic brain injury. J Clin Neurophysiol 2011; 28: 497-503.
39) Zandbergen EG, Koelman JH, de Haan RJ, et al. SSEPs and prognosis in postanoxic coma: only short or also long latency responses? Neurology 2006; 67: 583-6.
40) Zandbergen EG, Hijdra A, Koelman JH, et al. Prediction of poor outcome within the first 3 days of postanoxic coma. Neurology 2006; 66: 62-8.
41) Bassetti C, Bomio F, Mathis J, et al. Early prognosis in coma after cardiac arrest: a prospective clinical, electrophysiological, and biochemical study of 60 patients. J Neurol Neurosurg Psychiatry 1996; 61: 610-5.
42) Bauer E, Funk GC, Gendo A, et al. Electrophysiological assessment of the afferent sensory pathway in cardiac arrest survivors. Eur J Clin Invest 2003; 33: 283-7.
43) Berkhoff M, Donati F, Bassetti C. Postanoxic alpha (theta) coma: a reappraisal of its prognostic significance. Clin Neurophysiol 2000; 111: 297-304.
44) Kaplan PW, Genoud D, Ho TW, et al. Etiology, neurologic correlations, and prognosis in alpha coma. Clin Neurophysiol 1999; 110: 205-13.
45) Nakabayashi M, Kurokawa A, Yamamoto Y. Immediate prediction of recovery of consciousness after cardiac arrest. Intensive Care Med 2001; 27: 1210-4.

46) Chokroverty S. "Alpha-like" rhythms in electroencephalograms in coma after cariac arrest. Neurology 1975; 25: 655-63.
47) Scollo-Lavizzari G, Bassetti C. Prognostic value of EEG in post-anoxic coma after cardiac arrest. Eur Neurol 1987; 26: 161-70.
48) Vignaendra V, Wilkus RJ, Copass MK, et al. Electroencephalographic rhythms of alpha frequency in comatose patients after cardiopulmonary arrest. Neurology 1974; 24: 582-8.
49) Rothstein TL, Thomas EM, Sumi SM. Predicting outcome in hypoxic-ischemic coma. A prospective clinical and electrophysiologic study. Electroencephalogr Clin Neurophysiol 1991; 79: 101-7.
50) Grindal AB, Suter C, Martinez AJ. Alpha-pattern coma: 24 cases with 9 survivors. Ann Neurol 1977; 1: 371-7.

（黒田　泰弘）

索 引

和 文

あ

悪アーチファクト 42
アーチファクト 197
アイソレーションシステム 55
アクティブ電極........................... 51
亜酸化窒素 83, 151
アデノシン 15
アノード 171
アラームポイント 51, 62, 189
アルファ／シータ昏睡............... 199
アルファ昏睡 202
アルファ律動 81

い

閾値上刺激 156, 157
意識障害患者 130
異常筋反応 70
イソフルラン 126, 148
一体型エントロピーセンサー ... 136
インピーダンス 80

う

ウィケット棘波 30
運動誘発電位 48, 158

え

鋭波 35
遠隔電場電位 170
延髄楔状束 170
延髄錐体交差 171
エントロピー 133
　　──関数............................. 137
　　──ケーブル 137
　　──センサー..................... 136
　　──脳波モニター 133
　　──モジュール 135
　　──モニター 86

エンフルラン 148

お

オピオイド 127

か

介在ニューロン 7
開閉眼...............................28, 40
外来ノイズ 130
過換気 88
下丘 118
覚醒下手術 69
角膜 44
過呼吸 40
可聴閾値 119
カットオフ値 177
眼球運動 43
患者体温 61
感度 90％ 189
感度と特異度 177

き

記憶 23
キセノン 83
基線の動揺 45
基礎絶縁 57
基礎波 26
基底樹状突起 8
客観的評価法 106, 112
吸入麻酔薬 173
偽陽性 64
　　──率................................ 195
胸部下行・胸腹部大動脈瘤 167
局在性徐波 44
棘波 35
銀－塩化銀電極 74
筋弛緩モニター 151
銀電極 74
筋電図 43

筋腹－腱法 64

く

クリック音 119
群発・抑制交代........................... 71
群発抑止 104, 106

け

軽睡眠期 34
経頭蓋磁気刺激によるMEPs ... 184
経頭蓋刺激法 156
経頭蓋電気刺激........................ 184
　　──による筋誘発電位......... 183
経頭蓋的磁気刺激....................... 15
ケタミン 83, 173
欠神てんかん 41
結節乳頭核 15
顕在記憶 24

こ

後外側腹側核 170
効果部位 93
後脛骨神経 170
　　──刺激............................ 191
後根動脈 167
後耳介筋 118
後脊髄動脈 167
高体温 87
交代性脳波 32
高電圧電気刺激装置 52
抗てんかん薬 151
広汎性 29
興奮性シナプス後電位.........3, 171
硬膜内髄内腫瘍....................... 155
高齢者 29
高二酸化炭素血症 88
故障率曲線 75
コロジオン固定用皿状電極 66
コントロール波形...............62, 191

さ

最大上刺激 156, 157
左右差 114

し

シールド電極 51
視覚誘発電位 48
軸索 9
自己充足的予言 197
自己心拍再開 195
視床介在ニューロン 10
視床特殊核 8
視床皮質投射線維 8
視床皮質投射ニューロン 6, 10
視床網様核ニューロン 6, 10
システムリファレンス 71
若年性後頭部徐波 29
周期 12
周波数 134
　　——分布に偏り 134
主観的評価法 106, 112
術中覚醒 91
術中皮質体性感覚誘発電位 ... 152
術中皮質脳波モニタリング 147
術中モニタリング 48
小棘波 38
焦点性てんかん発作 199
小脳橋角部腫瘍 67, 70
静脈麻酔薬 126, 173
徐波 35
侵害刺激 140
神経学的予後 130
深睡眠期 34
新生児 27
心的外傷後ストレス障害 93
心拍出量 105
振幅 109

す

錐体細胞 3
錐体路 171
睡眠 124
　　——系 15
　　——時後頭部陽性一過性鋭波
　　　　　　　　　　　　　　.. 38
　　——時脳波 31
　　——賦活 40
　　——紡錘波 32, 81, 104
スガマデクス 156
スクリュー型刺激電極 66
ステントグラフト内挿術 168
スパイク 12
スプライン関数 137

せ

正常亜型波形 37
静睡眠 32
生体反応 128
正中神経刺激 170
　　——MCS 64
　　——SEP 64
静電誘導 45
脊髄後索 170
脊髄障害 167
脊髄前角細胞 171
脊髄側索 171
セパレート型のエントロピー
　センサー 136
セボフルラン 126, 148
　　——吸入 147, 148
前脛骨筋 172
閃光刺激 40
前根動脈 167
センサー 111
潜在記憶 24
前索 171

全身麻酔中の偶発的覚醒 91
前脊髄動脈 167
尖端樹状突起 8
前頭部間欠律動性デルタ波 71
全般性てんかん発作 199

そ

側頭部徐波 29
速波 12, 39

た

帯域除去フィルタ 121
体温管理療法 195
耐久寿命 75
体性感覚野 170
体性感覚誘発電位
　　　　　　　 ..... 48, 169, 183, 188
大前根動脈 167
体動 128
大脳運動野 171
大脳基底核 8
第一次聴覚野 118
ダブルブーケ細胞 9
短潜時 SEP 170
短潜時体性感覚誘発電位 188
単発火モード 10

ち

遅発性対麻痺発症 168
中心後回 170
中心前回 171
中枢運動伝導時間 184
中枢神経障害 114
中枢抑制 104
中脳大脳脚 171
聴神経腫瘍 67, 70
聴性脳幹反応 48, 117
聴性脳幹誘発電位 199
聴性誘発電位 116

超低体温循環停止下に
　手術を行う方法 174
鎮静深度 103
鎮静度 133

つ

対麻痺 167

て

低アルブミン 175
低振幅（10μV未満）................. 199
低振幅脳波 201
ディスポーザブル電極 51
低体温 87, 175
デクスメデトミジン ... 85, 112, 173
デシベル 119
デスフルラン 151
てんかん 5
　——性脳波異常 36
　——性放電 36
てんかん様活動 197, 198
　——様放電 199
電極インピーダンス 58
電磁的両立性 76
電磁誘導 45

と

頭蓋頂鋭波 32
同期性 15
動睡眠 32
同相信号除去比 120
等電位接地 56
トーンバースト 119
特異系 10
特異度91.7% 189
トレイン刺激 171

な

内側毛帯 170

内包 170, 171
難治性で持続的な
　てんかん重積状態 199
軟膜下皮質多切術 152

に

日本てんかん協会 147
乳児 27
ニュートラル電極 54, 59, 71
入眠期 34
入眠時過同期性θ律動 32

ね

眠気 43

の

ノイズ除去の対策 161
ノイズ対策 162
脳幹機能評価 117
脳幹死 117
脳虚血 105
脳血流 105
　——低下 105
脳梗塞 89, 114
脳死 114
脳障害 195
脳性麻痺 89
脳電気的無活動 71
脳波 5, 26, 48
　——上てんかん重積状態 198
　——上てんかん発作 197
　——評価システム 202
脳表直接刺激法 156
ノンレム睡眠 34

は

バーストサプレッション比 135
バーストモード 10
ハイカットフィルタ 121

背景活動脳波 26
背景脳波活動の反応性消失 198
バイスペクトラル解析 103
バイラテラルセンサー 114
バスケット細胞 9
バスタブ・カーブ 75
発光ダイオード 162
バルビツール療法 106
バルビツレート 173
ハロタン 126
パワースペクトラム 137
　——解析 103

ひ

光痙攣反応 42
光刺激 41
光突発波反応 42
皮質カラム 8
皮質視床投射線維 8
皮質連合野 118
非常電源 58
非侵襲性 111, 112
ヒスタミン作動性神経系 15
非接地配線方式 55
非てんかん性突発波 37
非てんかん性脳波異常 36
腓腹筋 172
病巣部の髄節支配筋 187
病巣部より中枢の髄節支配筋 ... 187
病巣部より末梢の髄節支配筋 ... 187
ヒラメ筋 172

ふ

フーリエ変換 137
フェンタニル 127, 173
フォールスポジティブ 64
複合筋活動電位 64, 171
腹部大動脈瘤 168
不分極電極 74

部分体外循環 174	マイネルト神経核 8	**よ**
ブリーチリズム 39	マクロショック 52	腰動脈 167
フルマゼニル 173	麻酔深度モニター 117	抑制性シナプス後電位 3
フローティング 54	マルチノッチ細胞 9	**ら**
プロポフォール 64, 126, 173	**み**	ラリンジアルマスク 129
へ	ミクロショック 52	**り**
平坦・低振幅脳波 199	ミスマッチ陰性電位 118, 122	利便性 111
平坦脳波 103, 104, 139	ミダゾラム 109	**れ**
ベンゾジアゼピン 108, 173	未破裂動脈瘤 64	レミフェンタニル 109, 173
ほ	**も**	レム睡眠 34, 124
房状分岐 8	網膜 44	連続性 111, 112
紡錘波 13	──電図 162	**ろ**
ポータブル検査 70	**ゆ**	ローカットフィルタ 121
保護接地 57	有棘星状ニューロン 9	肋間動脈 167
母趾外転筋 172	誘発筋電図 48, 169	
ま		
マイクロカラム 7		

英文

A

AAGA 91	arousal 128	biphasic 186
ABR 48, 117	asymmetry 114	──刺激 171
──術中モニタリング 67	auditory brainstem response 117	BIS 127, 175, 199
accidental awareness during general anaesthesia 91	auditory evoked potential 116	──値 103
AD 変換 71	auditory evoked response 116	──モニター 80
Adamkiewicz 動脈 167	awareness 20	bispectral index 175, 199
AEP 116	**B**	blocking adrenergic responses ... 94
aepEX 122, 127	B 型機器 58	Brown-Séquard 症候群 178
AER 116	background 波形 72	BSP 71
AMR 70	background の反応性消失 198	B-Unaware trial 97
anesthetic fade 174	BAGRECALL trial 97	burst mode 10
apical dendrite 8	basal dendrite 8	burst-suppression
	B-Aware trial 97	.... 14, 81, 197, 198, 201
	belly-tendon 法 64, 187	**C**
	BF 型機器 54, 58	central motor conduction time ... 184

cerebral performance category 195
CF 型機器 54
CF 型機器 58
clinical practice guideline 106
closed-loop anesthesia system 6
CMAP 64
CMAP 171
CMCT 184
collateral network concept 167
compound muscle action potential
  171
connectivity 15
context-sensitive half-time 92
CoSEP 152
CPC 195
Crawford 分類 168
CSHT 92
Cz-Fz 記録 191

D

dB 119
default mode network 16
direct (D) -wave 171
DMN 16
　——と意識レベル 20
　——に対する麻酔薬の作用 20
double train stimulation 179
D-wave 158

E

ECI 39, 71
ECN 17
EEG 48, 69
electrographic seizures 197
electroretinogram 162
EMC 76, 103, 104, 108, 109
Engel の分類 153
epileptiform activity 197, 198

EPR システム 56
EPSP 171
ERG 162
evoked EMG 48
　——術中モニタリング 70
excitatory post-synaptic potential
  171
executive control network 17

F

far-field potential 170
fast rhythmic bursting 細胞 9
feedback 型 12
feedfoward 型 12
FIRDA 71
FRB 細胞 9
FS 細胞 9

G

GABA 作動性 7
GABA 受容体 173
GABA$_A$ レセプター 79
generalized periodic epileptiform
  discharge 199
GPED 199

H

high frequency oscillations 14

I

IB 細胞 9
ILCOR 195
indirect (I) -wave 171
intraoperative awareness 91
intrinsically bursting 細胞 9

K

K 複合 32

L

lateral inhibition 型 12
LED 162
light emitting diode 162

M

MAC awake 94
MAC BAR 94
MEP 48
MEPs 184
MF 85
Michigan Awareness Control
  Study 97
mismatch negativity 118, 122
MMN 122
monophasic 186
　——刺激 171
MST 152
multimodality 183
myogenic motor evoked potential
  169

N

N20 波 196, 201
N70 波 201
NAP5 93
National Institute for Health
  and Care Excellence 97
NICE 97
NMDA レセプター 79

O

ORIDA 71

P

PLPDs 71
postauricular muscle 118
posttetanic evoked potential 179

posttetanic potentiation............. 179
posttraumatic stress disorder 93
PTSD 93

R

Ramsay スコア 127
rapidspiking 細胞 9
RE 86, 133, 137, 138
response entropy 133
resting state network 16
Richmond agitation-sedation
　scale 109
RSN 16
RS 細胞 9

S

salience network 17
SE 133, 137, 138, 199
SEDLine® モニター 80
SEF 127
SEF95 85
self-fulfilling prophecy 197
SEP 48, 169, 188
　──術中モニタリング 67
short latency SEP 170, 188
singlespiking mode 10
smoothing rate 112
somatosensory evoked potential
　................................ 169, 183, 188

spatial facilitation 179
spectral edge frequency 95%.... 127
spike 12
spindle waves 13
SQI 103
SR 103, 104
SSEP 170, 183, 188, 191, 196
state entropy 133
status epilepticus 199

T

TAA 167
TAAA 167
targeted temperature
　management 195
TCI 150
TES 184
TES-MEPs 183, 184, 191
　──70% 以上 189
TEVAR.. 168
TH.. 199
The 5th National Audit
　Project 93
The Balanced Anaesthesia
　Study 98
thoracic aortic aneurysm 167
thoracic endovascular
　aneurysm repair 168
thoracoabdominal aortic
　aneurysm 167
TMN 15
TMS 15
　──-MEPs 184
TOF 173
　──カウント 173
TPDK チャネル 79
tracé alternant 88
tractography 15, 22
train-of-four ratio 173
transcranial electric stimulation-
　motor evoked potentials 183
transcranial magnetic
　stimulation 15
transcranial magnetic stimulation-
　motor evoked potentials 184
TTM 195
tuberomamillary nucleus 15
tuft 8

V

V 波 117
VEP 48
　──術中モニタリング 68

X

Xe 83

数　字

1 点アースポイント 53
3 Hz 棘徐波複合 41
6 Hz 棘徐波 38
6 層構造 7
14 & 6 Hz 陽性棘波 37

ギリシャ文字

α blocking 40
α 波 5, 13, 28
α 律動 28
β 波 5, 13
γ 波 14
δ 波 14
θ 波 14
κ 律動 30
μ 波または μ リズム 13
μ 波様 30

麻酔科医・集中治療医のための
脳波解析と電気生理学的モニタリング　　　＜検印省略＞

2016年6月1日　第1版第1刷発行

定価（本体6,800円＋税）

　　　　　編集者　松 本 美 志 也
　　　　　発行者　今 井　　良
　　　　　発行所　克誠堂出版株式会社
　　　　　〒113-0033　東京都文京区本郷3-23-5-202
　　　　　電話（03）3811-0995　振替00180-0-196804
　　　　　URL　http://www.kokuseido.co.jp

ISBN978-4-7719-0468-2　C3047　¥6800E　　　印刷　株式会社双文社印刷
Printed in Japan ©Mishiya Matsumoto

- 本書の複製権・翻訳権・上映権・譲渡権・公衆送信権（送信可能化権を含む）は克誠堂出版株式会社が保有します。
- 本書を無断で複製する行為（複写，スキャン，デジタルデータ化など）は，「私的使用のための複製」など著作権法上の限られた例外を除き禁じられています。大学，病院，診療所，企業などにおいて，業務上使用する目的（診療，研究活動を含む）で上記の行為を行うことは，その使用範囲が内部的であっても，私的使用には該当せず，違法です。また私的使用に該当する場合であっても，代行業者等の第三者に依頼して上記の行為を行うことは違法となります。
- JCOPY ＜（社）出版者著作権管理機構　委託出版物＞
  本書の無断複写は著作権法上での例外を除き禁じられています。複写される場合は，そのつど事前に（社）出版者著作権管理機構（電話03-3513-6969, Fax 03-3513-6979, e-mail：info@jcopy.or.jp）の許諾を得てください。